Klaus Oberbeil

KRÄUTER UND GEWÜRZE ALS MEDIZIN

systemed

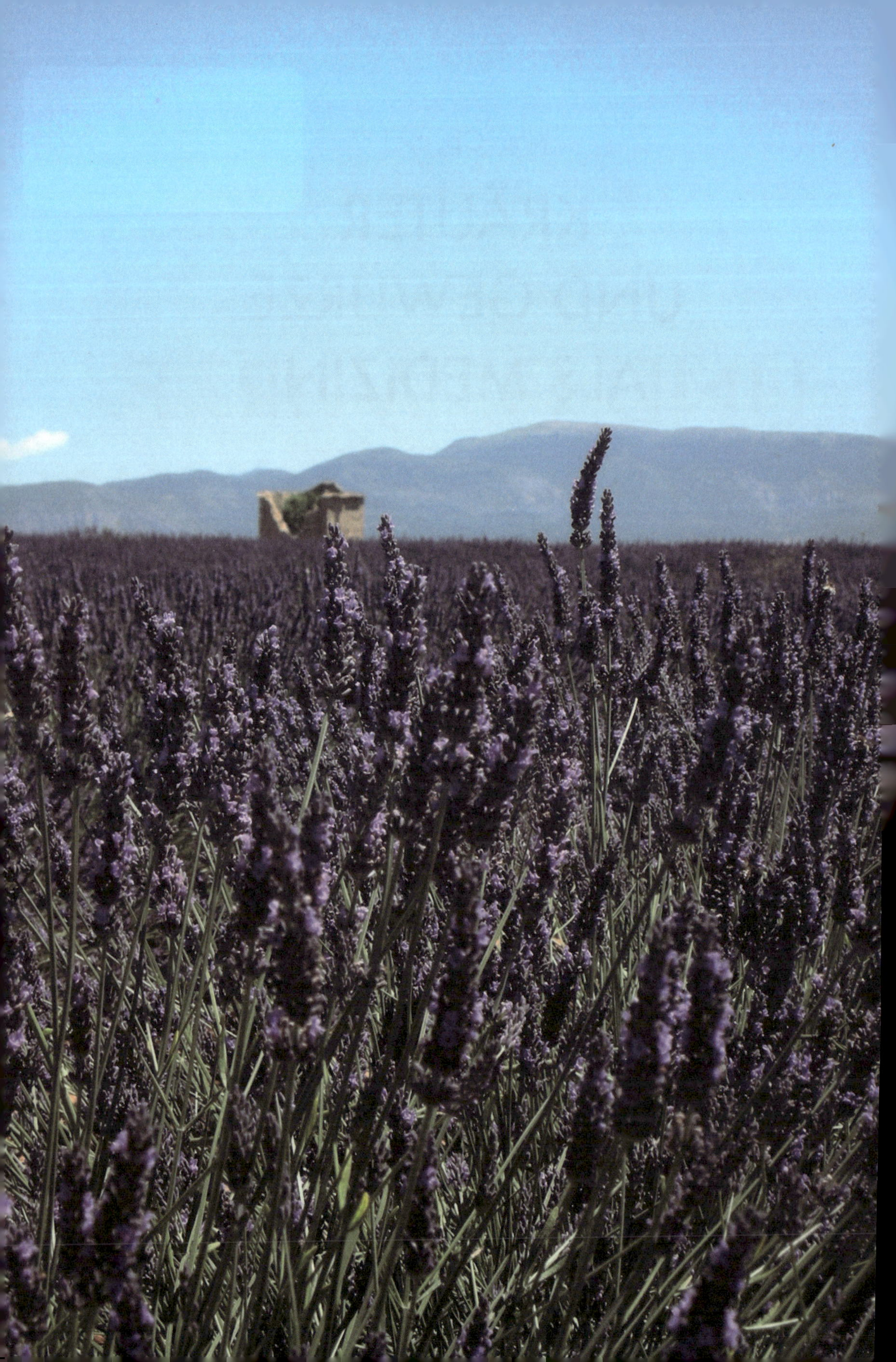

Klaus Oberbeil

KRÄUTER UND GEWÜRZE ALS MEDIZIN

Gesund und schlank mit der Apotheke der Natur

systemed

Inhalt

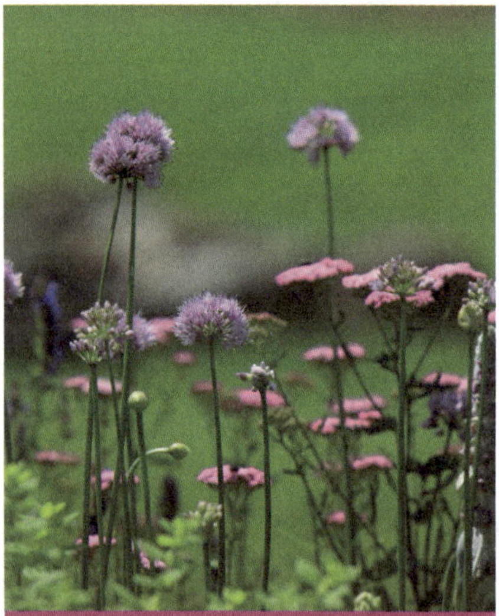

Mit sekundären Pflanzenstoffen, Alkaloiden, Phenolen, Vitaminen, Aromamolekülen werden seit jeher erfolgreich Krankheiten und Beschwerden kuriert. Natürliche Medizin aus Wiesen, Wäldern und Gärten. An Heilkraft sind sie den chemisch-synthetischen Arzneien meist überlegen, ganz ohne Nebenwirkungen.

Seite 2: Lavendelfeld bei Valensole, Südfrankreich

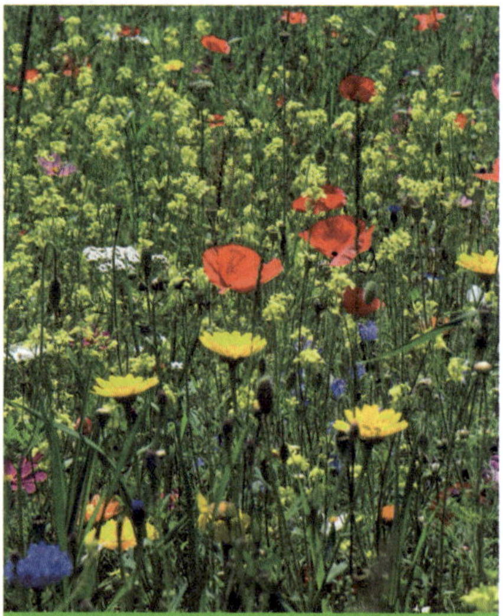

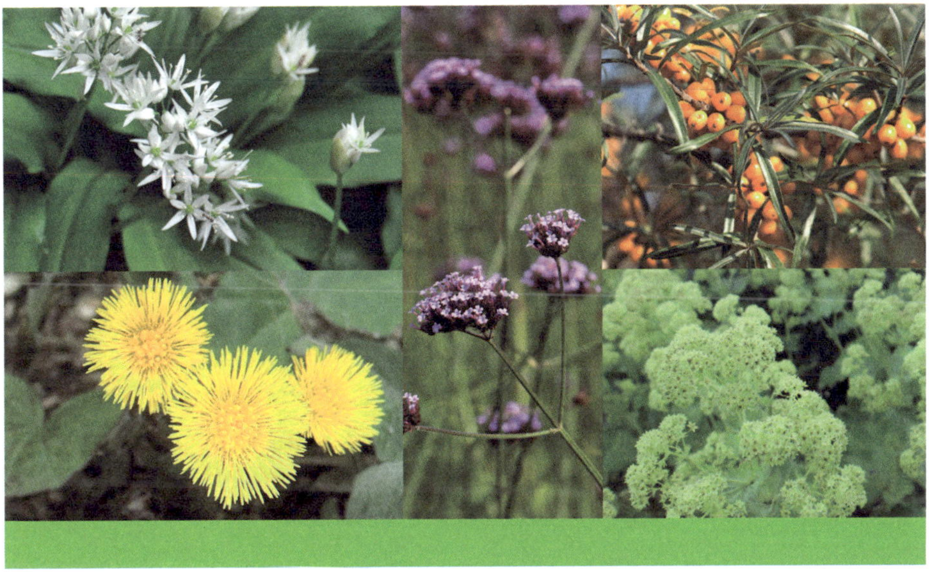

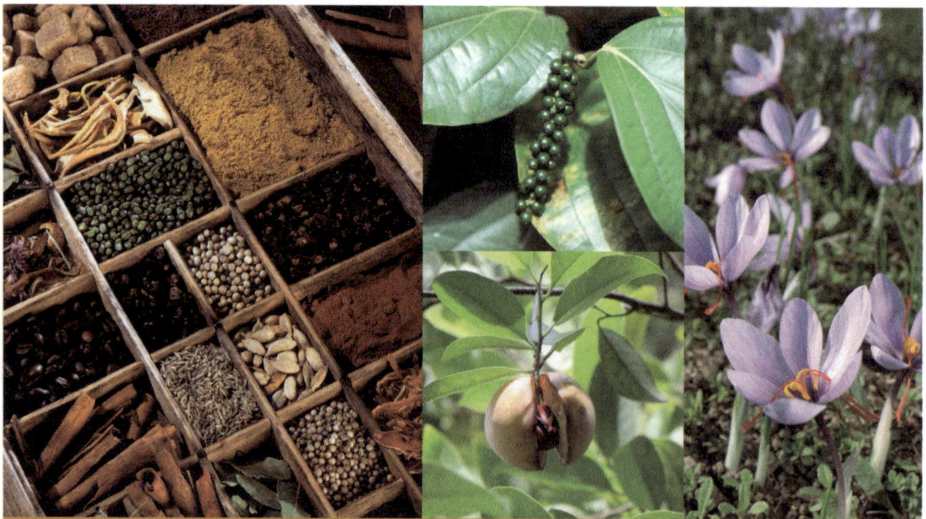

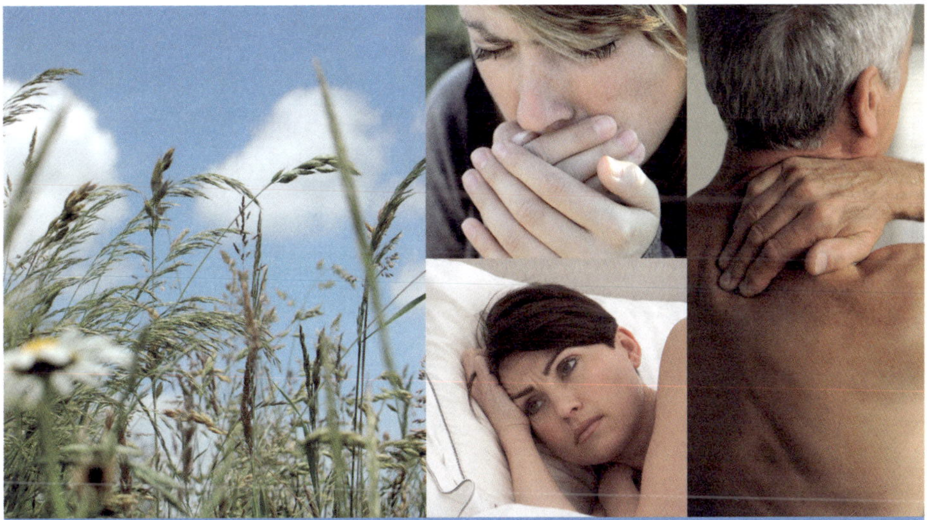

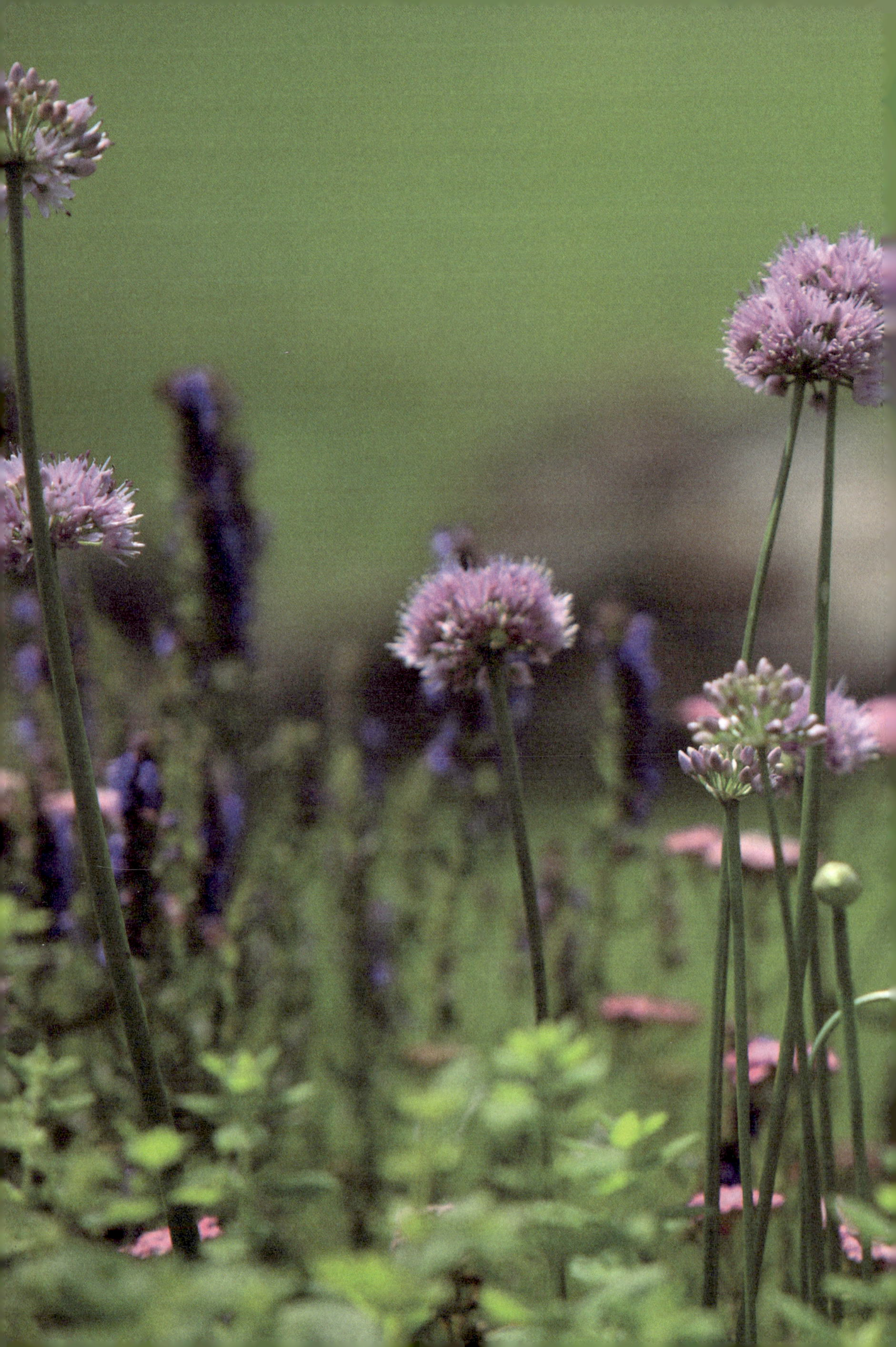

Kräuter und Gewürze

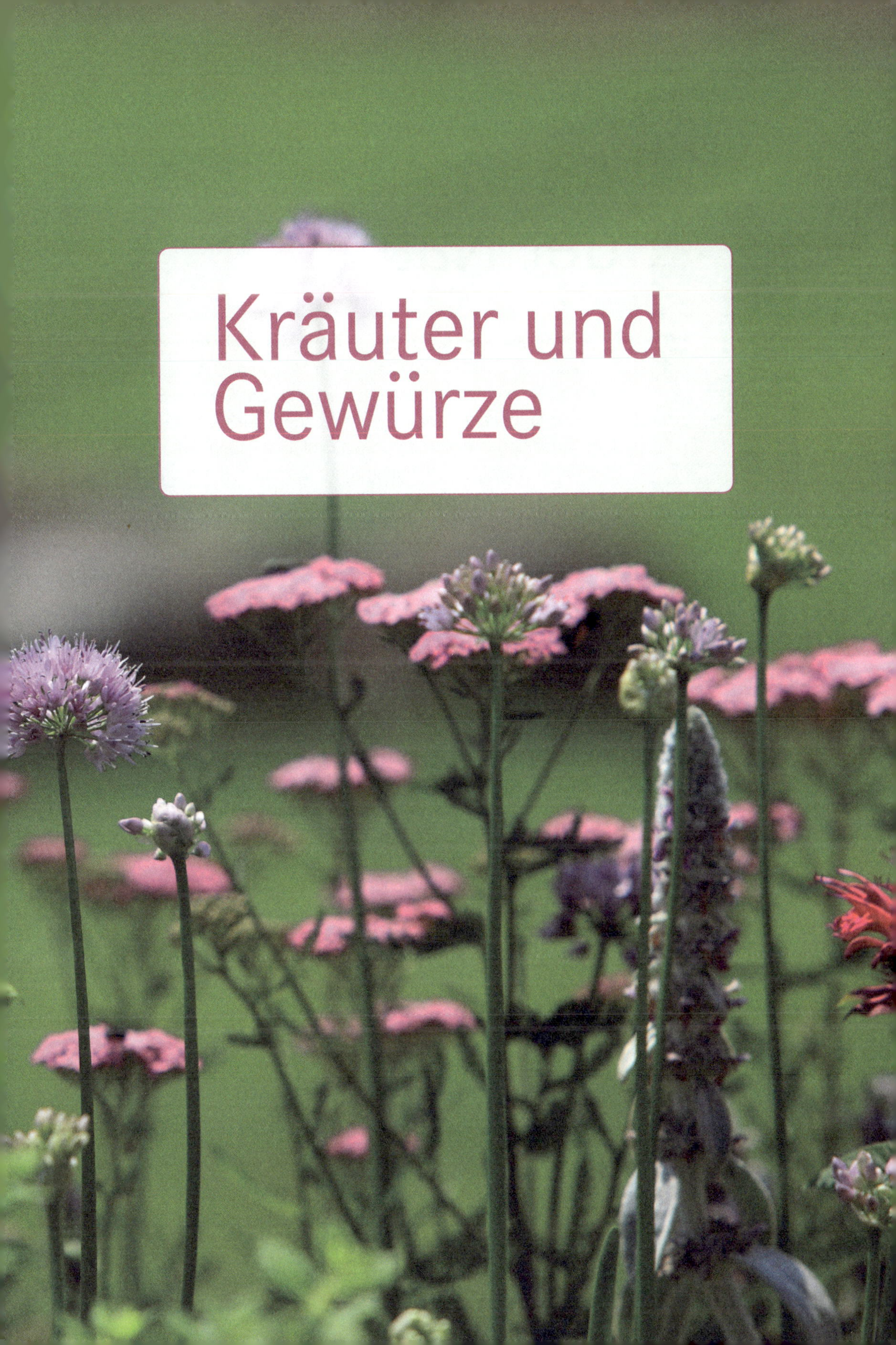

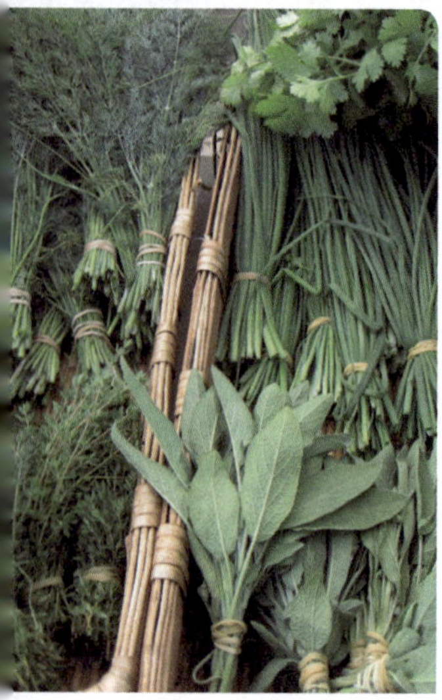

»Gegen jede Krankheit ist ein Kraut gewachsen«, sagt der Volksmund.

Apotheke der Natur

Für alle Lebewesen auf der Erde – und selbstredend auch für uns Menschen – ist Nahrung seit vielen Millionen Jahren gleichzeitig Medizin. Was sättigt, ist auch reich an Inhaltsstoffen, die Beschwerden oder Krankheiten vorbeugen, sie lindern oder auch heilen. In den Jahrmilliarden der biologischen Evolution haben sich Kleinstlebewesen, Vögel, Fische und größere Tiere dem Reichtum pflanzlicher Ernährung angepasst und daraus auch die nötigen natürlichen Arzneimittel bezogen. Dieses System einer kerngesunden Kost ist und war seit jeher die Basis für Gesundheit in der Natur.

Wenn sich Tiere verletzen, unter Infektionen oder Entzündungen leiden, sich mit verdorbenen Nahrungsmitteln vergiften, meldet ihnen ihr genetisch ererbter Instinkt sehr präzise, welche Kräuter sie suchen und verzehren müssen, damit deren Wirkstoffe ihnen helfen. Zu den Medikamenten aus der Apotheke der Natur zählen Essigsäuren, die sich in faulenden Früchten auf dem Waldboden bilden, Alkaloide oder Atropin in Wildpflanzen, Vitamine in Samen, Kernen und Früchten als Waffe gegen freie Radikale – und viele andere Wirkstoffe von Kräutern, die überall wild auf Wiesen, an Bachufern, Hecken, in Wäldern oder auf den Bergen wachsen. Hasen, Rehe, Wildkaninchen oder Wühlmäuse suchen z. B. nach Tollkirschen oder alkaloidreichen Kräutern, wenn sie sich vergiftet haben. In der Brunftzeit fressen Hirsche und andere Tiere geradezu gierig Brennnesseln, um mit deren hochaktiven Wirkstoffen ihre Fortpflanzungsfähigkeit zu kräftigen.

Was duftet, heilt

Dass Kräuter einen solchen Reichtum an Duftstoffen verströmen, hat seinen Grund. Pflanzen haben ja keine Beine, sie können also nicht laufen, um sich irgendwo zu paaren und für Nachwuchs zu sorgen. Deshalb versenden sie Pheromone, mit denen sie Bienen, Hummeln, Schmetterlinge und andere Insekten anlocken, die auf ihren Blüten landen, um anschließend ihre Bestäubungspollen weiterzutragen. Durch diese Aromastoffe werden aber auch Fressfeinde angelockt – und gegen diese wiederum wehren sich Kräuter mit Abwehrstoffen, die sie vorwiegend aus bestimmten Eiweißbausteinen, den Aminosäuren, selbst herstellen. Dazu zählen neben dem erwähnten Atropin und den Alkaloiden auch Muscarin- und Morphinsubstanzen oder auch Terpene oder Steroidalkaloide, die nicht aus Aminosäuren zusammengesetzt sind. Dabei gilt: Je mehr eine Kräuterpflanze duftet, desto mehr vorbeugende und heilende Wirkstoffe enthält sie auch.

Irgendwann hat die Pharmaindustrie herausgefunden, was für eine Goldgrube an möglichen Medikamenten da in freier Natur jedes Jahr aufs Neue wächst, heranreift und gedeiht. Und findige Laborchemiker haben die heilenden Wirkstoffe der Pflanzen charakterisiert, in ihrer chemischen Zusammensetzung entschlüsselt, mit einfachen Mitteln nachgebaut und in großen Mengen produziert. Anschließend wurden diese Substanzen in Kapseln oder Tabletten gepresst, in Fläschchen oder Injektionsspritzen abgefüllt und auf den Markt geworfen. Knapp 90 Prozent der in unseren Apotheken angebotenen rund 95.000 verschiedenen Arzneimittel entstanden nach dem Vorbild der Natur, ganz egal, ob es sich um Antibiotika, um entzündungshemmende Mittel, um Pillen gegen Verdauungsstörungen oder Schmerzen, durchblutungsfördernde Mittel oder um Tabletten gegen Rheuma, Muskel- oder Gelenkschmerzen handelt.

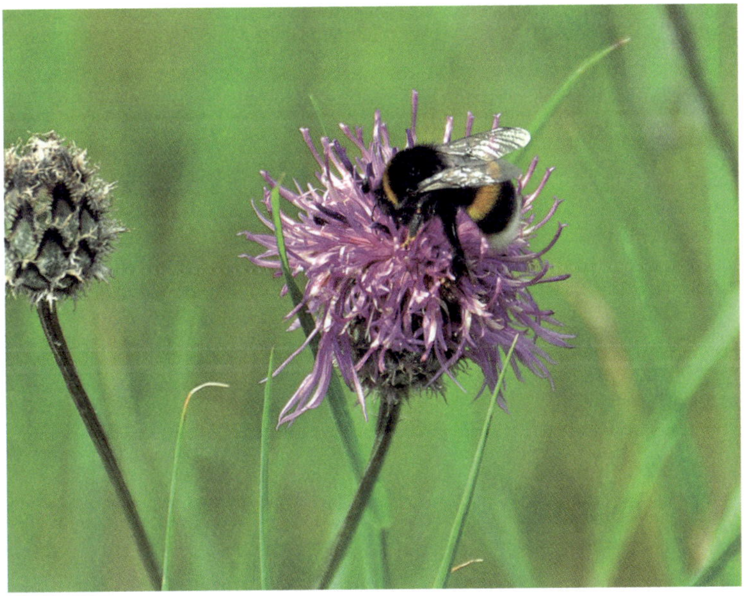

Pflanzen stellen Tieren und Menschen Nahrung und Heilkraft zur Verfügung.

Heilkraut oder Tablette?

Die Heilkraft von Kräutern und Gewürzen ist in vielen Kulturen bekannt und hat seit jeher Kultur. Es ist eine sanfte Art der Heilung mit in der Regel wenig Risiko und Nebenwirkung. Die Heilung mit Naturmitteln aber dauert länger, sie ist nicht so unmittelbar wie bei chemisch-synthetischen Medikamenten. Dagegen kann es bei pflanzlichen Heilmitteln leichter zu allergischen Reaktionen kommen.

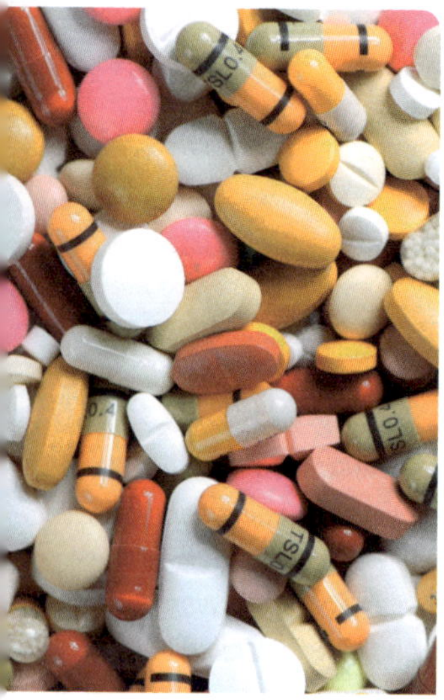

Viele chemisch-synthetische Mittel sind den natürlichen Heilmitteln nachgebaut.

Die Natur ist gesünder

Chemisch-synthetische Arzneimittel sind stets hoch konzentriert und deshalb auch mit Vorsicht anzuwenden. Nicht umsonst sind sie mit Beipackzetteln versehen, auf denen alle Neben- und Wechselwirkungen, Kontraindikationen, Dosierungsanleitungen und Warnhinweise aufgelistet sind, mit oft sehr viel Hinweistext, der dem Patienten dient, aber vor allem auch die Pharmahersteller von einer möglichen Haftungsverantwortung befreit, für den Fall, dass vielleicht doch eine Person an dem enthaltenen Wirkstoff Schaden nimmt.

Hinzu kommt, dass Pillen oder Medikamente meist in Hilfsstoffen verpackt sind (wie z. B. Milchzucker oder Gelatine), die lediglich dem Zweck dienen, ihnen eine handelsfähige Konsistenz zu verleihen. Was ihnen völlig fehlt, sind natürliche Begleitstoffe, sekundäre Pflanzenstoffe, wie sie etwa in Kräutern und Gewürzpflanzen enthalten sind. Apothekenarzneimittel sind häufig Monoprodukte mit nur einem einzigen isolierten Wirkstoff, mitunter sind auch zwei oder mehrere solcher therapierelevanten Inhaltsstoffe kombiniert. Die Apotheke Natur aber produziert ihre Medikamente mit einem unvergleichlich höheren Reichtum an wirksamen Begleitstoffen.

Kräuter & Gewürze: Kostbarkeiten der Natur

Sie sind nicht nur reich an Aroma- und Heilstoffen, sondern enthalten auch enorme Konzentrationen an anderen gesundheitsfördernden Substanzen:

- **Vitamine**
- **Spurenelemente**
- **Mineralien**
- **Eiweißbausteine**
- **Glukose, Bausteine der Kohlenhydrate**
- **Ungesättigte Fettsäuren**
- **Bioflavonoide**
- **Pflanzliche Hormone und Enzyme**
- **Ballaststoffe**

Erst die Kombination aller enthaltenen Phytosubstanzen machen die Heilkraft der Kräuter so einzigartig. Die Wirkstoffe ergänzen einander und potenzieren auf diese Weise ihr Therapiepotenzial.
Ein Beispiel: *Bärlauch* als Beigabe zum Salat kann die Zirkulation, die Durchblutung besser und nachhaltiger in Schwung bringen als

synthetische sogenannte Vasodilatoren, gefäßerweiternde Wirkstoffe aus den Labors der Pharmaindustrie – und dies ganz ohne Nebenwirkungen.

Paradiesische Natur

Wer erst einmal seine Liebe zu Kräutern und Gewürzen entdeckt hat, befindet sich bald auf einer faszinierenden, abenteuerlichen Reise zu den Kostbarkeiten der Natur. Heimische Duft- und Heilpflanzen wie *Dill, Petersilie* oder *Pfefferminze* schenken uns ihre eigenen speziellen Wirkstoffe, Exoten wie *Anis, Vanille* oder *Zimt* entführen uns in eine betörende Geschmacks- und Geruchswelt. Einzigartig an Kräutern ist, dass sie nicht nur unsere Küche bereichern, sondern auch intensiv gegen Befindlichkeitsstörungen und Beschwerden wirken. *Dr. Martha Leibowitz,* Biochemikerin an der University of Fullerton in Kalifornien, sagt dazu: »Dass so viele Menschen krank werden und Übergewicht ansetzen, hängt vor allem auch damit zusammen, dass sie nur Salz als Würzmittel für Speisen kennen und ihre Medikamente in der Apotheke kaufen. Würzen und Heilen sind für sie zwei unterschiedliche Dinge. Der behutsame Umgang mit Kräutern und Gewürzpflanzen hingegen öffnet uns eine neue wundervolle Welt, in der Genießen, Vorbeugen und Heilen zur Einheit werden – so wie die Natur es schon vor Millionen Jahren eingerichtet hat.«

Mit Kräutern würzen

Für viele Menschen ist Kochsalz dominierender Geschmacksspender, die faszinierende Vielfalt von Geschmacks- und Geruchsnuancen in Obst und Gemüse, Kräutern und Gewürzen kennen sie nicht. Dies gilt leider auch schon für Kinder, die nach den Vorlieben und Vorgaben ihrer Eltern ernährt werden, vorzugsweise mit Fertig- und Mikrowellengerichten, Fleisch, Geflügel, Fisch, Wurst, mit salzigen Soßen, Pommes frites, hellen Mehlprodukten, Süßem und süßen Getränken. Neben Zucker ist Salz beliebtestes Würzmittel, es besteht aus Natrium und Chlorid, die zwar lebensnotwendig sind, den Körperzellen aber bei erhöhtem Verzehr Wasser entziehen. Zellen und Gewebe können dann austrocknen, die Stoffwechselrate sinkt, die Folge sind zwangsläufig eine Reihe unterschiedlicher Beschwerden. Die Empfehlung moderner Ernährungswissenschaftler lautet: Öfter einmal Salz durch Kräuter und Gewürze ersetzen, denn Speisen schmecken dann besser, und man entdeckt wieder die einzigartige Vielfalt der Geschmacksnuancen.

✓ Heilende Stoffe

Die Natur bietet nahezu alles, was der Mensch an Nahrung und Heilkräften benötigt. Das sind in erster Linie Vitamine, Mineralien, Eiweiß, Kohlenhydrate, Fett und Wasser. Weil Kräuter und Gewürze nicht nur einen Wirkstoff enthalten, sondern eine ganze Palette davon in reicher Kombination bieten, sind sie für unsere Gesundheit so wichtig.

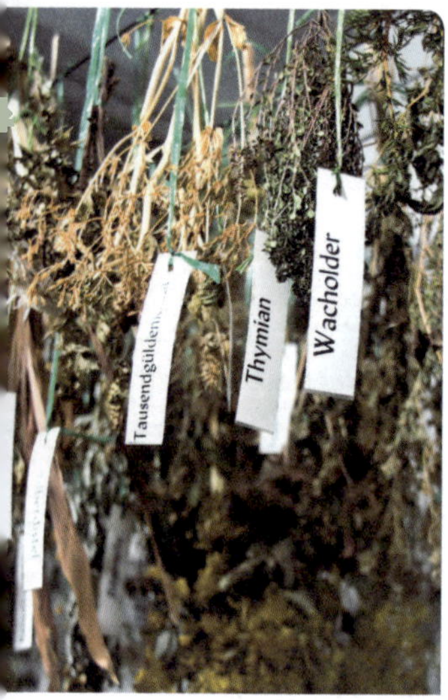

Getrocknete Kräuter sollten kühl, trocken und dunkel aufbewahrt werden.

Ebenfalls ganz entscheidend ist: Zu viel Salz macht krank, Kräuter und Gewürze hingegen regenerieren natürliche Stoffwechselmechanismen im Körper, sorgen für einen ausgeglichenen Wasserhaushalt, regen die Magen- und Darmtätigkeit an und sorgen für eine bessere Durchblutung, sie wirken harntreibend, fettabbauend, fördern die Wundheilung, beugen Diabetes vor, kräftigen das Immunsystem und stimulieren die Gehirntätigkeit, speziell die körpereigene Synthese von stimmungsaufhellenden, sogenannten Neurotransmittern. Sie sorgen für ein besseres Allgemeinbefinden und hemmen vorzeitige mentale bzw. körperliche Alterserscheinungen.

Schlank und fit mit Kräutern und Gewürzen

Es ist daher ratsam, auf salzreiches Essen zu verzichten und auf Entdeckungsreise durch die paradiesische Welt der Gewürze zu gehen. Küchenkräuter und -gewürze öffnen die Sinne für den Geschmacksreichtum von Obst, Gemüse oder Hülsenfrüchten. Sie sind gleichzeitig eine ausgezeichnete Therapie gegen Volkskrankheiten, die – wie zahlreiche Veröffentlichungen belegen – immer mehr überhand nehmen:

Übergewicht

Jeder zweite Deutsche ist bereits zu dick, betroffen sind Erwachsene ebenso wie Kinder. Bestimmte Kräuter oder Gewürze wie zum Beispiel *Borretsch, Ingwer, Curry* oder *Paprika* wirken durchblutungsfördernd und lipolytisch (Lipolyse, griech. Auflösung, ist eine Form der Fettauflösung). Eine Küchenreise mit Kräutern und Gewürzen wird zur besten natürlichen Kur gegen überflüssige und unansehnliche Schwabbelpfunde an Bauch, Hüften, Po und Oberschenkeln (siehe auch *Fettleibigkeit,* Seite 204).

Allergien

Mit der Blütezeit in der Natur beginnt für viele Menschen die jährlich wiederkehrende Leidenszeit: Mittlerweile sind elf Millionen Menschen in Deutschland an verschiedenen Formen von Allergien erkrankt. Sie leiden zeitweise oder ständig an Heuschnupfen, Kontaktekzemen, Asthma, Darmproblemen oder auch an schwerwiegenden Autoimmunerkrankungen. Im Kapitel über *Hautallergien* (siehe Seite 214) erfahren Sie, wie Kräuter und Gewürze das Immunsystem kräftigen, wie sie ihre vorbeugende und heilende Wirkung gegen viele Krankheiten und Beschwerden entfalten.

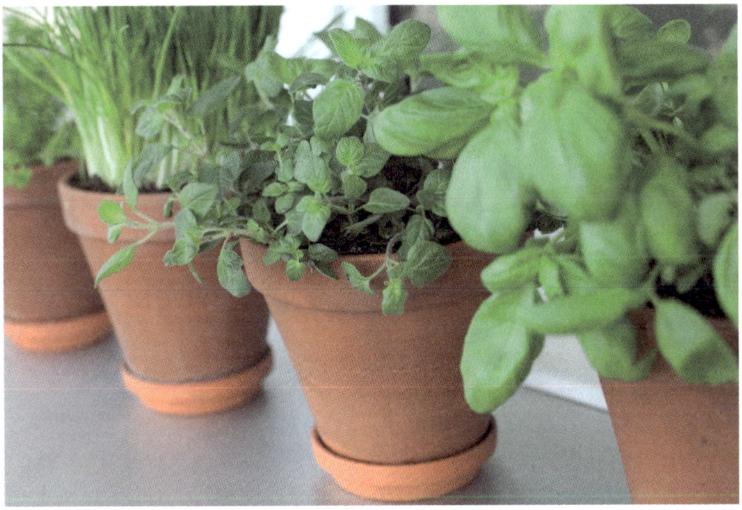

Kräuter wachsen auch auf dem Balkon oder dem Fensterbrett.

Diabetes

Dass inzwischen bereits Kinder an Diabetes Typ 2 leiden, der früher als Altersdiabetes bezeichnet wurde, ist weitgehend eine Folge ungesunder Ernährung. Mehr als neun Millionen Diabetiker leben unter uns, nicht gerechnet die sogenannten Prädiabetiker, die zunächst nur die riskante Veranlagung in sich tragen, bei denen also die verhängnisvolle Krankheit noch nicht ausgebrochen ist. Vorbeugend wirken zum Beispiel *Bärlauch* (Seite 22), *Goldrute* (Seite 58), *Immergrün* (Seite 70), *Schachtelhalm* (Seite 92) u.v.m.

Kräuter und Gewürze sind reine Gesundheit in konzentrierter Form. Sie sind unsere besten Freunde und Verbündeten, wenn es darum geht, Extrapfunde loszuwerden, Herz, Kreislauf und Immunsystem zu kräftigen und typische Alltagsbeschwerden loszuwerden. Sie sind die besten Arzneimittel aus der Apotheke der Natur, und wir brauchen nicht einmal ein Rezept, um sie für uns nutzen zu können, und die Natur verlangt auch keine Praxisgebühr von uns.
Dieses Nachschlagewerk erklärt in unterhaltsamer Form alles über die wichtigsten Kräuter und Gewürze, welche Wirkstoffe sie enthalten und wie wir mit ihrer Hilfe Familienkrankheiten vorbeugen und heilen können. Sie sind Fitness zum Nulltarif und gleichzeitig eine qualitativ hohe Bereicherung unserer Küche.

Gute Gesundheit wünscht Ihnen
Ihr Klaus Oberbeil

☑ Wichtiger Hinweis

Heilkräuter und Gewürze sollten nicht bedenkenlos angewendet werden. Eine Überdosierung kann unter Umständen die Beschwerden verschlimmern. Wenn Sie die Kräuter selbst sammeln, sollten Sie sicher sein, um welche Pflanze es sich handelt. Manche Heilpflanze kann mit einer giftigen Pflanze verwechselt werden. Im Zweifelsfall sollten Sie immer einen Apotheker zurate ziehen.

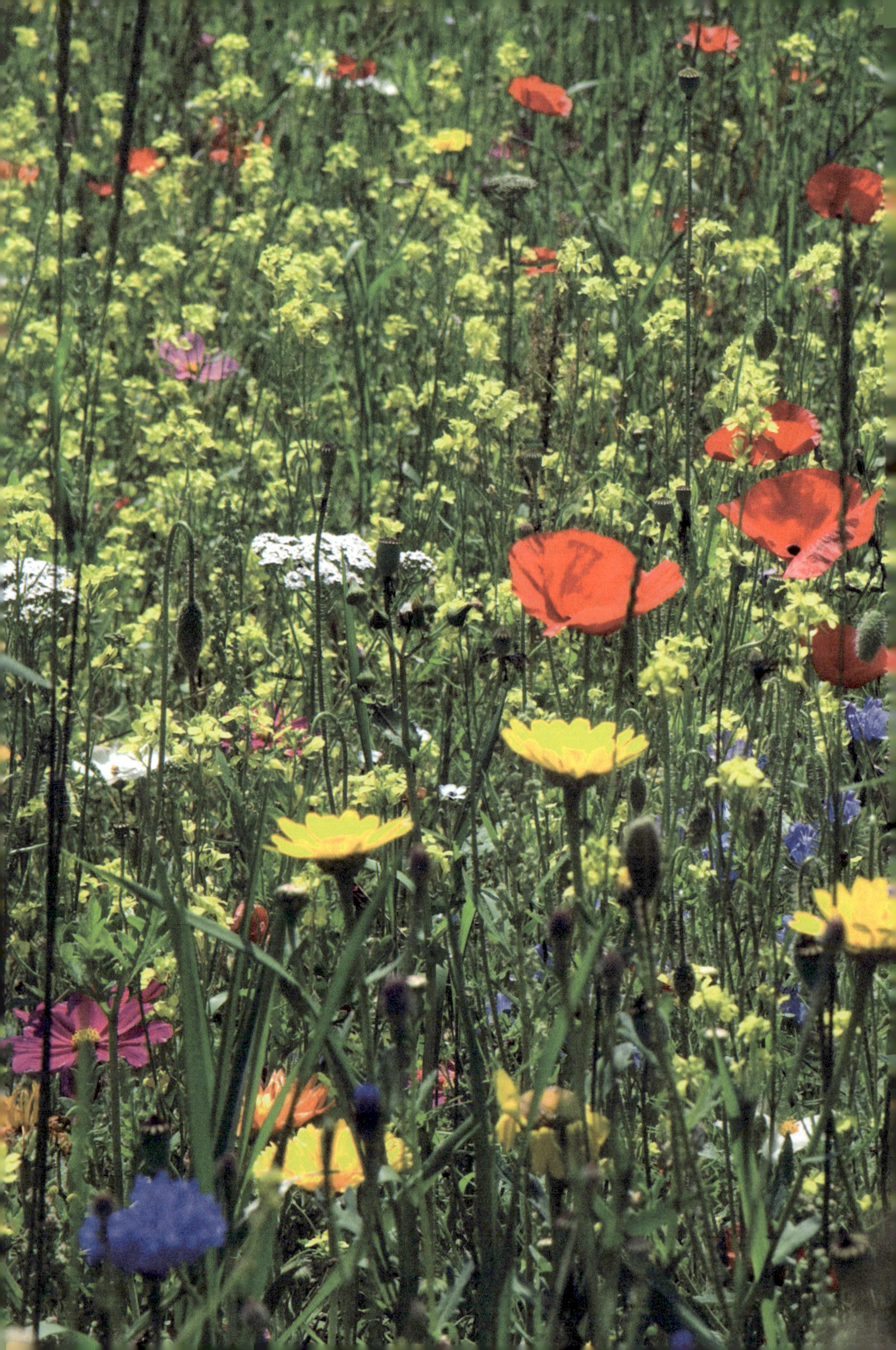

Welt der Kräuter

Ein blühender Kräutergarten ist ein unvergleichliches Erlebnis. Üppige Blüten in allen Farben, von zartem Pink bis tiefem Blau, von leuchtendem Gelb bis lockendem Rot, eine unvorstellbare Fülle betörend-intensiver Düfte. Die Natur schenkt uns diesen Reichtum hochwirksamer Vitalstoffe für unsere mentale und körperliche Gesundheit. Bereits der Anblick einer blühenden Kräuterpracht wirkt über Sehnerven auf Rezeptoren von Gehirnnerven, die Glückshormone synthetisieren, unterstützt von der olfaktorischen Wahrnehmung duftender Pheromone über die Sinnesnerven in der Nasenschleimhaut. Duftstoffe greifen tief und sofort in unsere Gefühlswelt ein und verbessern die Stimmungslage. »Dies ist genetisch bedingt«, erläutern Experten. Interessant: Eine männliche Seidenmotte nimmt über unendlich feine Rezeptorantennen das weibliche Sexpheromon Bombykol über eine Entfernung von bis zu zwei Kilometern auf und folgt ihm im flatternden Zickzackkurs. In ähnlicher Weise reagieren wir Menschen auf natürliche Riechstoffe. Sie können unser Leben auf beglückende Weise bereichern und dabei auch noch vorbeugend und heilend wirken.

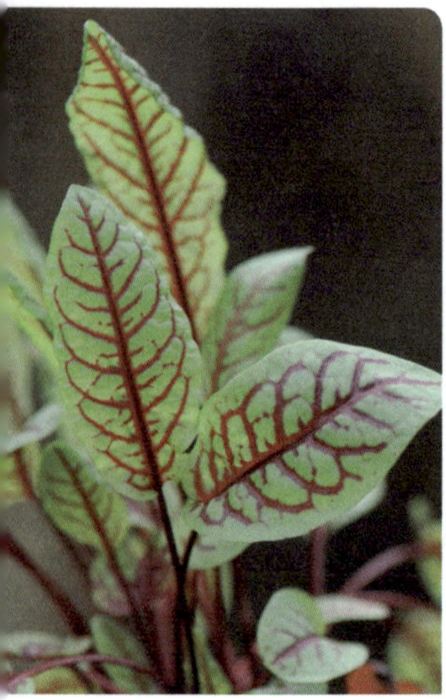

Fein gezeichnete Venen im Sauerampfer

Achtung !

Personen mit Nieren- oder Blasenbeschwerden sollten oxalsäurehaltige Lebensmittel (zu denen z. B. auch der Rhabarber zählt) mit Vorsicht oder möglichst überhaupt nicht genießen, weil er die Bildung von Nierensteinen begünstigen kann. In großen Mengen oder über mehrere Tage hinweg eingenommen, kann Ampfer auch die Aufnahme und Verwertung des Spurenelements Eisen hemmen, das den lebenswichtigen Sauerstoff in unsere Körperzellen transportiert.

Ampfer

Heilmittel für eine schöne Haut

Kennzeichen

Von Ampfer, einem Knöterichgewächs, gibt es rund 120 verschiedene Arten, wie z. B. den Schildampfer oder den Alpenampfer. Die verschiedenen Ampferarten sind zum Teil nur sehr schwer zu unterscheiden. Am bekanntesten ist der Sauerampfer, dessen kantiger Stängel mehr als einen halben Meter hoch werden kann. Die Blüten sind grün mit rotem Einlauf, dafür leuchten die dreirandigen Früchte in der Blütezeit besonders schön. Der Ampfer mag es nicht zu heiß oder zu trocken. Er gedeiht am besten in der Nähe von Quellen oder an Bachufern, an Grabensenkungen oder auf Feuchtwiesen.

Verbreitung

Schon die alten Ägypter wussten von der Heilkraft frischen Ampfers oder Sauerampfers. Der war als Beigabe zu fetten Speisen beliebt, weil er die Verdauung fördert und die Fettaufnahme aus dem Darm drosselt.

Ampfer wird kurz vor der Blütezeit geerntet und über einen längeren Zeitraum hinweg getrocknet, weil er sehr saftig ist. Aus dem Nahen Osten breitete sich der Ampfer als Heilkraut bis in die Mittelmeerländer und schließlich zu uns aus. In der industriell betriebenen Landwirtschaft ist der Ampfer auf den Wiesen nicht gern gesehen.

Ampfer als Medizin

Dieses Wildgemüse kann roh oder gekocht verzehrt werden. Es ist außerordentlich reich an Vitamin C, deshalb nahmen es Seefahrer in früheren Jahrhunderten als probates Heilmittel gegen Skorbut mit auf lange Reisen. Ampfer schmeckt sauer, ist deshalb in vielen Familien zu Unrecht verpönt.

Er ist reich an Kaliumoxalat, einer Säure, die anregend auf die körpereigene Synthese von Magensäure wirkt – wichtige Voraussetzung für die gesunde Vorverdauung von Eiweiß und die Verwertung von Eisen und Kalzium. Dies gilt allerdings nur bei begrenzter Aufnahme, z. B. als Salatgewürz. In größeren Mengen eingenommen kann Ampfer oder Sauerampfer gerade wegen seiner hohen Konzentrationen an Oxalsäuren zu Magen- oder Darmkrämpfen führen.

Inhalts- und Wirkstoffe

Als typisches Wiesenunkraut repräsentiert der Ampfer die geballte Ladung natürlicher Heilkräfte. Mehr als manches andere Kraut synthetisiert er aus Sonne und Wasser seine potenten Wirksubstanzen:

Flavonglykoside . . . *sind natürlicher Schutz für Haut und Schleimhäute*
Oxalsäure . . . . *wirkt in geringen Mengen desinfizierend*
Ballaststoffe. . . . . . *stimulieren die Darmpassage*
Vitamin C . . . . *ist wichtigster Bestandteil unseres Immun-systems*
Magnesium . . . . . . *ist unerlässlich für die Energieerzeugung in Muskeln*

Vorbeugen & heilen mit Ampfer

- → **Beugt Erkältungen und Entzündungen vor**
- → **Sorgt für eine bessere Verdauung**
- → **Kräftigt das Immunsystem**
- → **Wirkt heilend bei Entzündungen der Atemwege**
- → **Regt den Appetit an**
- → **Wirkt blutreinigend**
- → **Hilft beim Aufbau jugendlichen Bindegewebes**
- → **Schützt und verschönt die Haut**

Ampfer: Naturkosmetik und Verdauungstee

Bei unreiner und fetter Haut, Pickeln oder Akne kann man aus Ampfer oder Sauerampfer eine wirksame Kompresse selbst herstellen. Eine halbe Tasse getrockneter Blätter wird mit einer großen Tasse heißem Wasser aufgebrüht, anschließend lässt man den Sud zehn Minuten lang ziehen und auskühlen. Nach dem Abseihen tränkt man damit ein Baumwolltuch und legt es 30 Minuten lang auf die betroffenen Hautpartien. *Sauerampfertee* ist ideales Heilmittel bei Magen-Darm-Störungen nach einem deftigen, fettreichen Essen: Einfach einen Esslöffel getrocknetes Kraut mit einem halben Liter heißem Wasser überbrühen. Der gewonnene Teeaufguss kann auch für die äußerliche Abreibung unreiner Hautpartien verwendet werden.

☑ Tipps für Einkauf & Küche

Man sammelt den Ampfer noch vor der im April einsetzenden Blüte, am besten auf feuchten und biologisch unbedenklichen Böden, die nicht überdüngt sind. Ins Körbchen kommen nur die unbefleckten saftigen grünen Blätter. In der Küche verwendet man Ampfer sparsam, z. B. als Bestandteil von Suppen, Soßen oder Dressings bzw. auch als Salatgarnierung. Das säuerliche Kraut schmeckt frisch am besten, kaufen kann man es in Naturkostläden und auf saisonalen Märkten. Wen der saure Geschmack nicht stört, kann auf Wanderungen auch mal Sauerampfer von der Wiese pflücken und kauen - als natürlichen Vitamin-C-Spender unmittelbar aus der Apotheke der Natur.

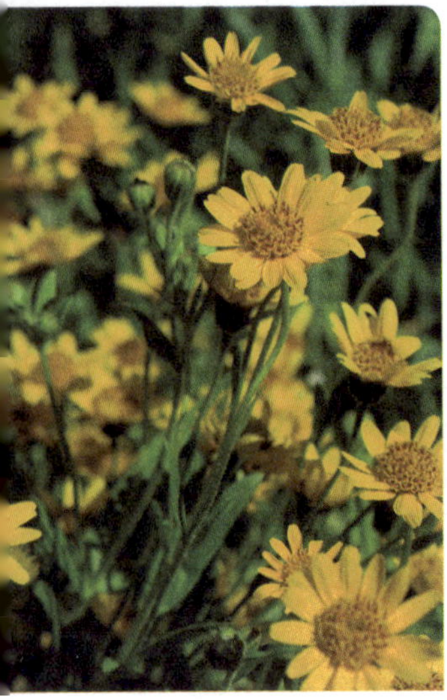

Goldgelbe Farbenpracht in duftenden Wiesen

Achtung !

Arnika enthält hoch konzentrierte Wirkstoffe, die bei Überdosierung giftig sein können. Personen mit empfindlicher Haut können auf Arnika mit Hautreizungen oder sogar mit Entzündungssymptomen allergisch reagieren. Ein zu starker Aufguss oder eine selbst zubereitete Salbe mit zu hohen Arnikakonzentrationen kann daher eher schaden als heilen.

Arnika

Königin der Kräuter

Kennzeichen

Arnika ist eine unvergleichliche Heilpflanze aus der Familie der Korbblütler. Sie leuchtet in wunderschönem Gelborange auf unseren Wiesen, sie wird auch als Bergdotter bezeichnet. Weil sie sich ebenso anmutig als Zimmerschmuck in Blumenvasen wie als Hausmittel für eine ganze Reihe von Beschwerden eignet, wurde ihr in der Natur regelrecht nachgestellt – bis sie in manchen Regionen fast ausgerottet war. Die Arnika wird bis zu einem halben Meter hoch, ihr hübscher Blütenkranz verläuft bei jeder einzelnen Pflanze unterschiedlich.

Verbreitung

Die wahrscheinlich aus Nordamerika und Eurasien stammende Pflanze ist auf Bergwiesen und in der Heide zu Hause. Arnika fühlt sich auf sanften Höhenlagen am wohlsten, sie gedeiht aber auch auf sandigen Wiesenböden im Flachland mit viel torfigem Humus. Die Kräuterpflanze blüht im Juni bis Juli, aber auch bis in den August hinein. Ihr derber Stängel geht in eine flach verlaufende Kriechwurzel über, die mit ihren Verästelungen ehrgeizig Nässe und Feuchtigkeit aufsaugt und damit der Pflanze einen beträchtlichen Reichtum an Mineralien und Spurenelementen zuführt. Daraus synthetisiert die Arnika ihren speziellen Schatz an Wirkstoffen.

Arnika als Medizin

Dieses wundervolle Kraut ist pure Medizin, es gehört mit zum Besten, was uns die Apotheke der Natur schenkt. Die Wirkstoffe der Arnika können innerlich wie äußerlich angewendet werden, ersetzen so manche Salbe oder Pille aus dem Verschreibungskatalog unserer Arztpraxen. Weil die Arnika auf grünen Wiesen so anmutig leuchtet, ist sie begehrtes Ziel von Insekten, aber auch von Bakterien und Pilzen. Gegen diese »Angriffe« muss sie sich natürlich wehren. Und genau dies tut sie mit einem ganzen Arsenal hochwirksamer Abwehrwaffen. Diese antibakteriellen und antimikrobiellen Substanzen können wir als natürliche Hausmedizin verwenden – und dabei viel über die Heilkräfte der Natur lernen. Die Arnika wurde bereits im Mittelalter von *Hildegard von Bingen* als Heilpflanze verwendet. Arnika ist teilweise geschützt, wild wachsende Kräuter dürfen nicht überall eingesammelt werden!

Inhalts- und Wirkstoffe

Quercetin . . . . . . *ein natürliches Antioxidans gegen freie Radikale*
Flavonoide . . . . . *Abwehrmoleküle gegen Bakterien oder Viren*
Helenanin . . . . . . *unterdrückt Entzündungen im ganzen Körper*
Thymol . . . . *wirkt desinfizierend gegen Pilze und Keime*
Ätherische Öle . . *bringen die Durchblutung in Schwung*
Gerbstoffe . . . . . *wirken entgiftend, entlasten die Leber*

Vorbeugen & heilen mit Arnika

- → **Hilft bei Rheuma, Muskel- und Gelenkschmerzen**
- → **Verbessert die Nährstoffversorgung im Gewebe**
- → **Unterstützt die Heilung von Zerrungen und Verstauchungen**
- → **Kräftigt das Immunsystem speziell der Schleimhäute**
- → **Beugt Krampfadern und Besenreisern vor**
- → **Wirkt darmreinigend und gegen Pilzbildung im Körper**
- → **Bringt den Kreislauf in Schwung**
- → **Stoppt vorzeitige Altersprozesse**

Arnika als Tee, Salbe oder Umschlag

Nach der Hauptblütezeit im Juni oder Juli werden die Blüten abgezupft und möglichst in der Sonne bzw. im Freien getrocknet, also nicht vorschnell unter künstlicher Wärme, weil sonst wertvolle Inhaltsstoffe verloren gehen. Nach dem Trocknen kann man die Blüten in Behältern lange Zeit aufbewahren.

Quetschungen, Zerrungen und Blutergüsse kann man mit einem Arnikaumschlag behandeln. Dafür werden zwei Esslöffel Arnikablüten mit einem halben Liter heißem Wasser überbrüht. Auf ähnliche Weise stellt man auch einen Tee her, den man sowohl für Umschläge als auch für Spülungen und zum Gurgeln bei Entzündungen im Mund-Rachen-Raum verwenden kann. Für eine Salbe erhitzt man 250 Gramm Schweineschmalz. Diesem mischt man eine große Tasse Arnikablüten unter. Die Masse lässt man über Nacht stehen, erhitzt ie erneut und gießt sie durch ein Baumwolltuch ab.

☑ Tipps für den Einkauf

Arnikaprodukte gibt es in Apotheken, Drogerien und Naturkostgeschäften als Massageöl, Tinktur, Essenz, Gelee, Fluid, Salben, Cremes, Balsam oder auch als Heilkräutertee, den man innerlich wie äußerlich anwenden kann. Die Preise variieren sehr stark, weswegen sich ein Preisvergleich vor dem Einkauf lohnt.

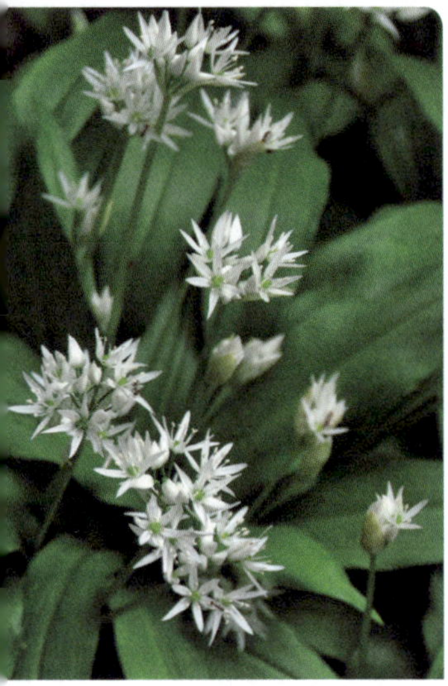

An saftigen Blättern sitzen hübsche weiße Blüten

Achtung !

Seinen Hunger sollte man mit dem Kraut lieber nicht stillen, dann nämlich können die intensiv-scharfen Inhaltsstoffe Magen- und Darmkrämpfe, Durchfall und Koliken auslösen. Die hohen Konzentrationen an Allicin nutzt der Bärlauch als natürliches Abwehrmittel gegen Bakterien und Insekten, die Substanz kann aber auch Schleimhäute reizen und angreifen und somit Entzündungen hervorrufen. Für die innerliche Einnahme kann man Bärlauchsaft in nicht zu hoher Dosierung mit Milch oder auch mit kaltem Tee verdünnen.

Bärlauch

Knoblauch zum Nulltarif

Kennzeichen

Bärlauch ist ein Wildgemüse, das sich selbstbewusst dicht und niedrig wachsend auf unseren Wiesen und sogar in unseren Gärten breitmacht. Darüber ist nicht jeder Gartenbesitzer glücklich, denn der Bärlauch ist nur schwer zu zähmen. Dies liegt an seiner unbändigen Kräuterkraft, die einfach nicht zu bremsen ist, die wir aber hervorragend für unsere Gesundheit nutzen können.

Verbreitung

Bärlauch hat viele Geschwister. Er ist eng mit Knoblauch, Lauch, Schnittlauch und sogar mit der Zwiebel verwandt, die ja bekanntlich alle stark duftende und scharf schmeckende Inhaltsstoffe haben. Er kommt fast in ganz Europa vor. Bärlauch liebt schattige Plätze, vor allem aber Humusböden. Er gedeiht sehr gut in Laubwäldern. In manchen Ländern ist er vom Aussterben bedroht. Bärlauch erreicht eine Höhe von etwa 20 Zentimetern. Die jungen Laubblätter sind unvergleichlich saftig und wohlschmeckend und vergehen beim Kauen fast auf der Zunge. Blütezeit ist von Ende März bis Mai, danach verliert der Bärlauch seinen Nutzwert in der Küche. Man sollte stets nur Blätter abzupfen, nicht die Wurzel ausgraben. Dann wächst diese Heilpflanze jedes Frühjahr aufs Neue.

Bärlauch als Medizin

Diese Pflanze aus der Gattung Allium ist so etwas wie eine Kombipackung Naturmedizin zum Nulltarif, speziell für Menschen, die unter erhöhtem oder hohem Blutdruck leiden, was auf etwa ein Viertel aller Erwachsenen zutrifft. Bärlauch ist die optimale Frühjahrskur für eine bessere Durchblutung. Mithilfe des Bauchspeicheldrüsenhormons Insulin erweitert er Gefäße und macht gleichzeitig das Blut dünnflüssiger. Dadurch werden auch die unendlich feinen Arteriolen und Kapillaren, etwa in den Zehen, mit nährstoffführendem Blut versorgt. In den allerfeinsten Blutgefäßen also, in denen sich ohnehin gerade noch ein rotes Blutkörperchen hindurchquetschen kann.

Inhalts- und Wirkstoffe

Alles, was scharf schmeckt und duftet, enthält hochwirksame Heilsubstanzen. Dies hat Bärlauch mit vielen Gewürzen gemeinsam, wie z. B. Pfeffer, Paprika, Curry oder Meerrettich.

Allicin .... *tötet Bakterien und andere Mikroben*
Vitamin C und Selen ... *kräftigen das Immunsystem*
Ätherische Öle .... *wirken anregend auf den Stoffwechsel*
Thiosulfinate .... *können krebshemmend wirken*
Sulfide .... *wirken einer Arteriosklerose und Gefäßverkalkung entgegen*
Allium sativum .... *beugt Infektionen und Entzündungen vor*
Sulfensäuren .... *sind bewährtes Antioxidantium gegen freie Radikale*

Vorbeugen & heilen mit Bärlauch

- **Wirkt gegen Bluthochdruck**
- **Beugt einem möglichen Diabetes vor**
- **Unterstützt die Gewichtsreduktion**
- **Wirkt entzündungshemmend bei bakteriellen Infektionen**
- **Belebt das Allgemeinbefinden, wirkt verjüngend auf Zellen**
- **Verdünnt das Blut und bringt eine träge Zirkulation in Schwung**
- **Sorgt für eine bessere Magen-Darm-Funktion**
- **Hemmt den Befall von Pilzen und Keimen im Körper**
- **Kräftigt die Immunabwehr**
- **Stimuliert die Konzentrationsfähigkeit**
- **Hilft bei Appetitmangel**

Bärlauch als Hausmittel

Frische Bärlauchblätter kann man in die Saftpresse geben. Der reichhaltige Saft dient als äußerlich und innerlich anwendbare Tinktur. Geruch und Geschmack werden allerdings meist als unangenehm empfunden. Allicin und andere Inhaltsstoffe können bei zu hohem Verzehr toxisch, also krankheitserregend wirken. Den Saft nimmt man deshalb lieber tropfenweise ein, da er auf natürliche Weise blutdrucksenkend und auch darmreinigend wirkt. Weil er die Zirkulation in Schwung bringt, fühlt man sich mental und körperlich erfrischt.

Tipps zur Ernte & Küche

In getrocknetem Zustand verliert Bärlauch seinen ganzen Zauber. Deshalb sollte man die kurze Reifezeit nutzen, bis der Bärlauch seine Blüten austreibt. Dann kann man die jungen Blätter täglich abzupfen und in der Küche ganz frisch verwenden - ein unvergleichlicher Genuss. Außer in Süßspeisen lässt sich Bärlauch überall verwenden, in Suppen, Soßen, bei der Zubereitung von Kräuterquark oder Dressings, zum Würzen von Gemüsen, Salaten und Rohkostplatten. Man kann die zarten Blätter einfach auf ein Butterbrot legen: Dies ist eine besondere Köstlichkeit aus dem Feinkostladen der Natur.

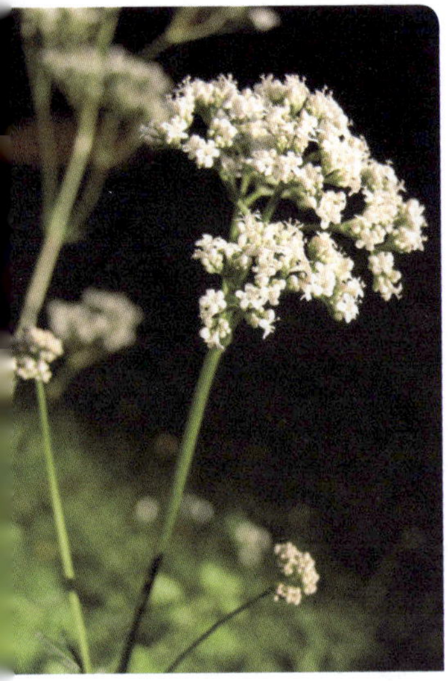

Kräftiger Wildwuchs mit üppigen Dolden

Achtung !

Baldrianextrakte sollten innerlich nicht hoch dosiert und auch nicht über einen zu langen Zeitraum angewendet werden. Dies kann gegebenenfalls zu Magenschmerzen, anhaltender Schläfrigkeit oder auch zu milden depressiven Verstimmungen führen.

Baldrian

Bewährtes altes Hausmittel

Kennzeichen

Von dieser krautähnlichen Pflanze gibt es über 200 verschiedene Arten. Baldrian wächst nämlich auf der ganzen Welt. Je nach Bodenbeschaffenheit und Klima prägt er Wuchs und Heilkräfte unterschiedlich aus. Baldrian ist ungemein kräftig, wird mit seinem kantigen Stängel bis zu einem Meter hoch und spreizt seine weit gefiederten Blätter erfolgreich gegen die benachbarte Konkurrenz im Pflanzenreich aus. Baldrian lässt sich gut in Kulturen anbauen und züchten. Er liefert uns bereitwillig seine bewährten Heilkräfte.

Verbreitung

Baldrian ist weit verbreitet, es gibt ihn in allen gemäßigten Zonen. Die Pflanzen- und Kräuterfreunde wissen es längst: Auf Streifzügen durch feuchte Wiesen, an Bachufern, Weg- und Waldrändern, auf trockenen Böden ebenso wie auf modrigen Senken entdeckt man die wild wachsende Urpflanze unter den natürlichen Haus- und Heilmitteln. Je mehr das Baldriankraut der Witterung ausgesetzt ist oder sich im dicht wuchernden Wiesengestrüpp gegen Insekten oder andere Pflanzen zur Wehr setzen muss, desto mehr Abwehrstoffe synthetisieren seine Zellen. Wilder Baldrian ist daher ein weitaus besserer Spender von Heilkräften als die weit verbreitete kultivierte Stammpflanze.

Baldrian als Medizin

Eine ganze Reihe von Alkaloiden sind die Geheimwaffe des Baldrians für unsere Gesundheit. Baldrianmedizin stammt weitgehend aus der Wurzel mit ihren hohen Konzentrationen an Terpenen als Hauptbestandteil ätherischer Öle, die antimikrobiell gegen Bakterien, Pilze, Keime und andere Parasiten wirken. Terpene sind als Lipidsubstanzen in Wasser schwer löslich, werden aber in der Kombination mit anderen Baldrianinhaltsstoffen vom Organismus gut aufgenommen und entfalten dann im Stoffwechsel ihre unnachahmliche Heilwirkung. Dass Baldrian traditionell Volksmittel und probates Schlaftherapeutikum ist, verdankt er seinem Anteil an Valeriansäure, die die Muskeln entspannt sowie angstlösend und beruhigend wirkt. Baldrian ist sehr vielseitig, er ist ebenso desinfizierend wie nervenstärkend und wird als eine der besten natürlichen Einschlafhilfen geschätzt.

Inhalts- und Wirkstoffe

Seinen Reichtum an medizinisch nutzbaren Inhaltsstoffen synthetisiert der Dreifuß oder Stinkwurz – wie Baldrian volkstümlich genannt wird –, um Fressfeinde abzuwehren.

Terpene .... *sind hochwirksame sekundäre Pflanzenstoffe*
Alkaloide .... *sind bakterientötende organische Verbindungen*
Valepotriate ...... *fördern die Verdauung und wirken beruhigend*
GABA .... *ist ein nervenstärkender Neurotransmitter*
Isovaleriansäure. . . *baut Eiweiß in Muskelzellen ein*
Iridoide.......... *wirken entgiftend*
Valerensäure ..... *ist ein natürliches Entspannungsmittel*

Vorbeugen & heilen mit Baldrian

- → **Hilft bei Ein- und Durchschlafstörungen**
- → **Wirkt beruhigend bei nervösen Reizzuständen**
- → **Kann chemisch-synthetische Sedativa ersetzen**
- → **Ist natürliches Antiobiotikum gegen Bakterien, Keime etc.**
- → **Stimuliert die Verdauung, unterbindet Pilzbildung im Darm**
- → **Wirkt gegen immer wiederkehrende Stimmungsschwankungen**
- → **Gute Hilfe bei nervöser Unruhe, Gereiztheit oder Herzjagen**

Altes Naturheilmittel Baldrian

Der Baldrian ist im Vorderen Orient heimisch. Er fand aber wegen seiner überragenden Heilkraft bald den Weg nach Europa. Bereits *Hippokrates* verabreichte Kranken Baldrian, der römische Arzt *Galen* verordnete im zweiten Jahrhundert n. Ch. die Wurzel seinem Kaiser *Marc Aurel* bei Schlafstörungen. Neben den oben erwähnten Beschwerden kann Baldrian bei entsprechend disponierten Personen auch gegen Krämpfe, Schmerzen und Migräne eingesetzt werden. Er wirkt ähnlich, wenngleich sanfter, wie beispielsweise Valium oder andere Benzodiazepine bzw. Tranquilizer.

☑ Baldrian im Hausgebrauch

Die wirksamen Bestandteile des Baldrians werden als gelblich-grünes bzw. bräunlich-gelbes Öl aus der getrockneten Wurzel extrahiert. Auf trockenen Böden reichert der Baldrian besonders hohe Konzentrationen solcher Öle an. Das Öl riecht bzw. schmeckt stechend-scharf, oxidiert aber leicht, ist deshalb verletzlich. Ein selbst gebrühter Baldriantee sollte deshalb nicht mit kochendem Wasser hergestellt werden. Als Tinktur nimmt man den Extrakt tropfenweise ein, er lässt sich auch gut in Form von Umschlägen verwenden.

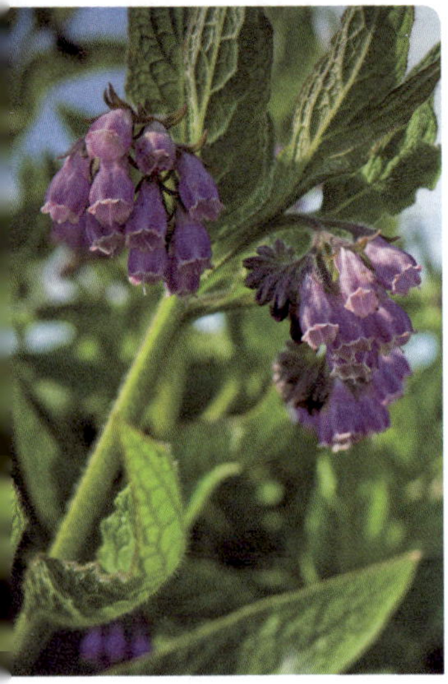

Beinwell: lockende Farben in feuchten Wiesen

Achtung !

Vorsicht ist bei innerer Anwendung von Beinwell geboten. Dabei können nämlich die sonst so gesunden Beinwellessenzen, -tinkturen zum Gift werden! Daher sollte Beinwell nur in niedriger Dosierung und nicht über einen längeren Zeitraum eingenommen werden. Im Zweifelsfall ist der Hausarzt zurate zu ziehen. Hoch toxische Inhaltsstoffe sind Pyrrolizidin-Alkaloide, die bei zu starker innerer Anwendung Leberzellen schädigen können.

Beinwell

Hildegard von Bingens Lieblingskraut

Kennzeichen

Die Pflanze gehört zur therapeutisch wirksamen Familie der Raublattgewächse, von denen es weltweit mehr als 50 verschiedene Arten gibt. In der traditionellen Volksmedizin wurde Beinwell vor allem bei Knochenbrüchen angewendet, weil er wegen seiner durchblutungsfördernden Inhaltsstoffe die Heilung beschleunigt. Diese besondere Wirkung gab ihm schließlich auch die Bezeichnung *Beinwurz*. Dass der Beinwell darüber hinaus noch mehr als ein Dutzend weiterer Beinamen hat - von Wottel bis Speckwurz und von Zottle bis Hasenlaub - spricht für seine weit verbreitete Beliebtheit.

Verbreitung

Beinwell liebt den feuchten Wiesengrund. Am liebsten wächst er an Bachufern, am Waldrain, im Schutz tiefer Wiesensenken, an Hecken oder Büschen. Hier wird er bis zu einem Meter hoch, spreizt seine Blätter aus und überragt so manches andere Wiesenkraut mit seinen glockigen Blüten, die von violettrot bis gelbweiß sein können. Der Beinwell wächst praktisch überall in unserer Nachbarschaft, er blüht von Mai bis September. Geerntet wird er oft schon im Frühjahr. Dazu werden die kräftigen Wurzelstöcke ausgegraben und an einem luftigen Platz zum Trocknen aufgehängt. Das Kraut sammelt man in der Zeit, in der die Blüten ausreifen.

Beinwell als Medizin

So hilfreich der Beinwell bei äußerlicher Anwendung ist, so sehr ist er mit Vorsicht bei innerer Anwendung zu genießen. Mehr als manche andere Heilpflanze demonstriert er, dass die Natur auch ordentlich Giftstoffe synthetisieren kann, die der Beinwell braucht, weil er in seinen feuchten Wachstumslagen Tag und Nacht von Mikroben, Parasiten, Insekten oder Würmern angegriffen wird, die Appetit auf seine nahrhaft-saftigen Zellstoffe haben. Gerade deshalb wirken seine scharf-toxischen Phytosubstanzen, wenn eine Verstauchung, Zerrung, Quetschung, wenn Wunden, Geschwüre oder ein Bluterguss behandelt werden sollen.

Inhalts- und Wirkstoffe

Der Beinwell hat sich seinen Ruf als »Wunderheiler« bereits früh erworben. Er enthält mehr vorbeugende und heilende Wirkstoffe als die meisten anderen Kräuter. Im Mittelalter kam so mancher Hausarzt mit nur zwei Heilmitteln aus, nämlich Blutegeln und Beinwell. Die große Familie therapeutisch nutzbarer Inhaltsstoffe wirkt allerdings nur in Kombination mit anderen Wirkstoffen. Und dies zeigt das überragende Heilprinzip der Natur, in der es keine Monopräparate gibt:

Allantoin . . . . *beschleunigt den Zellaufbau*
Flavonoide . . . . *sind sekundäre Pflanzenschutzstoffe*
Gerbstoffe . . . . *wirken antibakteriell, entgiftend, entzündungshemmend*
Triterpenoide . . . . *schützen und kräftigen Leber- und Herzzellen*
Cholin . . . . *hilft beim Abbau von Blutfetten und LDL-Cholesterin*
Phenolcarbonsäuren . . . *stoppen Altersprozesse, beugen Erkältungen vor*

Vorbeugen & heilen mit Beinwell

- **Hilft bei Venenleiden, Krampfadern, Unterschenkelgeschwüren**
- **Beschleunigt die Heilung von Knochenbrüchen**
- **Lindert Schmerzen bei Zerrungen, Verstauchungen, Verrenkungen**
- **Entgiftet den Mund-Rachen-Raum und den Darm**
- **Ist ein natürlicher Cholesterinsenker**
- **Schützt Zellen und Gewebe vor freien Radikalen**
- **Wirkt antibakteriell und neutralisiert krankheitserregende Mikroorganismen**

Äußerliche und innere Anwendung

Umschläge mit Beinwell getränkten Tinkturen helfen bei offenen Beinen, Geschwüren, Eiterungen usw. Die Heilsubstanzen regen die Neubildung von Wundgewebe an, beschleunigen Heilungsprozesse, z. B. auch bei Venenleiden. Dafür wird der extrem hohe Anteil von Allantoin verantwortlich gemacht. Schwellungen gehen rascher zurück, Knochenbrüche heilen schneller aus.

Rezepte

Beinwellumschlag

Um einen Beinwellauszug herzustellen, kocht man zerhackte oder zermahlene Beinwellwurzeln aus und siebt die Masse durch ein Tuch. Mit der Flüssigkeit werden Umschläge getränkt, die dann auf die betroffenen Körperpartien aufgelegt werden.

Beinwelltee

Für einen Beinwelltee überbrüht man einen Esslöffel trockenes Wurzelkraut mit einem Liter kochendem Wasser. Den Tee lässt man 20 Minuten lang ziehen, seiht ihn ab und trinkt kleine Mengen davon über den Tag verteilt.

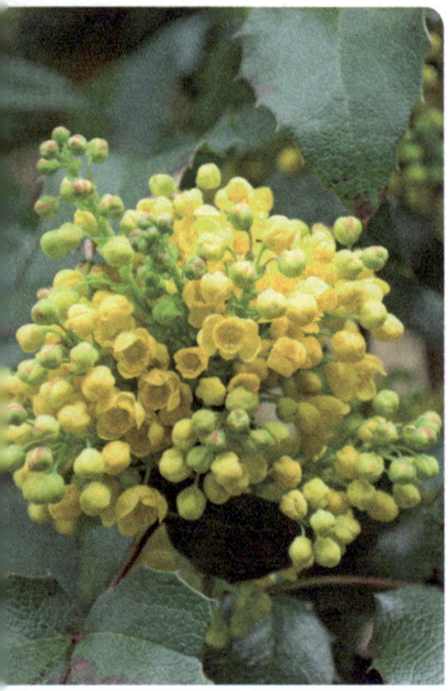

Berberitze: Kraftpaket mit spitzen Dornen

Achtung !

Wegen ihres hohen Wuchses reichert die Berberitze in ihren Blättern und der Wurzelrinde zur Abwehr extrem hohe Konzentrationen an giftigen Alkaloiden an. Für die Zubereitung und Verwendung als Hausmittel sollte man deshalb einen Fachmann zurate ziehen oder sich eng an die Empfehlungen der entsprechenden Literatur halten. Rinde und Wurzel sind heilsam. Achtung: In zu hoher Dosierung kann Berberitze zu Krämpfen und Atemnot führen.

Berberitze

Heilkraft mit Dornen

Kennzeichen

Die Berberitze ist Zwischenwirt des Getreiderostes, eines natürlichen Schädlings. Sie wurde deshalb von Bauern in vielen Regionen als schädliches Unkraut nahezu ausgerottet. In Frankreich kam es deswegen im 18. Jahrhundert zu erbitterten Auseinandersetzungen, weil viele Bauern die Rostpilze für schlechte Ernteerträge verantwortlich machten.
Wegen seiner vielen Dornen wird dieser stolz aufragende Strauch unter anderem auch Sauerdorn, Spießdorn oder Dreidorn genannt.

Verbreitung

Die Heimat der Berberitze ist wie bei vielen anderen Kräutern Afrika. Von dort kam die Berberitze zu uns nach Europa. Die scharfen Dornen des Berberitzenstrauches schützen die Pflanze vor gefräßigen Tieren. Die Berberitze kann an Hecken, Waldrändern oder auf Sonnenhängen bis zu vier Meter hoch wachsen. Die Blütentrauben aus bis zu 20 gelben Blüten und den schönen roten Beeren dominieren das Farbbild üppiger Wiesen.
Die langen biegsamen Stängel der Berberitze sind unansehnlich graubraun. Schneidet man Wurzeln und Triebe auf, leuchtet ihr Inneres in saftigem Gelb. Die Blätter werden im Juni geerntet und sofort getrocknet. Die Wurzeln sammelt man im Herbst, vorzugsweise im November, ein. Die Berberitze duftet nicht gerade verführerisch, ist aber ein ausgezeichnetes Heilkraut für den Hausgebrauch, das so manches Medikament aus der Apotheke ersetzen kann.

Berberitze als Medizin

Alkaloide und Isochinoline bzw. deren hochaktive Untereinheiten Berbamin und Berberin sind die Hauptwirkstoffe der Berberitze. Bei den Medizinmännern der Cherokee- und Iroquois-Indianer sowie der Apalachen in Nordamerika war die Berberitze das Standardmedikament. Es wurde Yellow Root genannt und sowohl innerlich wie äußerlich angewendet. Bio-Science-Wissenschaftler sind der Meinung, dass die Ureinwohner Amerikas schon sehr früh Waldtiere beobachtet haben, die bei Entzündungen oder Infektionen die Wurzeln der Berberitze anbissen oder Blätter fraßen, um sich mit deren Wirksäften zu heilen. Dieses Beispiel zeigt, dass die Natur immer noch die beste Apotheke und der beste Hausarzt ist. Wurzelrinde oder -säfte sind mit Vorsicht zu genießen, in wohl abgewogenen niedrigen Dosierungen. Der Anteil an Alkaloiden schwankt, die stickstoffhaltigen, alkalisch reagierenden Substanzen können zu Nasenbluten, Haut- und Schleimhautreizungen und sogar zu Vergiftungserscheinungen führen.

Inhalts- und Wirkstoffe

Alkaloide ..... *bitter, giftig, mit Vorsicht anzuwenden*
Isochinoline ... *sind starke Reizgifte, die meist lokal wirken*
Gerbstoffe .... *schützen die Pflanze vor feindlichen Mikroorganismen*
Vitamin C ..... *ist Bestandteil von rund 200 wichtigen Enzymen*

Vorbeugen & heilen mit Berberitze

- **Wirkt blutdrucksenkend und die Durchblutung fördernd**
- **Hilft gegen Infektionen durch Bakterien, Viren, Keime und Pilze**
- **Ist appetitanregend**
- **Kurbelt Darmträgheit an, hilft bei Verstopfung**
- **Unterstützt die Therapie bei Gallen- und Leberleiden**
- **Beugt Entzündungen vor**

Frucht: schmackhaft und gesund

Die Früchte der Berberitze sind enorm reich an Vitamin C und schmecken leicht säuerlich. Deshalb werden sie auch bevorzugt zu Marmeladen und Konfitüren verarbeitet. Man kann die Beeren auch trocknen und in der Küche wie Sultaninen verwenden, z. B. beim Backen oder auch für ein gesundes Müsli.
Im Orient oder in Asien, wo gerne süßsauer gekocht wird, ist die Berberitze beliebter Geschmacksspender bei Reis-, Fisch- oder Geflügelgerichten. Die reifen Früchte kann man auspressen und den Saft im Kühlschrank aufbewahren. Er beugt Erkältungen und Infektionen vor. Da der Saft meist recht sauer ist, kann man ihn mit Honig, Ahornsirup oder Zucker süßen.

Rezepte

Berberitzentee
Man nimmt fünf Teelöffel getrocknete Berberitzenblätter oder Berberitzenwurzel und brüht diese mit einem Liter kochendem Wasser auf. Der Sud sollte eine Viertelstunde ziehen. Dann wird er abgeseiht, und man kann ihn in kleinen Mengen wohldosiert über den Tag verteilt trinken.

Berberitzenmarmelade
Man nehme ein Kilo roter Früchte der Berberitze, kocht sie mit wenig Wasser weich, presst die Masse kräftig im Baumwolltuch aus, bis sie weitgehend kompakt ist, und süßt je nach Geschmack mit Zucker oder Honig. Im Gegensatz zur Marmelade, die gesundheitlich unbedenklich ist, darf der Berberitzensud innerlich angewendet auf keinen Fall zu hoch konzentriert sein.

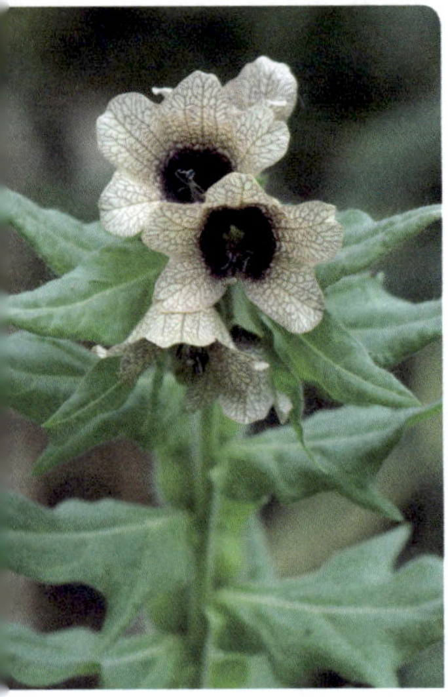

Bilsenkraut: anmutig, heilsam, aber auch giftig

Achtung !

Das Nachtschattengewächs Bilsenkraut ist extrem giftig. Der Umgang damit darf nicht leichtfertig geschehen und ist Laien nicht zu empfehlen. Bilsenkraut darf nicht sorglos eingesammelt und anschließend in Form von selbst gebrautem Tee oder Sud angewendet werden.

Bilsenkraut

Starke Naturarznei, mit Vorsicht anzuwenden!

Kennzeichen

Das Bilsenkraut ist wie ihre hochgiftigen Geschwister *Stechapfel* und *Tollkirsche* voller Wirksubstanzen, die Fressfeinden wie Bakterien, Pilzen, Insekten oder sogar Vögeln den Garaus machen, aber ebenso uns Menschen schweren Schaden zufügen können. Es gibt rund zwei Dutzend verschiedene Bilsenkräuter mit unterschiedlichen Konzentrationen an Giftmolekülen, die therapeutisch genutzt werden und sogar als natürliche Rauschmittel dienen. Das Bilsenkraut kann bis zu einem Meter hoch wachsen, es hat bei uns seine angestammte Heimat, wächst inzwischen aber auch in Asien oder in Nordamerika. Das Kraut nutzt nahezu jeden Boden, um sich auszubreiten, es fühlt sich sogar, verstaubt und verschmutzt, an Rändern stark befahrener Straßen wohl, Beispiel dafür, wie robust Stoffwechsel und Lebensfähigkeit in der Pflanzenwelt sind. In den Bergen breitet sich das Bilsenkraut bis in Höhen von 3.000 Metern aus.

Verbreitung

Bilsenkraut war bereits bei den Ärzten der Babylonier ein beliebtes Heilmittel, mit dem sie in Minidosen Infektionen, rheumatische Beschwerden, Durchblutungsstörungen oder Verdauungsprobleme heilten. Die Gefährlichkeit des Bilsenkrauts war auch damals schon bekannt. Bereits im Altertum und auch im Mittelalter diente das Bilsenkrautgift wie das der Tollkirsche dazu, unliebsame Zeitgenossen zu vergiften. Ausgepresster Bilsenkrautsaft wurde sogar zum Fischfang verwendet. Später erkannte man den Nutzen des Krauts als natürliches Narkotikum bei Operationen. In manchen Regionen Deutschlands wurde in früheren Jahrhunderten Bilsenkrautpulver mehr oder weniger heimlich unters Bier oder in den Wein gemischt, um die Rauschwirkung zu verstärken.

Bilsenkraut als Medizin

Jede Pflanze ist im Prinzip giftig, selbst in der Kartoffel, den Tomaten oder Weintrauben stecken toxische Moleküle, die beim Verzehr des Nahrungsmittels vorbeugend und heilend wirken, in hohen

Konzentrationen aber zu Beschwerden und Krankheiten führen können. Wegen seiner Wirkstoffintensität ist Bilsenkraut traditionell ein natürliches Betäubungsmittel, es wirkt krampflösend, desinfizierend und antibakteriell auf Schleimhäute, speziell des Mund-, Rachen- und Atemtrakts. In feinsten Dosierungen, z. B. im Tee, regen die Inhaltsstoffe die Synthese von Salzsäure aus Belegzellen der Magenschleimhaut an und machen so den Magensaft säurehaltiger. Dies ist eine wichtige Voraussetzung für eine gesunde Vorverdauung von Eiweiß und eine optimale Verwertung von Kalzium und Eisen. Bilsenkraut kann bei Kopf- und Ohrenschmerzen helfen, bei Asthma und - äußerlich angewendet - bei Blutergüssen, Zerrungen, Quetschungen und Verstauchungen. Offene Wunden sollten damit nicht behandelt werden.

Inhalts- und Wirkstoffe

Scopolamin .... *ist mit Atropin verwandt, einem natürlichen Aufputschmittel*
Tropanalkaloide .... *zählen zu den aggressivsten Pflanzenstoffen*
Hyosciamin .... *wirkt stark dämpfend und einschläfernd auf Gehirnneuronen*
Flavonoide .... *sind sekundäre Pflanzenstoffe*

Vorbeugen & heilen mit Bilsenkraut

- **Wirkt entspannend bei Asthma**
- **Beruhigt das Nervensystem**
- **Wirkt sanft euphorisierend**
- **Hilft bei Einschlaf- und Durchschlafstörungen**
- **Lindert nervöse Magen-Darm-Störungen**
- **Wirkt dämpfend bei Erregungszuständen**
- **Kräftigt das Immunsystem**
- **Wirkt antibakteriell und antimikrobiell gegen Parasiten**

Heilkraut aus dem Mittelalter

Bilsenkraut wurde in unterschiedlichen Dosierungen gegen akute Zahn- und Kopfschmerzen eingesetzt, weshalb es mitunter auch als Zahnwehkraut bezeichnet wurde. Den Beinamen Schlafkraut bekam es, weil es stark entspannend bis narkotisierend-dämpfend wirken kann.

Tipps zur Anwendung

Bilsenkraut kann man unter Anleitung eines Fachmanns aus den Blättern oder Samen herstellen, indem der Pressextrakt mit einem feinen Pflanzenöl vermengt wird. Mit dieser Mixtur kann man dann die betroffenen Körperpartien einreiben. Man kann damit aber auch Umschläge auflegen.

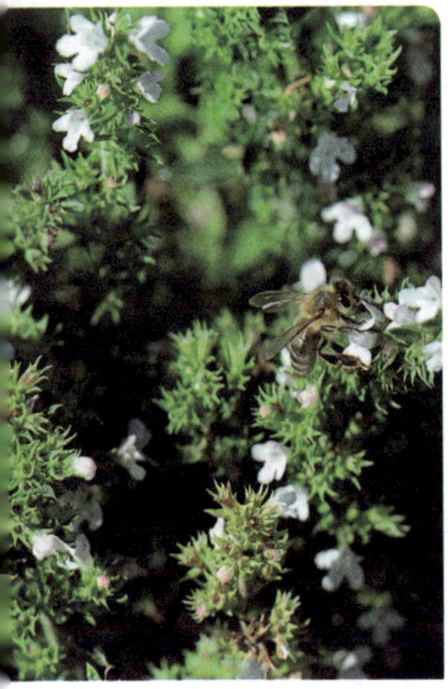

Blütenschmuck in unserem Garten

Achtung !

Innerlich eingenommen ist ein Tee oder Sud in geringen Konzentrationen unbedenklich. Menschen mit nervösem Reizmagen sollten ihn aber nicht einnehmen.

Bohnenkraut

Gesundheit aus dem Garten

Kennzeichen

Bohnenkraut zählt zur Gattung der Lippenblütler. Es mag ein mildes, warmes Klima und ist deshalb kein typisch heimisches Kraut. Bei uns ist vor allem das Sommerbohnenkraut zu Hause. Es wird auch als Gartenbohnenkraut bezeichnet und ist in unseren Küchen seiner aromatischen, nachhaltigen Würzkraft wegen allgemein beliebt. Das Bohnenkraut blüht vom Juli bis tief in den Herbst hinein. Seinen unverwechselbaren Geschmack verdankt es der Kombination einer ganzen Reihe inhaltlicher Wirkstoffe. Bohnenkraut kann man getrocknet verwenden, aber auch frisch aus dem Garten holen, um damit Suppen, Soßen, Salate oder Fleischgerichte zu würzen und gleichzeitig Beschwerden vorzubeugen.

Verbreitung

Die hübschen weißen und violetten Blüten machen das Bohnenkraut optisch zu einer Bereicherung unseres Gartens. Die Samen setzt man im Frühjahr an windgeschützten Stellen in großzügigen Abständen in möglichst lockere Erde. Man hat dann den ganzen Sommer über ein vielseitiges Heilkraut und Gewürz. Geerntet wird Bohnenkraut in der Blütezeit und möglichst auch gleich getrocknet. Das einjährige Bohnenkraut entsteht aus Samen, das mehrjährige Kraut wird durch Stecklinge oder Wurzelteilung verbreitet.

Bohnenkraut als Medizin

Kaum eine Heilpflanze lässt sich im Hausgebrauch so vielfältig gegen Befindlichkeitsstörungen und Beschwerden einsetzen wie das Bohnenkraut. Es ersetzt fast das ganze Arzneikästchen. Dafür sorgt die unvergleichliche Vielfalt der therapeutisch nutzbaren Inhaltsstoffe, die sowohl einzeln wirken als auch in ihrer Gesamtheit eine wahre Power-Arznei darstellen. Die positive Seite daran: Beim Verzehr des wohlschmeckenden Bohnenkrauts wird man gar nicht gewahr, dass man letztendlich eine kostbare Medizin aus der Apotheke der Natur zu sich nimmt. Das Bohnenkraut ist genügsam: Es gedeiht nah am Haus ebenso prächtig wie in Pflanzkästen auf dem Balkon oder sogar in Tontöpfen auf dem der Sonne zugewandten Fensterbrett. Wegen seines Reichtums an ätherischen Ölen lässt sich das Kraut für ein duftendes Vollbad verwenden, aber auch als heilenden Tee und – in konzentrierter Form – für Umschläge bei Sport- und Spielplatzverletzungen anwenden.

Inhalts- und Wirkstoffe

Gerbstoffe ...... *wirken auf den Eiweißstoffwechsel*
Carvacrol .... *ist ein natürliches Biozid gegen Bakterien und Pilze etc.*
Sitosterin .... *ist ein natürlicher Cholesterinsenker*
Thymol .... *desinfiziert Schleimhäute und Atemwege*
Bitterstoffe...... *des Bohnenkrauts haben eine große Bandbreite als Hausmittel*
Ätherische Öle ... *sind leicht lösliche, heilende Pflanzensubstanzen*

Vorbeugen & heilen mit Bohnenkraut

- **Wirkt entzündungshemmend und ist natürliches Antibiotikum**
- **Hilft bei Fettabbau und Gewichtsreduktion**
- **Aktiviert Kreislauf und Zirkulation**
- **Beseitigt Darmträgheit und Verstopfung, aktiviert die Verdauung**
- **Reinigt Mund- und Rachenraum von Bakterien und Pilzen**
- **Lindert Entzündungen der Haut und der Schleimhäute**
- **Wirkt beruhigend und entspannend, dient als Einschlafhilfe**

Ein Gewürz für den Stoffwechsel

Bohnenkraut eignet sich ideal zum Würzen fetter und deftiger Speisen wie Braten und Eintöpfe, die es mit seinem aromatisch-scharfen Geschmack bereichert, während es im Darm gleichzeitig bei der Fettverdauung hilft und die Cholesterinaufnahme drosselt. Die Magenschleimhaut regt es zur Abgabe von Magensäure an und wirkt dadurch appetitanregend, im Darm beugt es Verdauungsbeschwerden, wie Blähungen, Darmkollern oder Durchfall, vor. Bohnenkraut trägt somit dazu bei, dass der Nahrungsbrei optimal abgebaut und verwertet wird. Bohnenkraut aktiviert auf diese Weise den Stoffwechsel und wirkt entgiftend.

Rezept

Bohnenkrauttee

Ein Bohnenkrauttee lässt sich leicht selbst herstellen. Dazu überbrüht man einen Esslöffel getrocknete und zerriebene Bohnenkrautblätter mit einem halben Liter kochendem Wasser. Den Tee lässt man lange (gut zehn Minuten) ziehen und seiht ihn dann ab. Gesüßt und im Kühlschrank ist er an heißen Sommertagen ein unvergleichliches Erfrischungsgetränk. Bohnenkraut kann man im Naturkostgeschäft oder auch in den Bioabteilungen von Supermärkten kaufen. Bohnenkrautöl gibt es in Apotheken und im Versandhandel.

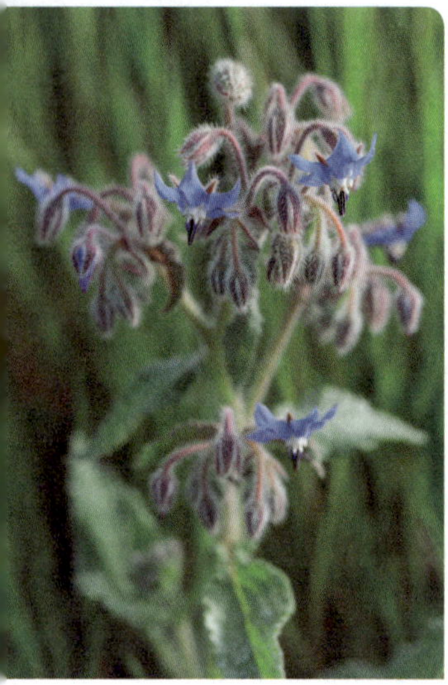

Borretsch: Gesundheit pur, reich an Omega-Säuren

Achtung !

Borretschöle können bei übermäßiger Dosierung laxativ wirken, also einen anhaltenden Durchfall auslösen. Die Wirkung ist auch abhängig vom jeweiligen Körpergewicht.

Borretsch

Das königliche Öl

Kennzeichen

Neben der Nachtkerze ist Borretsch, ein Raublattgewächs, Produzent der hochwertigsten ungesättigten Fettsäuren, die die Natur hervorbringt. Diese Fettsäuren sind ein wahres Zauberöl, die für nahezu sämtliche Stoffwechselprozesse von Bedeutung sind. Der Beiname Gurkenkraut wird der einzigartigen Pflanze nicht gerecht, er rührt von dem gurkenähnlichen Geschmack her. Borretsch wächst bis zu einer Höhe von 80 Zentimetern, die herrlichen Blüten leuchten im schönsten Blau aus dem Grün der Wiesen. Im späten Stadium der Blüte verfärben sich die Blütenblätter rötlich.

Verbreitung

Borretsch ist ursprünglich in Nordafrika zu Hause, breitete sich aber bereits im Mittelalter in den Mittelmeerraum und schließlich zu uns aus. Borretsch ist als Gartenpflanze sehr genügsam, er stellt keine besonderen Ansprüche an die Bodenbeschaffenheit. Die breit gefächerten Blüten werden von Bienen oder anderen Insekten von unten angeflogen, dabei öffnen sich die Blütenkammern, und Samen rieseln auf das bestäubende Insekt herab. Samen gelangen zwangsläufig auch auf den Boden, wo sie von Ameisen aufgenommen und weitergetragen werden. Aus diesen Gründen breitet sich der Borretsch gerne über Zäune und Hecken in die Nachbarschaft aus. Die Samen keimen im Dunkeln, müssen also mit Erde bedeckt sein. Sie werden im späten Frühjahr und im Frühsommer ausgelegt. Das Kraut gedeiht rasch und lässt sich bis in den Herbst hinein ernten. Borretsch ist sehr wasserreich und will deshalb frisch verwendet werden. Mit zunehmender Austrocknung verliert er seinen Geschmack und sein herrliches Aroma.

Borretsch als Medizin

Das Kraut ist weitaus mehr als lediglich Rohstoff für Tees oder Umschläge. Keine andere Pflanze (neben der erwähnten Nachtkerze) enthält einen solchen Reichtum an Gammalinolensäure (GLA), eine mehrfach ungesättigte Fettsäure, aus der unser Stoffwechsel Prostaglandin E1 synthetisiert. Dieses Gewebshormon verdünnt das Blut, bringt die Zirkulation in Schwung, hemmt und lindert Entzündungen und erweitert Blutgefäße, wodurch unsere rund 70 Billionen Körperzellen besser mit Nährstoffen versorgt werden. Die empfindlichen Borretschsamen bestehen bis zu 26 Prozent aus GLA, das daraus gewonnene unvergleichliche Öl kann man teelöffel- oder auch tropfenweise einnehmen. Die hochwertigen Fettsäuren beteiligen sich am Aufbau der Schutzhüllen speziell von Gehirn- und Nervenzellen. Dies macht den Borretsch auch zu einem gesunden, natürlichen Psychopharmakum. Darüber hinaus sind im Borretsch Vitamine und Spurenelemente reich konzentriert. Der römische Chronist *Plinius* lobte den Borretsch schon im ersten Jahrhundert nach Christus als Kraut, das Lebensgeister weckt.

Inhalts- und Wirkstoffe

GLA .... *dichtet Zellhäutchen ab, schützt vor Austrocknung*
Lycopsamin ... *hemmt das Wachstum von Bakterien und Keimen*
Vitamin C ..... *ist wichtiger Immunstoff und Enzymspender*
Allantoin...... *stimuliert die Zellneubildung und Zellverjüngung*
Kaliumsalze ... *wirken entgiftend, aktivieren die Drüsentätigkeit*

Vorbeugen & heilen mit Borretsch

- → **Hilft gegen Entzündungen**
- → **Ist schmerzstillend bei Rheuma und Gelenkbeschwerden**
- → **Beseitigt Hautunreinheiten und hilft bei Neurodermitis**
- → **Wirkt blutreinigend**
- → **Lindert Frauenleiden, speziell im Klimakterium**
- → **Beruhigt und entspannt die Nerven**
- → **Stimuliert die körpereigene Synthese von Glückshormonen**
- → **Lindert und heilt Schleimhautreizungen**

Borretsch schmeckt und macht gesund

Borretsch eignet sich sehr gut als Beigabe zu Salaten und Suppen sowie als Würzmittel in Soßen, Dips oder Dressings. Seine Blüten und Blätter eignen sich zum Würzen sowohl von Gemüse und Hülsenfrüchten, Fleisch- und Fischgerichten als auch von süßen Speisen, wie z. B. Obstsalaten, Früchtemüslis oder Desserts. Auch Kaltgetränke können damit geschmacklich verbessert werden.

☑ Rezept

Borretschtee

Man nimmt einen Esslöffel frische oder getrocknete Borretschblätter und überbrüht sie mit einem halben Liter kochendem Wasser. Den Sud lässt man 20 Minuten lang ziehen, dann kann man ihn warm oder auch gekühlt trinken. Ein mit Honig gesüßter Tee ist im Sommer ein herrlich erfrischendes Getränk. Borretschblätter oder -blüten kann man beim Zubereiten von Speisen mitkochen.

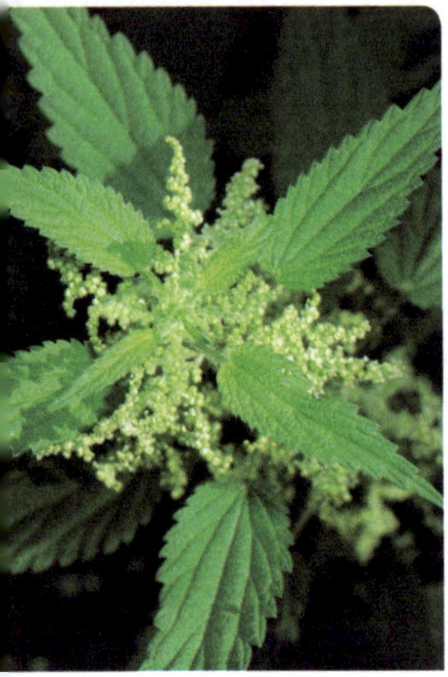

Brennnessel: die Heilkraft steckt in den Nesselhaaren

Achtung !

Vorsicht: Brennnessel darf weder innerlich noch äußerlich in zu hohen Konzentrationen angewendet werden, da dies Entzündungen und Allergie auslösen könnte.

Brennnessel

Ungeliebt – und doch so nützlich

Kennzeichen

Diese krautartige Pflanze bildet eine ganz eigene Familie der Brennnesselgewächse, mit zwei Unterarten, einer stark brennenden und einer milderen Gattung. Brennnesseln gelten generell als Indikator für nährstoffreiche Böden. Die kleinen, bescheidenen Blüten sind weiß bis hellviolett. Brennnesseln blühen den ganzen Sommer hindurch bis tief in den Herbst hinein. Dass sie auf der Haut stark brennen, verdanken sie hohen Konzentrationen ihres Nesselgiftstoffs. An den Blattachsen entstehen die gelblich grünen Blütenrispen.

Verbreitung

Brennnesseln sind giftig wie Ameisensäure. Auf gesunden, nährstoffreichen Böden wachsen Brennnesseln sehr dicht und üppig, erreichen eine Höhe von zwei Metern und mehr. Ansonsten siedeln sich die Pflanzen auf kargem Erdreich an, sofern der Boden stickstoffreich ist.

Abgesehen von anfliegenden Insekten, wagt sich so leicht kein Wildtier in ein Brennnesselgestrüpp. Eine Ausnahme bilden Hirsche während der Brunftzeit, die das aufputschende Gift dazu nutzen, ihre Paarungsfähigkeit in Schwung zu bringen. Besonders beliebt sind Brennnesseln bei Schmetterlingen, die durch eine eigene Landetechnik außerhalb der Brennhaare dem gefährlichen Gift aus dem Weg gehen. Unangenehm bis schmerzhaft ist die Berührung mit den Brennhaaren, die hart und spitz abstehen, dadurch in die Haut einstechen und dabei ihre Toxine abgeben, die ähnlich aggressiv und spontan wirken wie Ameisensäure.

Der Transport der Giftstoffe im Blut wird durch andere Stoffe beschleunigt, so z. B. durch Neurotransmitter wie Serotonin oder Acetylcholin, besonders aber durch den Entzündungsstoff Histamin, einem Gewebshormon, das bei Berührung mit Brennnesselgift aus sogenannten Mastzellen in den Wänden von Blutgefäßen ausgestoßen wird und Schwellungen, Hautreizungen, Rötungen und Entzündungen hervorruft. Je nach Menge der aufgenommenen Toxine kann es zu ernsthaften allergischen Reaktionen kommen.

Brennnessel als Medizin

Was scharf schmeckt und dann auch noch heftig auf der Haut brennt, enthält besonders viele toxische Substanzen, die allerdings auch als Heilmittel genutzt werden können. Gerbstoffe wirken entgiftend und desinfizierend auf Schleimhäute. Brennnesseln sind extrem reich an Vitamin C, Vitamin E und an Karotenen, aus denen unser Stoffwechsel das wichtige Vitamin A synthetisiert. Außerdem enthalten sie sekundäre Pflanzenstoffe, wie z. B. Flavonoide, mit ihrer erheblichen Bandbreite bei der Behandlung von Befindlichkeitsstörungen und Beschwerden. Essigsäure ist eine Heilsubstanz, die von Wildtieren, die sich infiziert haben, instinktiv genutzt wird. Nessel- und Ameisengift wirken belebend auf den Stoffwechsel, bringen die Durchblutung in Schwung und wirken entwässernd.

Inhalts- und Wirkstoffe

Methansäure	*potenter Abwehrstoff gegen Fressfeinde*
Provitamin A	*liefert Bestandteile für die Netzhautfunktion der Augen*
Kalium- u. Kalziumsalze	*wirken regulierend auf den Stoffwechsel*
Biogene Amine	*Rohstoffe für Enzyme und Hormone*

Vorbeugen & heilen mit Brennnesseln

- **Hemmen das Wachstum von Bakterien, Keimen und Pilzen**
- **Bieten Schutz vor freien Radikalen für unsere Schleimhäute**
- **Stimulieren die Durchblutung und beugen Herzproblemen vor**
- **Kräftigen Leber und Galle**
- **Stärken das Immunsystem**
- **Helfen bei Rheuma, Muskel- und Gelenkschmerzen**

Brennnessel, das vielseitige Kraut

Wegen des hohen bakterienabtötenden Säure- und Giftanteils wurden Brennnesselextrakte früher häufig zur Konservierung von Fleisch und anderen Lebensmitteln verwendet. Unter der ärmlichen Landbevölkerung wurden aus Fasern der Brennnessel Stoffe, die sogenannten Nesselstoffe, hergestellt. Und das Kraut diente sogar zum Färben von Textilien, da sich die Blätter sehr gut für Grüntöne, die Wurzel für Gelbtöne eignen.

Brennnesseln in der Küche

Brennnesselgemüse zählt zu den gesündesten Gerichten. Es schmeckt angenehm säuerlich. Der Proteinanteil der Brennnessel ist sehr hoch, das enthaltene Eiweiß wird bis zu 60-mal schneller verwertet und dem Stoffwechsel zugeführt als tierisches Eiweiß. Viel energiespendendes Magnesium steckt in dem grünen Farbstoff Chlorophyll. Die Brennnessel liefert gleichzeitig die für die Verdauung und Verwertung notwendigen Darmenzyme. Aus dem Kraut lässt sich eine wohlschmeckende Suppe bereiten, verdauungfördernde Soßen sowie ein Brennnesseltee. Dazu wird ein Esslöffel getrockneter Brennnesselblätter mit einem halben Liter kochendem Wasser überbrüht. Der Sud kann für Rheumaumschläge verwendet werden.

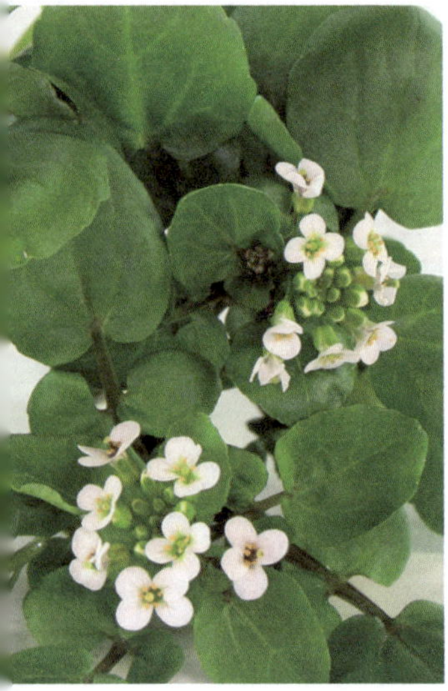

Reichtum der Natur: zierliche Blüten und saftige Blätter

Achtung

Bitter- und Gerbstoffe können bei zu starker Konzentration (z. B. in einem Tee) zu Magenschmerzen und Darmkoliken führen.

Brunnenkresse

Beliebtes Küchenkraut

Kennzeichen

Dieses Kreuzblütengewächs ist - wie der Name schon andeutet - eine Pflanze, die Feucht- und Sumpfgebiete liebt. Mit ihren anmutigen kleinen Laubblättern kann sie bis zu einer Höhe von 80 Zentimetern wachsen. Ab Ende Mai treibt sie dann ihre zierlichen, doldenartig gruppierten weißen Blüten aus. Die Brunnenkresse ähnelt in ihrem Aussehen dem bitteren Schaumkraut, mit dem sie auch oft verwechselt wird.

Verbreitung

Die Brunnenkresse war schon im alten Rom begehrt. So richtig daheim ist sie in den nördlichen Mittelmeerländern, sie fand aber schon bald den Weg über die Alpen zu uns. Die Ärzte im alten Griechenland und Rom nutzten sie als Heilpflanze. Wie kaum ein anderes Heilkraut ist sie sowohl Nährstoffspender als auch Therapeutikum. Weil Brunnenkresse im Gegensatz zu anderen Pflanzen keine aggressiven Abwehrgifte synthetisiert (und deshalb auch milder schmeckt), ist sie verletzlich gegenüber Bakterien, Pilzen und anderen krankheitserregenden Parasiten.
Brunnenkresse mag es sonnig, gedeiht überall auf der Welt, bevorzugt in der feuchtigkeitspendenden Nähe von Gräben, Bächen, Flüssen oder Seen. Starke Kälte oder Frost verträgt sie überhaupt nicht. Ihre Wurzeltriebe suchen das Wasser bzw. wasserreiches Erdreich. Sie ist deshalb auf die Nähe von gesundem Wasser angewiesen, eine mit Schadstoffen verseuchte Umwelt schadet ihr.

Brunnenkresse als Medizin

Weil die Brunnenkresse genetisch eine Wasserpflanze ist, saugt ihr fein verzweigtes Wurzelgeflecht besonders viele Nährstoffe aus dem Erdreich, nimmt sie teilweise auch direkt aus dem Wasser auf, wie z.B. Kohlenstoff, Stickstoff, Mineralien und Spurenelemente. Daraus synthetisiert sie ihren einzigartigen Reichtum an nahezu allen Vitaminen, Bitter- und Gerbstoffen, sekundären Pflanzenstoffen, Kohlenhydraten und ätherischen Ölen. Medizinisches

Hauptmerkmal ist ihr hoher Wassergehalt von – je nach Standort – mehr als 90 Prozent. Weil sie außerdem reich an Kalium ist, das Wasser in Zellen transportiert, kann sie ausgetrocknetes Gewebe mit Nährflüssigkeit versorgen und dadurch den Zellstoffwechsel enorm beleben und zellverjüngend wirken. Deshalb war die Brunnenkresse schon im alten Rom als Schönheitsmittel geschätzt. Ihre Inhaltsstoffe pumpen Wasser in welkes, vorzeitig gealtertes Bindegewebe. Sie polstert also Kollagen und glättet auf diese Weise Falten, Runzeln und Krähenfüße.

Inhalts- und Wirkstoffe

B-Vitamine, Jod	*bringen den Stoffwechsel in Schwung*
Vitamine A, C, E	*gegen freie Radikale und Bakterien*
Spurenelement Chrom	*wirkt regulierend auf den Blutzuckerspiegel*
Eisen	*wichtig für den Transport des Sauerstoffs zu den Zellen*
Glykoside, Glukonasturtin	*töten Bakterien, wirken desinfizierend*
Bitterstoffe	*regen die Verdauung an und scheiden Fett aus dem Darm aus*
Ätherische Öle	*wirken belebend und appetitanregend*

Vorbeugen & heilen mit Brunnenkresse

- **Versorgt ausgetrocknete Zellen mit belebendem Wasser**
- **Liefert Gehirn- und Nervenzellen das Energiefutter Glukose**
- **Neutralisiert freie Radikale und schützt Schleimhäute**
- **Verjüngt Kollagen, ist deshalb natürliches Schönheitsmittel**
- **Hilft beim Fatburning, ist natürlicher Cholesterinsenker**
- **Kräftigt das Herz durch die verbesserte Sauerstoffversorgung und Zellatmung**
- **Steigert die Stoffwechselrate der Zellen und wirkt verjüngend**
- **Hat blutreinigende und entzündungshemmende Eigenschaften**

Naturkosmetik aus Brunnenkresse

Weil dieses Kraut so reich an Wasser und ätherischen Ölen ist, kann man damit duftende Feuchtigkeitscremes, Salben, Umschläge, Lotionen und andere Beautyartikel für die Haut-, Haar- und medizinische Körperpflege herstellen. Entsprechende Anleitungen dazu gibt es in Buchhandlungen oder im Internet.

Rezepte für die Küche

Brunnenkresse soll frisch verzehrt werden. Sie eignet sich daher ideal für Salate und bunte Rohkostplatten. Sie lässt sich gut mit anderen Gewürzkräutern mischen, z. B. mit Löwenzahn, Minze oder Brennnesseln. Suppen aus frischer Brunnenkresse schmecken köstlich nach Natur; das Kraut lässt sich sogar mit einer Gewürzbrühe zubereitet als Gemüse verwenden. Der wohlschmeckende Tee aus Brunnenkresseblättern hilft bei Erkältungen, Husten und Infektionen.

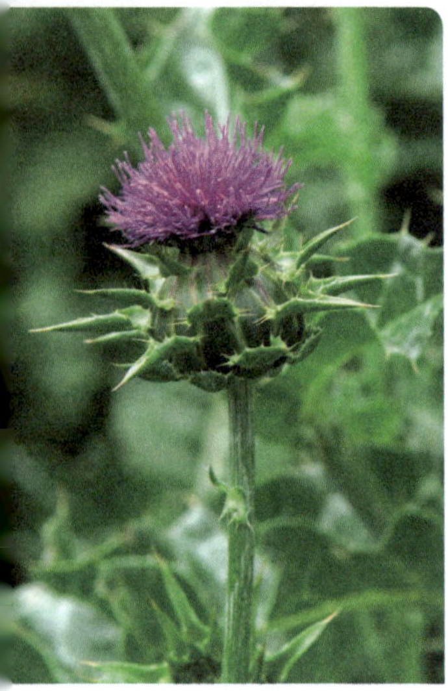

Lockend schön, aber abweisend stachelig

Achtung !

Das in der Distel enthaltene Silibinin kann bei zu hoher Dosierung des Tees oder bei zu langer Anwendung der Umschläge Allergien auslösen.

Distel

Stachelig, aber gesund

Kennzeichen

Disteln gehören zur Familie der Korbblütler mit mehr als einem Dutzend Unterarten. Mit den harten, widerborstigen Stacheln der Distel hat wohl jeder von uns schon unliebsame Erfahrungen gemacht. Dass die Distel aber auch ein heilsames Kraut ist, ist nur wenigen bekannt. Sie versöhnt uns jedenfalls mit der Pracht ihrer farbkräftigen, üppigen Blüten. Die Blüte macht die Distel natürlich auch zum bevorzugten Angriffsziel für pflanzenfressende Tiere. Gegen die wehrt sich die Distel mit ihren Stacheln. Daher wagt sich kaum einer der üblichen Fressfeinde in der Natur an die Distel heran.

Verbreitung

Wegen ihrer weitgehenden Unverwundbarkeit landete die Distel vor vielen Jahrhunderten in den Wappen schottischer Könige und Fürsten. Der Distelorden galt dort als höchste ritterliche Auszeichnung. Noch heute findet sich die Distel als eine Art schottisches Nationalsymbol in den Wappen von Universitäten, des Hochadels und sogar von Sportclubs.
Disteln wachsen wild, auf Äckern, an Gräben, Straßenrändern, sogar auf oder am Rande von Schutthalden, an Feldwegen und Waldrändern. Sie wird meist wenig geschätzt, dabei sind ihre Blüten, Blätter und auch die Wurzeln enorm reich an hochaktiven Vitalstoffen. Die Mariendistel hat als Lebertherapeutikum längst Anerkennung in der klassischen Schulmedizin gefunden. Disteln wachsen je nach Art und Boden auf kräftigen Stängeln bis zu zwei Meter hoch und treiben Blüten in verschiedenen Farben aus, vom leuchtenden Gelb bis zu Blau und Pink. Disteln kann man im eigenen Garten gut anbauen, sie dienen dann als stolze Zierpflanzen. Disteln blühen im Sommer, in dem sich gut beobachten lässt, wie beliebt diese Pflanze bei den Schmetterlingsarten ist. Nach der Blütezeit entwickeln sich die Samen, die man im Herbst ernten kann. Man kann aus ihnen einen Tee oder auch eine Tinktur gegen allerlei Beschwerden machen. Das Distelkraut kann man in der Küche verwenden, als Salat oder als Beigabe zu Gemüse oder Fleischgerichten.

Distel als Medizin

Durch die reiche Kombination von Flavonoiden und anderen sekundären Pflanzenstoffen mit Vitaminen und sanften Heiltoxinen werden die Durchblutung und Verdauungstätigkeit angeregt und das Immunsystem sowie die Herz-Kreislauf-Funktionen gestärkt. Ihre besondere Bedeutung aber hat die Distel als Kräftigungsmittel der Leber, vor allem, wenn Hepatozyten (Leberzellen) durch eine zu fette Basiskost oder auch durch Genussgifte wie Kaffee oder Alkohol geschädigt sind. Mariendistelextrakte wirken entgiftend und als Antioxidans gegen zerstörerische freie Radikale, sie beugen Leber- und Gallenblasenschäden vor und wirken insgesamt entfettend.

Inhalts- und Wirkstoffe

Cholin .... *baut schädliches Depotcholesterin aus Leberzellen ab*
Vitamin C ..... *ist wirksames Antioxidans*
Vitamin E ..... *schützt Lipide (Fettstoffe) vor freien Radikalen*
Flavonoide .... *bilden den Rohstoff für den Wirkstoff Silymarin*
Silibinin ...... *ist ein intensiv wirkender Zellheilstoff*
Silymarin ..... *ist ein bewährter Leberwirkstoff*

Vorbeugen & heilen mit Disteln

- → **Wirken entgiftend, entfettend und heilend auf Leberzellen**
- → **Sorgen für einen gesunden Gallefluss**
- → **Sind natürliche Cholesterinsenker**
- → **Regen die Durchblutung und damit den Zellstoffwechsel an**
- → **Kräftigen das Immunsystem**

Die Rolle der Distel in der Natur

Die Distel wird oft als unnütz und schädlich betrachtet. Sie ist aber eine unerlässliche Schutzpflanze für viele Insekten, Larven, Würmer oder andere Kleinstlebewesen, die sich in dem Dornendickicht wohlfühlen und hier vor den üblichen Fressfeinden geschützt sind. Deshalb sollte man Disteln in der jeweiligen Umgebung nicht ausrotten. Wer ihnen mit Liebe begegnet, dem bieten sie ein wundervolles Biotop, Anziehungspunkt für reges Leben und Treiben der Kleintierwelt.

✓ Naturpotheke
Disteltee

Man brüht eine Tasse zerhackter und getrockneter Distelblätter mit einem Liter kochendem Wasser auf, lässt den Tee zehn Minuten ziehen und seiht ihn dann ab. Gesüßt und gekühlt gewinnt man ein erfrischendes, sehr gesundes Sommergetränk. Wenn man die Menge Kochwasser verringert, bildet sich durch das Aufbrühen ein konzentrierter Sud, den man gegen Insektenstiche, Hautunreinheiten und schlecht heilende Wunden verwenden kann. Distelumschläge unterstützen die Heilung von Zerrungen, Quetschungen oder Verstauchungen. Sie helfen auch bei Rheuma und Gelenkschmerzen.

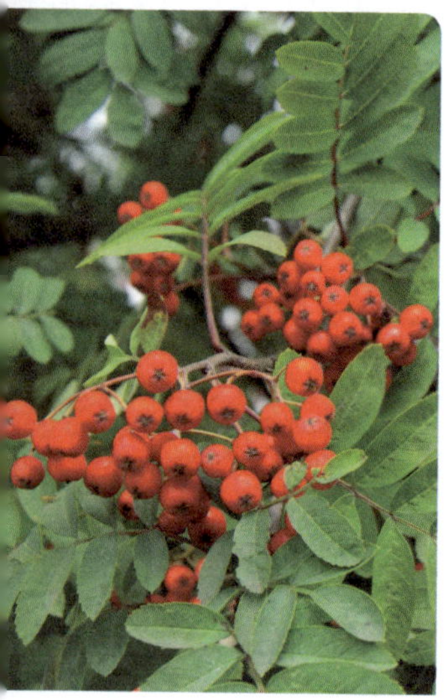

Pralle rote Früchte – eine herbstliche Augenweide

Achtung !

Die Beeren der Eberesche enthalten Säuren und Phenole, die in zu hohen Konzentrationen Schleimhäute in Magen und Darm angreifen und reizen und somit Allergien auslösen können. Die Beeren dürfen auf keinen Fall roh verzehrt werden.

Eberesche

Das Gehölz der Vogelbeere

Kennzeichen

Sie sind schon eine Augenweide – die leuchtend roten, prallen Früchte der Eberesche, die als Strauch oder kleinwüchsiger Baum mehrere Meter hoch und 70 Jahre alt werden kann. Die Blüten entfalten sich klein und weiß. Wenn so manches Gartenobst bereits abgeerntet ist, bringt die Eberesche im Herbst ihre wunderschönen Beerenbündel zur Geltung und sorgt noch einmal so richtig schön für Farbe. Die Beeren, botanisch eigentlich so etwas wie Miniäpfel, sind bei Vögeln begehrt, für uns Menschen jedoch ungenießbar oder in größeren Mengen auch giftig. Es gibt aber auch eine essbare Vogelbeerenart, aus der man sogar fruchtige Marmeladen herstellen kann.

Herkunft und Verbreitung

Die Eberesche mit ihren vielen Unterarten ist so gut wie in ganz Europa verbreitet. In Marschen und in trockenen Gebieten kommt sie eher seltener vor. Ein Ebereschenbaum kann bis in den Spätherbst hinein viele Tiere mit Nahrung versorgen, als eine Art gut sortiertes »Nahrungsmittelgeschäft«. Von der Terrasse, dem Balkon aus oder auch durchs Wohnzimmerfenster ist es immer wieder unterhaltsam zuzusehen, wie Schmetterlinge, Rotkehlchen, Meisen und andere Vögel den Baum oder Strauch ansteuern, um Futter zu picken. Eichhörnchen, Haselmäuse oder Siebenschläfer suchen den Boden rund um so einen Strauch oder Baum ab, um noch rechtzeitig Wintervorräte zu sammeln. Auch Füchse und Rehe mögen die enorm nährstoffreichen Früchte, fressen aber auch Blätter, Knospen und Triebe. Die Eberesche ist bei uns gut akklimatisiert, sie verträgt auch manchen Winterfrost recht gut.

Eberesche als Medizin

Vogelbeeren sind ähnlich wie Holunder außerordentlich reich an Vitamin C, einen der wichtigsten Basisbiostoffe für unseren Organismus. Wegen des hohen Gehalts an sogenannten Lactonen sollen die Beeren nicht roh verzehrt werden. Durch Abkochen entsteht daraus aber die verträgliche Sorbinsäure, die auch als Konservierungsmittel in Lebensmitteln Verwendung findet. Als Schutz vor freien Radikalen, die durch Sonneneinstrahlung entstehen, synthetisiert die Pflanze Vitamin E und Karotene, außerdem hochwertige ungesättigte Fettsäuren, die die Beerenschalen abdichten. Blüten und Blätter eignen sich gleichermaßen als Rohstoff für Phytopharmaka, die eine unvergleichliche Wirkungsbreite haben, von der Behandlung von Verdauungsbeschwerden über Nervosität bis hin zu Entzündungen.

Inhalts- und Wirkstoffe

Die Mischung macht's – mild wirkende Enzyme und aggressive Pflanzentoxine machen die Eberesche zum Universalheilmittel:

Parasorbinsäure . . . . *wirkt desinfizierend, antibakteriell*
Kombination von Vitaminen . . . *aktiviert den Stoffwechsel*
Ätherische Öle . . . . *wirken belebend*
Polyphenole . . . . *schützen vor freien Radikalen*

Vorbeugen & heilen mit Eberesche

- **Hat belebende Wirkung**
- **Hilft bei bakterienbedingten Magenverstimmungen**
- **Kräftigt das Abwehrsystem der Schleimhäute**
- **Bildet natürlichen Schutz gegen freie Radikale**
- **Verjüngt und regeneriert Zellen und Zellkerne**
- **Verbessert die Durchblutung und den Nährstofftransport zu den Zellen**
- **Wirkt schleimlösend**
- **Regt den Appetit an, hilft gegen Gewichtsverlust**

Gesunde Schnäpse

Dass sich die Vogelbeere als Rohstoff für einen Magenlikör bzw. Magenbitter verwenden lässt, wusste man in den Klöstern schon vor Jahrhunderten. Vogelbeeren mögen giftig sein und Magenprobleme verursachen, in geringer Konzentration aber sind die Inhaltsstoffe ausgesprochen magenfreundlich. Sie stimulieren die Belegzellen der Magenschleimhaut zur Abgabe von Chlorwasserstoff (Salzsäure), dadurch steigt der Säuregehalt des Magensafts, proteinreiche Kost, wie z. B. Fleischgerichte, wird dadurch besser vorverdaut.

Rezepte

Für Marmelade und Tee

Für eine schmackhafte Marmelade werden die Beeren gekocht, bis sie weich werden, dann wird die Masse durch ein Baumwolltuch gepresst und anschließend noch einmal mit viel Zucker gekocht, bis sie die für einen Brotaufstrich nötige Konsistenz erlangt. Süßen kann man auch nachträglich mit Honig oder Ahornsirup, je nach Geschmack kann ein Schuss Rum hinzugegeben werden.

Für einen Vogelbeertee nimmt man die getrockneten, zerhackten Beeren, übergießt zwei Esslöffel davon mit ausreichend kochendem Wasser und lässt den Tee einige Minuten ziehen. Der Tee wirkt entschlackend, darmreinigend und entgiftend.

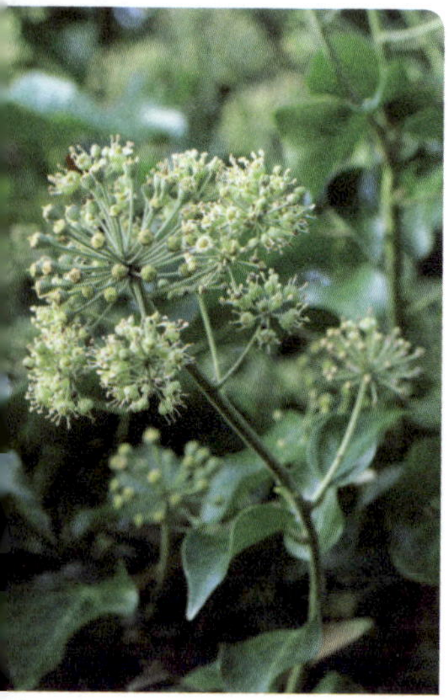

Ehrgeiziges Klettergewächs mit beträchtlicher Heilkraft

Achtung !

Vorsicht beim Umgang mit Efeublättern! Vor allem Personen, die zu Allergien neigen, sollten keinen Efeutee trinken. Auch für Kinder ist dieser Tee nicht geeignet, da Kinder ein geringeres Blutvolumen als Erwachsene haben und sich dadurch die giftigen Saponine und andere Inhaltsstoffe in weit höheren Konzentrationen anreichern können als bei Erwachsenen.

Efeu

Kletterpflanze mit Heilkräften

Kennzeichen

Efeu ist ein ehrgeiziges Gewächs mit kräftigen Haftwurzeln, das sich an Bäumen, Mauern oder Hauswänden hochrankt. Efeu schadet den Bäumen, an denen er hochwächst, nicht. Er ist für Bienen und Wespen eine wichtige Nahrungsquelle. Efeu ist das ganze Jahr über grün und kann bis zu 20 Meter in die Höhe klettern. Er wächst am liebsten an schattigen Plätzen, z. B. in Parks oder auf Friedhöfen, an Waldrändern und an Dachrinnen. Efeu kann erstaunlich alt werden, Botaniker berichten von Efeupflanzen in der Toskana, die ein halbes Jahrtausend alt sind. Der Efeu blüht vom Spätsommer bis in den späten Herbst hinein, dann haben die fleischigen Efeublätter am meisten Inhaltsstoffe synthetisiert. Kurz vor der Blüte ist die beste Zeit, sie zu sammeln. Die kleinen, gelblichgrünen Blüten fallen nicht sehr auf, sie sind aber robust. Kaum eine andere Pflanze blüht in unseren Breiten so spät wie der Efeu.

Verbreitung

Wenn die meisten oder schon alle anderen Blumen und Früchte tragenden Sträucher und Bäume längst verblüht sind, wird der Efeu noch einmal zum wichtigen Nahrungsspender für eine Vielzahl kleiner Tiere. Schmetterlinge, Mücken, Wespen, Bienen, Hummeln, Schwebfliegen – sie alle fliegen jetzt die letzten lebenspendenden Blüten des Jahres an. Die kleinen rundlichen tiefblauen Efeufrüchte selbst reifen erst im Winter und im beginnenden Frühjahr, also ebenfalls spät. Sie sind begehrtes Futter für unsere Vogelwelt. Die Blätter sind fest und glänzend, man sieht ihnen an - und fühlt es auch -, dass sie noch bei Frost lebensfähig sind. Sie sind außerordentlich reich an Nährstoffen und so Rohmaterial für eine ganze Reihe wirksamer Arzneimittel in der Naturmedizin.

Efeu als Medizin

Streng genommen ist der Efeu eine Giftpflanze. Seine Wirkstoffe sind nur in geringen Konzentrationen verträglich. Deshalb muss davon abgeraten werden, sich für die Selbstbehandlung ein eigenes

Rezept zu entwerfen. Für den Efeu gilt ganz speziell die Grundregel, die nahezu für alle Phytopharmaka gilt: In großen Mengen ist sie giftig, in kleinen Mengen heilsam. Efeuextrakte können einerseits Magen-Darm-Störungen beheben, bei zu hoher Dosierung aber auch schwere Koliken und Krämpfe auslösen. Bedenklich ist vor allem der Umgang mit den Beeren. In niedrigen Konzentrationen, z. B. in einem Tee aus Efeublättern, sind die Inhaltsstoffe schleim- und hustenlösend, sie wirken desinfizierend auf die Schleimhäute des Mund-, Rachen- und Atemtrakts, ebenso auf die Magen- und Darmschleimhaut.

Inhalts- und Wirkstoffe

Die therapeutisch wirksamen Bestandteile im Efeu können giftig und heilsam sein:

Saponine .... *sind bioaktive Substanzen gegen Pilzbefall*
Hederasaponin C..... *wirkt besonders aggressiv gegen Parasiten*
Falcarinol .... *Abwehrgift gegen pilzbedingte Wurzelfäule*
Spurenelement Jod ... *stimuliert den Zellstoffwechsel*
Glykoside .... *zuckerhaltig und kräftigen die Herzzellen*

Vorbeugen & heilen mit Efeu

- **Beugt Infektionen des Hals-Rachen-Raums vor**
- **Hilft bei Husten, Schnupfen, Heiserkeit und asthmatischen Beschwerden**
- **Wirkt antibakteriell und antimikrobiell auf die Schleimhäute**
- **Hemmt das Wachstum von Pilzen, Keimen und Darmparasiten**
- **Hilft bei Gallenleiden**
- **Beschleunigt die Heilung von Nasenschleimhautentzündungen**

Heilige Pflanze der griechischen Götter

Im antiken Ägypten, bei den alten Römern und Griechen hatte Efeu mythologische Bedeutung. Davon zeugen noch heute Grabschmuck oder auch Hinweise auf Efeu auf Reliefs und an Skulpturen. Offensichtlich wurden Göttern Efeuzweige geweiht und Helden damit ausgezeichnet. Efeu zählte zu den natürlichen Heilmitteln gegen eine Reihe von Beschwerden, wie zum Beispiel Muskel- und Gelenkschmerzen, Gicht, Sehschwäche und ebenfalls auch bereits gegen Krankheiten der Atemwege.

Rezept

Efeutee

Man überbrüht einen Esslöffel klein zerhackte und getrocknete Efeublätter mit kochendem Wasser und lässt den Tee zehn Minuten ziehen. Die tiefblauen Beerenfrüchte darf man nicht verwenden, da sie giftig sind. Den Tee kann man mit Honig, Zucker oder Ahornsirup süßen, er ist ein gesundes Hausmittel gegen viele Befindlichkeitsstörungen und Beschwerden. Mit der doppelten Menge Efeukraut gewinnt man einen stärker konzentrierten Sud, der gegen Hautunreinheiten hilft.

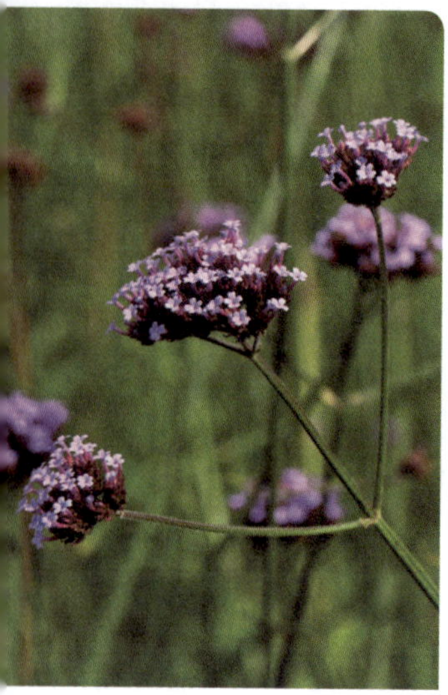

Biegsame Schönheit mit leuchtenden Blüten

Achtung !

Für die innere Anwendung, z. B. als Tee, darf man das Eisenkraut wegen seiner aggressiven Pflanzengiftstoffe nur in schwachen Konzentrationen verwenden.

Eisenkraut

Schon im Altertum beliebt

Kennzeichen

Eisenkraut ist ein traditionelles Naturheilmittel aus der Gattung der Verbenen, das auch unter den Bezeichnungen Wundkraut, Eisenhart oder Richardskraut bekannt ist. Es wurde bei uns vermutlich bereits in der Steinzeit als Medizin verwendet, dafür sprechen Funde in oder in der Nähe von Gräben, Höhlen oder urzeitlichen Behausungen. Das Eisenkraut wird bei günstigen Standortbedingungen bis zu einem Meter hoch, seine Stängel sind kantig und biegsam. Eisenkraut blüht vom Sommer bis in den Spätherbst hinein und treibt dabei winzige, hübsche hellrote Blüten aus.

Verbreitung

Eisenkraut ist ein widerstandsfähiges Unkraut, das keine besonderen Ansprüche an die Bodenbeschaffenheit stellt, es siedelt sich am Wegrand, in Trockengräben, auf Schutthalden, an Mauern, Hecken oder in Wiesen an. Weil die Pflanze ihr Wurzelgeflecht einen halben Meter und tiefer ins Erdreich treibt und dort ausspreizt, wächst es auch auf kargen oder sandigen Böden. Eisenkraut mag es sonnig und geschützt, es braucht an heißen Sommertagen viel Wasser. Eingesammelt wird das Kraut während der Blütezeit, wenn es die höchsten Konzentrationen seiner Wirkstoffe synthetisiert. Die Pflanzenteile werden zum Trocknen aufgehängt. Es kann dann den ganzen Herbst oder Winter über für die Behandlung von Beschwerden und Befindlichkeitsstörungen genutzt werden.

Eisenkraut als Medizin

Diese schlanke bis zierliche, aber hoch wachsende Pflanze schenkt uns eine ganz spezielle Wirkstoffkombination, die bei niedrigen Dosierungen auf milde und sanfte Weise hilft. Eisenkraut wurde bereits in mittelalterlichen Heilempfehlungen und sogar in antiken Schriften erwähnt. Dort hatte das Kraut offenbar kultische Bedeutung. Es war Gottheiten geweiht, war Beigabe bei Beisetzungen, wurde als Schmuck auf Altären und Opferstätten verwendet und war Gegenstand abergläubischer Rituale. Übel schmeckende Glykoside in den Blättern schrecken Fressfeinde ab und hemmen das Wachstum von Bakterien. Eisenkraut ist deshalb natürliches Antibiotikum. Für das Eisenkraut – wie auch für viele andere Heilpflanzen – gilt die Regel: Was die Pflanze gesund erhält, hilft auch uns Menschen.

Inhalts- und Wirkstoffe

Das Eisenkraut muss sich als Wildunkraut in freier Natur behaupten, es synthetisiert deshalb eine ganz besondere Kombination an wirksamen Biostoffen:

Proanthocyanidine . . . *hemmen den Stoffwechsel von Bakterien*
Alkaloide . . . . *sind Betäubungsgifte*
Ätherische Öle . . . . . . *wirken desinfizierend*
Glykoside . . . . *zählen zu den wirksamsten pflanzlichen Heilmitteln*
Verbenalin . . . . *ist giftig, hilft jedoch in Verdünnung bei Darmbeschwerden*

Vorbeugen & heilen mit Eisenkraut

- → **Beugt Erkältungen und Infektionen vor**
- → **Lindert Muskelkrämpfe und -schmerzen**
- → **Hilft bei stressbedingten Kopfschmerzen und Migräne**
- → **Beugt der Bildung von Gallensteinen vor**
- → **Wirkt entwässernd, vor allem gegen Ödeme**
- → **Hilft bei Frauenleiden, z. B. bei Menstruationsbeschwerden**
- → **Fördert die Peristaltik, den Nahrungstransport im Darm**
- → **Wirkt desinfizierend auf Haut und Schleimhäute**
- → **Bewährte Erste Hilfe bei Insektenstichen**
- → **Fördert die Verdauung nach fettem Essen**

Beruhigungsmittel für Stressgeplagte

Stress ist zwar ein ernst zu nehmendes Phänomen, er lässt sich aber sehr gut selbst behandeln. Neben den erwähnten Anwendungsmöglichkeiten wirkt Eisenkraut auch entspannend auf Rezeptoren von Nervenzellen und ist eine mild-natürliche Einschlafhilfe. In früheren Jahrhunderten wurde Eisenkraut gerne eingesetzt, um nervöse Pferde zu beruhigen. Erstaunlicherweise hilft Eisenkraut auch gegen chronische Müdigkeit, es erleichtert das natürliche Umschalten vom Stresssystem Sympathikus auf das Ruhesystem Parasympathikus.

✓ Rezept

Eisenkrauttee

Der Tee lässt sich ganz einfach zubereiten: Ein Esslöffel getrocknetes Eisenkraut wird mit einem halben Liter kochendem Wasser überbrüht. Den Tee ziehen lassen und anschließend abseien. Mit Honig oder Ahornsirup entwickelt er einen feinen, aromatischen Geruch und Geschmack. Der Tee lässt sich zum Gurgeln, für Mundspülungen, gegen Verdauungsstörungen und bei Nierenschwäche einnehmen, äußerlich – mit höherer Wirkstoffdosierung – ist er für die Wundbehandlung oder in Form von Umschlägen gegen rheumatische Beschwerden geeignet.

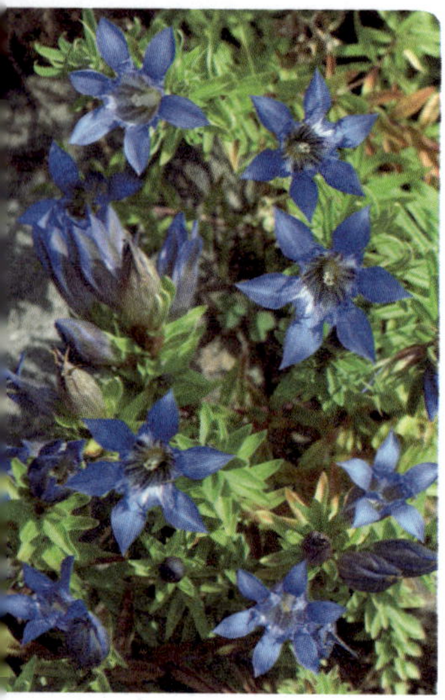

Der König der Berge leuchtet wunderschön blau

Achtung !

Tropfen und Fertigprodukte aus der Apotheke dürfen innerlich stets nur nach den Angaben auf dem Beipackzettel eingenommen werden. Geringe Konzentrationen sind oft heilsamer als eine zu hoch konzentrierte Dosierung.

Enzian

Heilkraut aus den Bergen

Kennzeichen

Enzian ist ein langlebiges Kraut, das mehr als 30 Jahre alt werden kann und erst mit sechs oder acht Jahren zum ersten Mal blüht. Es leuchtet dann blau auf Almwiesen oder steinigem Untergrund. Enzian wird leider oft Opfer von Wanderern, die die Blüten samt Stängel abreißen und als Souvenir mit nach Hause nehmen. Dabei steht der Enzian längst unter Naturschutz und darf nicht gepflückt werden.

Verbreitung

So weit ab vom Schuss und weit entfernt von den blühenden Talwiesen entwickelt der Enzian seine eigenen Wirkstoffe, mit deren Hilfe er sich gegen die Unbill der Witterung im Gebirge und auch gegen die dort oft besonders aggressiv angreifenden Fressfeinde und Schädlinge wehrt. Seine Abwehr- und Bitterstoffe stecken vornehmlich in den Wurzeln.
Im alten Griechenland wurde der Enzian schon vor 3.000 Jahren als Heilmittel genutzt. Er wächst fast auf der ganzen Welt in nicht zu heißen Klimazonen in mehr als 400 verschiedenen Arten, z. B. auch mit gelb leuchtenden Blüten.
Als Heilmittel entdeckt hat den Enzian vermutlich König *Gentius von Illyrien,* davon berichtet jedenfalls im ersten Jahrhundert nach Christus der römische Arzt *Dioskurides*. Auf Gentius geht wahrscheinlich auch die botanische Bezeichnung Gentiana zurück. Im 13. Jahrhundert stellte der Arzt *Albertus Magnus* einen hilfreichen Enzianextrakt gegen Leber- und Magenprobleme her.

Enzian als Medizin

Seit jener Zeit hat sich der Enzian über alle Jahrhunderte hinweg seinen Ruf als hilfreiche Naturarznei erhalten. Er wirkt anregend, verdauungsfördernd und belebend, stimuliert als potenter Bitterstoff die Leber- und Gallefunktion sowie die Produktion von Magensäure, Voraussetzung für eine optimale Eiweißvorverdauung und eine bioaktive Verwertung von Kalzium und Eisen im Stoffwechsel. Dementsprechend ist der Enzian eines der populärsten Magen- und Darmmittel. Im Gegensatz zu ähnlichen Heilpflanzen enthält der Enzian keine Gerbstoffe wie Tannin, was ihn verträglicher macht. Weil der Enzian geschützt ist, wird er immer mehr auf großen Flächen kultiviert. Enzianextrakte oder Arzneimittel mit Enziananteilen kann man in der Apotheke kaufen.

Inhalts- und Wirkstoffe

Es ist schon erstaunlich, was der Enzian in seinen Wurzeln und Blüten an Wirkstoffen synthetisiert:

Amarogentin .... *ist die bitterste bekannte Natursubstanz*
Sweroside, Gentiopicroside ... *wirken wundheilend*
Gentianine .... *sind antibakterielle Substanzen, die Keime und Pilze töten*
Xanthone .... *sind sekundäre Pflanzenstoffe, die das Immunsystem stärken*

Vorbeugen & heilen mit Enzian

- → **Fördert die Verdauung und die Verwertung von Nährstoffen**
- → **Kräftigt Leber und Galle**
- → **Regt die Wundheilung an**
- → **Unterstützt das Immunsystem gegen Bakterien und Pilze**
- → **Wirkt durchblutungsfördernd**
- → **Beugt der Bildung von Krampfadern, Besenreisern und Geschwüren vor**
- → **Ist anregend und belebend**

Enzian: »Meister« der Wundheilung

Bislang wurde der therapeutische Nutzen von Enzian für die Wundheilung nur über Erfahrungen und Empfehlungen weitergetragen. Nun haben Wissenschaftler nachgewiesen, dass die Inhaltsstoffe Gentiopicrosid und Swertiamarin Fibroblasten (Bindegewebszellen) dazu anregen, mehr Kollagen zu produzieren. Sie stimulieren auch die Produktion neuer Fibroblasten, die für die Wundheilung wichtig sind und darüber hinaus die Haut polstern und Falten und Runzeln glätten. Diese typischen Enzianwirkstoffe schützen Zellen gleichzeitig gegen freie Radikale, die oft in offenen Wunden entstehen.

Hausmittel Enzian

Enziantinktur oder auch Enzianwurzel kann man kaufen, sie stammt aus Anbaugebieten, in denen der Enzian kultiviert wird. Besonders wirkstoffreich ist der gelbe Enzian. Man kann daraus für den Hausgebrauch eine Reihe nützlicher Arzneimittel selbst herstellen. Fertige Tropfen gibt es in der Apotheke. Bei Darmträgheit kann man einige Tropfen in ein Glas Wasser geben und trinken. Für einen Tee kann man – je nach Geschmack – getrocknete, gehackte oder zerbröselte Enzianwurzeln mit kochendem Wasser überbrühen, ausreichend ziehen lassen und trinken. Für einen Absud zur äußerlichen Anwendung verwendet man eine höhere Konzentration. Ideal dafür sind 20 Gramm zerstoßene Enzianwurzel auf einen Liter Wasser. Blätter und Blüten können gleichermaßen verwendet werden.

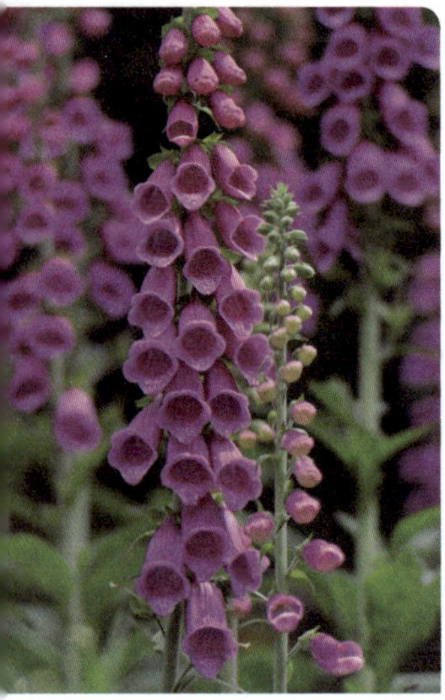

Zarter Wuchs und Blütenpracht in herrlichen Farben

Achtung !

Der Fingerhut ist hochgiftig! Digitalisprodukte gibt es in Apotheken. Unter ärztlicher Kontrolle sind sie ein bewährtes Mittel bei Herzschwäche und vielen anderen Beschwerden. Fingerhut als Blumenschmuck in Vasen im Zimmer stets so aufstellen, dass ihn Kinder nicht erreichen können.

Fingerhut

Prinzessin der Blumenwiesen

Kennzeichen

Fingerhut ist eine wunderschöne Heilpflanze, die es unter der Bezeichnung *Digitalis* in rund 20 verschiedenen Arten gibt. Bei uns sind vor allem der rote und der wollige Fingerhut populär. Die Bezeichnung leitet sich von der einzigartigen Blütenform her, die einem Fingerhut ähnelt, wie er beim Nähen verwendet wird. Die überaus hübschen, in kleinen Büscheln von einem langen, zierlichen Stängel hängenden Blüten können unterschiedliche Farben haben, von Pink bis Violett oder von Weiß bis Gelb.

Verbreitung

Der Fingerhut ist in ganz Europa zu Hause. Er gedeiht auch in Asien und in Nordafrika. Fingerhut kann bis zu zwei Meter hoch werden. Er mag leicht säuerlichen Boden in halbschattigen Bereichen, wächst in Waldlichtungen, an Waldrändern, in Moorgebieten, Hecken, an Abhängen oder in Heidegebieten.
Was schön ist, muss sich wehren – nach diesem Prinzip reagiert der Fingerhut auf Annäherungen. Schon die Berührung von Blüte, Stängel oder Wurzel kann Hautreizungen auslösen. Für Spaziergänger und Wanderer ist der Fingerhut also eher etwas zum Betrachten und Staunen. Dennoch oder gerade wegen seiner giftigen Inhaltsstoffe eignen sich Digitalispflanzen als Rohstoff für eine Reihe von Naturheilmitteln. Die pharmazeutisch nutzbaren Extrakte werden meist im zweiten Jahr des Wachstums der Pflanze aus den Blättern gewonnen. Sie werden für die Behandlung einer ganzen Reihe von Beschwerden verwendet. Das Kraut ist so etwas wie eine reich sortierte Apotheke der Natur.

Fingerhut als Medizin

Digitalispräparate werden in Naturheilpraxen und in der Schulmedizin verordnet. Sie wirken sehr stark auf den Vagusnerv, der sich aus dem Bauchraum bis ins Gehirn zieht und über sogenannte Cholinrezeptoren befeuert wird. Diese sorgen einerseits für eine bessere Verdauung, andererseits für eine körpereigene Synthese von Acetlylcholin, dem Stoff, der die Konzentration fördert. Digitalis wirkt auf das vegetative parasympathische Nervensystem, das entspannt und somit besänftigend auf Herz und Kreislauf wirkt – Grund dafür, dass Digitalisglykoside als Herztherapeutikum Verwendung finden. Die hohe Digitalisdichte des Fingerhuts ist allerdings außerordentlich toxisch. Er führt bei Fressfeinden zu einem extremen Blutdruckabfall und somit möglicherweise sogar zum Tod.

Inhalts- und Wirkstoffe

Der Fingerhut enthält zwar auch harmlose Vitamine, Flavone oder Saponine, aber auch Pflanzengift in reinster Form:

Digitoxin . . . . *verringert die Schlagkraft des Herzens*
Digoxin . . . . *hat eine kürzere Wirkdauer; es hemmt die Nervenreize zum Herzen*
Steroidglykoside . . . . *können Herzjagen auslösen*
Alkaloide . . . . *hochwirksame sekundäre Pflanzenstoffe*

Vorbeugen & heilen mit Fingerhut

- **Hilft bei unregelmäßigem Herzschlag**
- **Verbessert die Pumpkraft des Herzens**
- **Wirkt indirekt beim Entwässern und Entschlacken des Körpers**
- **Beruhigt und entspannt das Nervensystem**
- **Belebt den Zellstoffwechsel und die Organtätigkeit**
- **Stimuliert die Nierenfunktion**
- **Stoppt Alterungsprozesse**

Warnzeichen: Übelkeit, Erbrechen, Durchfall

Die wunderschönen farbenprächtigen Blütenglocken verführen schnell dazu, den Fingerhut zu pflücken und als Zimmerschmuck mit nach Hause zu nehmen. Doch Vorsicht ist geboten! Die Giftstoffe dringen aggressiv über Haut und Schleimhäute ein, können spontan heftige Gegenreaktionen des Immunsystems, möglicherweise Schwindel- und Schwächegefühle, Halluzinationen, Krämpfe und starkes Muskelzittern als Folge eines Blutdruckabfalls auslösen. Immer wieder geschieht es, dass unbeaufsichtigte Kinder bei starkem Durstempfinden Wasser aus Blumenvasen trinken, das Giftrückstände enthält. Deshalb sollte man die Blumen lieber in der Natur lassen.

Hausmittel Fingerhut

Aus den frischen Blättern, die man noch vor der Blütezeit sammelt, kann man einen milden Aufguss für Umschläge herstellen. Fingerhutumschläge unterstützen die Wundheilung, können rheumatische Beschwerden, Muskel- und Gelenkschmerzen lindern. Von der eigenen Herstellung eines Fingerhuttees raten Experten allerdings ab.

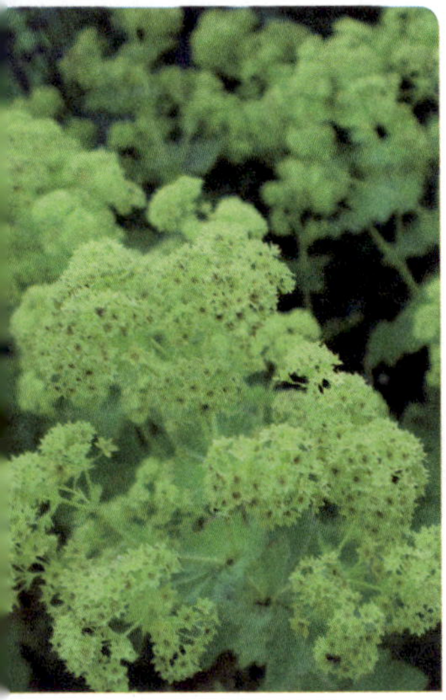

Bescheidenes Wildkraut – und doch voller Heilkraft

Frauenmantel

Das immergrüne Heilkraut

Kennzeichen

Der Frauenmantel ist ursprünglich eine wilde Pflanze. Er gehört zur Gattung der Rosengewächse. Der Frauenmantel wurde aber schon bald in Klöstern kultiviert und bereits im Mittelalter in Gärten angebaut, nachdem man seine überragende therapeutische Wirkung erkannt hatte. Die Pflanze bildet halbmeterhohe Triebe aus. Ihre zahlreichen kleinen, bescheidenen Blüten leuchten grünlichgelb aus dem umgebenden Grün. Die botanische Bezeichnung *Alchemilla* erhielt der Frauenmantel von Alchemisten, die glaubten, in seinen Blättern fange sich der Morgentau ein, der dann bei der Behandlung magische Kräfte entfalten würde.

Verbreitung

Der Frauenmantel fühlt sich in unserem Klima wohl, er ist nicht anspruchsvoll und wächst am liebsten auf schattigen Plätzen. Wenn er in Gärten reichlich gegossen wird, entfaltet er einen bemerkenswerten Migrationsehrgeiz. Die unzähligen herabfallenden Samen sorgen für eine entsprechend rasche Verbreitung. Der Frauenmantels kann dann andere Blumen oder Gartenpflanzen verdrängen. Die Wurzeln und Blätter des Frauenmantels sind essbar. Die Pflanze wird normalerweise im Hochsommer geerntet. Wenngleich sie in der Schulmedizin keine große Rolle mehr spielt, sind ihre Heilkräfte über viele Generationen hinweg gut belegt. Dies wundert nicht, wenn man berücksichtigt, dass ihre aktiven Wirkstoffe aus unseren Apotheken nicht wegzudenken sind. Dazu zählt in erster Linie die Salicylsäure, ein Phytohormon, das krankheitserregende Mikroorganismen abtötet. Acetylsalicylsäure, der Wirkstoff von Aspirin, ist ein Derivat des Pflanzenstoffs Salicylsäure.

Achtung !

Wegen seiner sanft wirkenden Eigenschaften verführt der Frauenmantel besonders dazu, ihn in zu hohen Konzentrationen anzuwenden. Doch Vorsicht ist geboten! Grundsätzlich sind alle Heilpflanzen in zu hoher Dosierung giftig. Ein Tee in doppelt hoher Konzentration ist noch lange nicht Gewähr dafür, dass sich auch seine heilende Wirkkraft verdoppelt. Im Gegenteil: Er kann dann der Gesundheit eher schaden.

Frauenmantel als Medizin

Die Inhaltsstoffe wirken als natürliche Adstringenzien, sie dichten Gewebe ab, schließen auf diese Weise Blutungen auf der Haut oder auf Schleimhäuten. Zur Blutstillung gesellt sich ein entzündungshemmender Effekt. Die Ärzte im Mittelalter nutzten deshalb das

Kraut sowohl gegen äußerliche als auch innere Blutungen. Daher rührt sein guter Ruf bei der Behandlung von Menstruationsstörungen und Unterleibskrämpfen. Auch Magen-Darm-Entzündungen, Übelkeit und Durchfall wurden früher erfolgreich mit Frauenmantel therapiert, Entzündungen der Gebärmutterschleimhaut und Gebärmutterwucherungen wurden ebenfalls mit Frauenmantel behandelt. Zu der Adstringenswirkung tragen auch Tannine bei, das sind natürliche Gerbstoffe. Wegen seiner antimikrobiellen Wirkung hilft der Frauenmantel auch gegen Ekzeme und andere Hautentzündungen sowie gegen Infektionen der Schleimhäute und gegen Pilzbefall der Darmschleimhaut.

Inhalts- und Wirkstoffe

Neben B-Vitaminen, Vitamin C und ungesättigten Fettsäuren synthetisiert der Frauenmantel folgende Inhaltsstoffe:

Salicylsäure ..... *ein Universalmittel aus der Apotheke der Natur*
Gerbstoffe ...... *sind Proanthocyanidine mit enormer Heilpotenz*
Ätherische Öle ... *natürliche Mittel gegen Atemwegserkrankungen*
Alkaloide .... *sind natürliche Bakterien- und Virenkiller*

Vorbeugen & heilen mit Frauenmantel

- **Hilft bei Frauenleiden**
- **Wirkt desinfizierend und antimikrobiell auf Schleimhäute**
- **Hemmt, lindert und heilt Entzündungen**
- **Sorgt für eine bessere Durchblutung**
- **Beschleunigt die Wundheilung**
- **Bewährtes Mittel bei Magen-Darm-Störungen**

Basisrohstoff für Naturkosmetik

Ein Tee aus Frauenmantel hilft bei Juckreiz (z. B. im Intimbereich), für Mundspülungen (bei Entzündungen) und gegen Halsschmerzen gurgelt man den Tee. Je nach Geschmack kann man einen Frauenmanteltee auch mit anderen Kräutern anreichern, zum Beispiel mit Brennnessel, Baldrian oder Stiefmütterchen. Mit Honig gesüßt, schmeckt ein solcher Tee sehr gut. Vermengt mit ätherischen Ölen wird Frauenmantel zum herrlich duftenden Schönheitsmittel gegen trockene, rissige Haut. Idealer Basisrohstoff also für die eigene Zubereitung von naturkosmetischen Produkten.

Rezept

Frauenmanteltee, frisch aus dem Garten

Für einen Frauenmanteltee werden zwei Esslöffel des Krauts gehackt oder zermahlen und mit einem halben Liter kochendem Wasser überbrüht. Gut zehn Minuten ziehen lassen und dann über den Tag verteilt trinken. Als kräftigere Lösung kann der Sud auch äußerlich für die Wundheilung, gegen Hautunreinheiten oder – als Packung bzw. Umschlag – für die Behandlung rheumatischer Beschwerden verwendet werden.

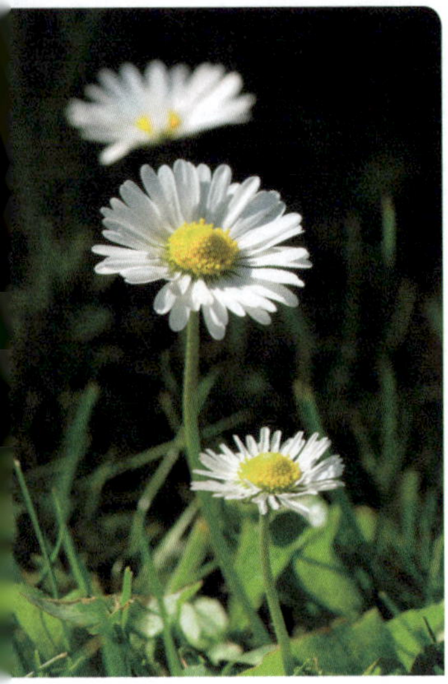

Beglückende Anmut: unser viel geliebtes Gänseblümchen

Achtung !

Äußerlich kann man Gänseblümchenextrakte bedenkenlos anwenden. Personen mit empfindlichen Schleimhäuten können bei innerlicher Anwendung jedoch allergisch reagieren.

Gänseblümchen

Liebling unserer Gartenwiesen

Kennzeichen

Das Gänseblümchen, die hübsche kleine Blume, ist Mitglied der großen Familie der *Asteraceae*, der Korbblütler. Mit ihren zierlichen weißen Blütenblättern um ein gelbes Zentrum breitet sie sich fröhlich auf unseren Frühlingswiesen aus. Die kurzen weichen Stämme sind blattlos. Gänseblümchen werden auch als Maßliebchen oder Tausendschön bezeichnet. Sie wachsen in ganz Europa und in klimatisch ähnlichen Gegenden auf der ganzen Welt, prägen sich genetisch in unzähligen Formen und vielen Blütenfarben aus, von Rotorange bis zum zarten Violett. Die Margerite ist die größere Schwester unseres Gänseblümchens.

Verbreitung

Gänseblümchen lieben sonnige Plätze, hier wachsen und gedeihen sie über viele Jahre. Allzu große Hitze vertragen sie indessen nicht sehr gut. Man findet die Pflanze vor allem auf Weiden, auf Parkrasen, bevorzugt auf nährstoffreichen Böden, aber auch auf Bahndämmen. Es macht richtig Spaß, dieses Blumenkraut zu säen, zu ernten und dann als natürliches Heilmittel zu verwenden. Die Samen können direkt ins Blumenbett eingestreut werden, am besten geschieht dies bei Sonnenschein. Vor dem Pflanzen wird das Erdreich gut gewässert und mit organischem Dünger angereichert. Die Pflanzen sollten nicht zu nahe beieinander stehen. Um sie im Winter vor Frost zu schützen, werden die Beete mit Mulch abgedeckt.

Gänseblümchen als Medizin

Erstaunlicherweise werden diese anmutigen kleinen Blumen von Insekten oder von Krankheiten wenig behelligt, obwohl sie bei Weitem nicht so viele Abwehrstoffe synthetisieren wie andere Pflanzen. Sie reichern sekundäre Pflanzenstoffe an, Bitter- und Gerbstoffe, bestimmte Glukoside, reichlich Vitamine und Mineralstoffe, die allesamt für therapeutische Zwecke genutzt werden können. Im Frühjahr haben es Gänseblümchen besonders eilig, in die wärmenden Sonnenstrahlen hinein zu sprießen, sie sind – neben Krokussen oder Narzissen – die ersten Frühjahrsboten, künden das Ende des Winters an und sind unter anderem auch deswegen so beliebt. Mit Extrakten aus Gänseblümchen wurden schon im Mittelalter Gicht, Arthritis und andere Entzündungen, Leber- und Blasenprobleme behandelt. Die Therapieprinzipien wurden von Generation zu Generation weitergetragen und bestätigen noch heute ihre Heilkraft. Viele typische Inhaltsstoffe wurden von der Pharmaindustrie charakterisiert, entschlüsselt und chemisch nachgebaut. Sie werden heute in Form von Pillen in Apotheken angeboten. Die Natur liefert sie uns allerdings noch immer zum Nulltarif.

Inhalts- und Wirkstoffe

Kleine Blumen, die uns Menschen potente Inhaltsstoffe schenken:

Saponine ..... *greifen intensiv in den Stoffwechsel ein*
Tannine....... *sind Gerbstoffe mit mannigfaltiger Heilkraft*
Flavone....... *schützen vor freien Radikalen*
Hesperidin .... *ist ein beruhigender, entspannender Naturstoff*

Vorbeugen & heilen mit Gänseblümchen

- **Kräftigen das Immunsystem**
- **Helfen bei Schlafstörungen und stressbedingter Nervosität**
- **Wirken antibakteriell, sie bekämpfen Pilze und Keime im Körper**
- **Hemmen und lindern Entzündungen**
- **Wirken harn- und wassertreibend**
- **Binden Cholesterin im Darm und helfen beim natürlichen Fatburning**
- **Lösen den Schleim bei Erkältungen und Husten**
- **Stimulieren die Drüsentätigkeit**
- **Wirken appetitanregend**

Das ganze Jahr ist Erntezeit

Weil Gänseblümchen bereits im März und dann bis in den Spätherbst hinein blühen, kann man sie das ganze Jahr über sammeln. Nach einem Streifzug über Wiesen, an Waldrändern entlang oder über Feldwege kommt man mit einem gut gefüllten Körbchen nach Hause. Blüten und Blätter werden gleichermaßen geerntet und getrocknet.

Rezept

Gänseblümchentee

Am einfachsten ist es, einen Teelöffel trockene, zerkleinerte Gänseblümchen mit einer Tasse kochendem Wasser zu überbrühen und ihn zehn Minuten lang ziehen zu lassen. Je nach Geschmack passen getrockneter Löwenzahn oder auch Chicorée dazu. Süßen kann man den Tee mit Ahornsirup, Honig oder auch mit Zucker. Aus dem Kühlschrank ergibt Gänseblümchentee ein erfrischendes Sommergetränk. Mit dem Tee kann man auch Hautunreinheiten oder schlecht heilende Ekzeme behandeln. Zum Gurgeln eignet er sich als Hausmittel gegen Infektionen der Atemwege und Entzündungen im Mund-Rachen-Raum.

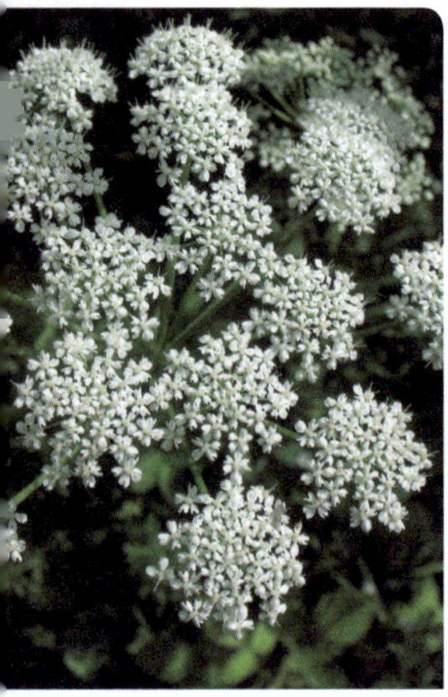

Giersch: die ganze Kraft der ungebändigten Natur

Giersch

Heilendes Unkraut

Kennzeichen

Die Wurzeltriebe dieses Doldenblütlers wuchern ehrgeizig in die Tiefe und Breite, sehr zum Ärgernis ordnungsliebender Gärtner, denen es weniger auf die Heilkraft einer Pflanze ankommt. Giersch eignet sich sehr gut zur Schmerzbekämpfung, deshalb wird er im Volksmund auch Zipperleinskraut genannt.
Man muss sich früh entscheiden, ob man ihn als heilsames Wildkraut nutzen will oder ob man seinen Garten davon freihält. Er ist ein kaum einzudämmendes Unkraut. Wenn nur ein einziger unterirdischer Trieb übrig bleibt, entwickeln sich daraus in weitflächigen Kolonien neue Wurzeln und robuste Pflanzen, die sich offensiv unter der Erde ausbreiten. Auf diese Weise wird der Giersch zum unterirdischen »Tyrannen« für große Parkflächen und Gartenanlagen.

Achtung !

Vorsicht! Es besteht Verwechslungsgefahr! Der Laie kann den Giersch leicht mit anderen, möglicherweise ungenießbaren oder gar giftigen Doldenblütlern verwechseln.

Verbreitung

Giersch ist ursprünglich in südlichen Ländern beheimatet. Mönche brachten die Pflanze dann zu uns ins nördliche Europa. Der Giersch ist auch bei tibetischen und chinesischen Mönchen sowohl als Wildgemüse als auch als Arzneimittel beliebt.
Die ersten kleinen, zarten Blätter schmecken wunderbar, ähnlich wie junger Spinat, und sie sind auch ebenso reich an gesunden Inhaltsstoffen. Die Blätter eignen sich auch als Salat oder als Beigabe für eine gesunde Rohkostplatte. Nach der Blütezeit im Mai oder Juni entwickeln sich Bitterstoffe, der Giersch ist dann nicht mehr schmackhaft, eignet sich aber umso mehr als Darmmittel und gegen Bakterien- oder Pilzbefall. Die sogenannten Rhizome in den kräftig-derben Wurzelstöcken verbreiten sich hartnäckig unter der Erde und nehmen Nutzpflanzen den Lebensraum.

Giersch als Medizin

Giersch wirkt entzündungshemmend. Schon die Römer verwendeten ihn als Arznei gegen Gicht, Rheuma, Gelenk- und Muskelschmerzen, speziell auch gegen Schmerzen im unteren Wirbelsäulenbereich. In englischsprachigen Ländern wird er auch als

Gichtkraut bezeichnet. Er wirkt auf milde Weise beruhigend und ist deshalb eine bewährte Einschlafhilfe. Äußerlich angewendet hilft er bei Insektenstichen, Juckreiz, Hautentzündungen und Sonnenbrand. Der Giersch wächst das ganze Jahr über. Er war deshalb in Klöstern oder bei der Landbevölkerung eine ständig verfügbare Volksmedizin.

Inhalts- und Wirkstoffe

Vitamine . . . . *stärken das Immunsystem*
Kalium . . . . *bindet Wasser in Zellen und schützt so vor Austrocknung*
Sekundäre Pflanzenstoffe . . . *wirken direkt auf den Stoffwechsel und die Zellen*
Ätherische Öle . . . . *sind natürliche Desinfektionsmittel*
Cumarine . . . . *wirken blutverdünnend*

Vorbeugen & heilen mit Giersch

- → **Sorgt für eine bessere Durchblutung**
- → **Unterstützt Fatburning**
- → **Hilft gegen Bakterien in den Atemwegen**
- → **Verjüngt ausgetrocknete Zellen und das Gewebe**
- → **Kräftigt das Immunsystem**
- → **Wirkt verjüngend und regenerierend auf die Zellkerne**
- → **Bewährtes Mittel gegen Hautunreinheiten**
- → **Sorgt für eine schnelle Wundheilung**
- → **Hilft gegen Rheuma, Gicht, Arthritis und Neuralgien**

Heilpflanze im Untergrund

Den Giersch könnte man als Heilpflanze im Untergrund bezeichnen. Lediglich die Stiele mit ihren Blüten wagen sich so richtig aus der Erde ins Freie. 90 Prozent der Pflanze ist ein Gewächs im dunklen Untergrund. Seine Existenz spielt sich – ganz anders als bei anderen Pflanzen – vornehmlich in feuchtem, schützendem Erdreich ab.
Der Giersch blüht vom Mai bis in den August. Die Wurzelrhizome wachsen pro Jahr bis zu 80 Zentimeter. Wenn Wurzelteile und -knoten des Gierschs einen halben bis Dreiviertelmeter unter der Erde in sandige Lehmerde eingepflanzt werden, wachsen und entfalten sie sich ganz einfach unterirdisch, ohne großen »Ehrgeiz«, irgendwann auch mal ins Freie und ans Tageslicht zu sprießen.

Rezept

Gierschtee

Nach der Blütezeit gewinnt man aus den Gierschblättern einen mit Bitterstoffen angereicherten Heiltee, der zwar im Geschmack – selbst nach ausreichendem Süßen – nicht jedermanns Sache ist, dafür aber ein ausgezeichnetes Antibiotikum und natürliches Mittel gegen Bakterien, Viren, Keime oder Pilze darstellt. In kleinen Schlucken getrunken wirkt er darmreinigend. Seine heilende Kraft entfaltet er in Umschlägen und Packungen.

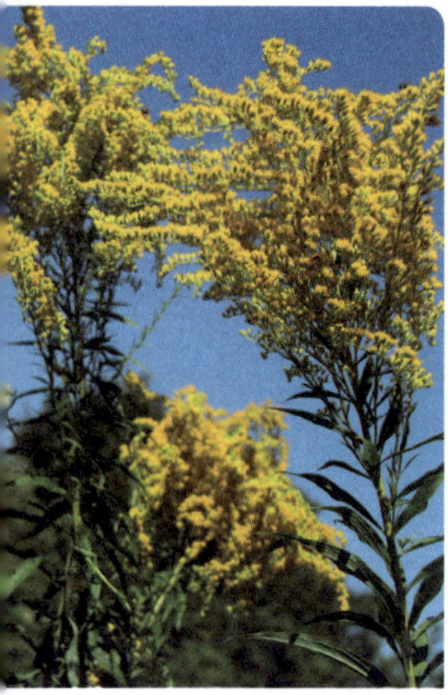

Leuchtendes Gold in blühenden Wiesen

Achtung !

Die Kombination wirkungsvoller bakterientötender Inhaltsstoffe kann in zu hoher Dosierung Schleimhäute reizen und bestimmte Befindlichkeitsstörungen auslösen.

Goldrute

Martin Luthers Lieblingskraut

Kennzeichen

Diese gelb blühende Pflanze gehört zur Familie der Korbblütler. Sie wird auch als Wundkraut oder Heidnisch bezeichnet. Die Goldrute wächst meist als üppige Staude bis zu einem Meter hoch oder auch höher und gerne auch in die Breite. Ihre hübschen gelben Blüten leuchten im August und im September, sie sind nur etwa zwei Zentimeter groß, bilden aber üppige Trauben. Die Blätter sind manchmal gezackt oder weichrandig. Die Goldrute kreuzt sich gerne mit anderen Pflanzen, deshalb gibt es von ihr annähernd 150 Arten.

Verbreitung

Am wohlsten fühlt sich die Goldrute an Böschungen, Weg-, Straßen- und Waldrändern, wo sie gut geschützt ist, aber auch inmitten der Blumenkonkurrenz auf Weiden und Wiesen.
Die Goldrute stammt ursprünglich aus Europa, kam aber bald nach Nordamerika, wo sie bereits von den Indianern als Heilkraut hoch geschätzt war. Nonnen und Mönche kultivierten die Goldrute schon im Mittelalter. Die Blüten duften leicht aromatisch nach den in der Pflanze enthaltenen ätherischen Ölen. Man sammelt sie am besten zur einsetzenden Blüte, wenn sie am meisten ihrer wirksamen Substanzen synthetisiert. Wenn Blumen oder Kräuter blühen, locken sie ja einerseits Insekten zur Bestäubung mit Pheromonen an, andererseits müssen sie sich mit Alkaloiden, Bitter- oder Gerbstoffen aggressiv gegen Bakterien und andere Mikroorganismen und auch gegen Fressfeinde wehren. Kein Wunder, dass auch die Goldrute im Sommer zum bewährten Phytopharmakum wird. Nach dem Einsammeln wird sie getrocknet, die Wirkstoffe bleiben dann relativ lang in den Pflanzenzellen erhalten.

Goldrute als Medizin

Solidago – so die botanische Bezeichnung – ist wasser- und harntreibend, was die Goldrute zu einem nützlichen Mittel bei Ödemen, Blaseninfektionen, generell bei empfindlicher Nieren- oder Blasentätigkeit macht, z. B. bei Harninkontinenz. Dementsprechend wird die Goldrute gegen Entzündungen und vorbeugend gegen Nierensteine eingesetzt. Sie wirkt schmerzstillend bei allen entzündungsbedingten Beschwerden, wie z. B. bei Rheuma oder Arthritis. Weil die Goldrute gleichzeitig potente antibakterielle Eigenschaften hat, ist die Bandbreite zur Behandlung diverser Beschwerden groß. Sie zählt zu den bewährten Hausmitteln, das manches synthetische Mittel aus der Apotheke auf natürliche Weise ersetzt.

Inhalts- und Wirkstoffe

Quercetin ..... *gelber Pflanzenfarbstoff, der antioxidativ wirkt*
Rutin.......... *ist bestes natürliches Venenmittel*
Inulin.......... *ist ein Mehrfachzucker, der den Blutzuckerspiegel nicht beeinflusst*
Diterpene ..... *wirken antimikrobiell gegen Krankheitserreger*
Phenole ...... *sind potente sekundäre Pflanzenschutzstoffe*

Vorbeugen & heilen mit Goldrute

- → **Hilft gegen Hitzewallungen in den Wechseljahren**
- → **Beugt Nieren- und Blaseninfektionen vor**
- → **Reguliert Verdauungsstörungen wie Durchfall und Verstopfung**
- → **Entwässert den Körper und baut Ödeme ab**
- → **Unterstützt die Vorbeugung gegen Diabetes**
- → **Schützt Schleimhäute gegen Bakterien, Viren, Keime und Pilze**
- → **Dient als schmerzstillendes Mittel bei Entzündungen**
- → **Senkt die Cholesterin- und Fettwerte**

Garten- und Heilkraut

Wenn bei uns der Sommer langsam ausklingt, erfreut uns die Goldrute noch lang mit ihren gelb leuchtenden Blumen in großen Kolonien. Sie ist dann auch umschwärmt von Bienen, Hummeln, Schwebfliegen oder anderen Insekten, die ihren nährenden Nektar suchen. Wie viele andere Heilkräuter ist die Goldrute zugleich Zierpflanze wie medizinisches Hausmittel. Man kann sie gut im Garten als Heckenstaude oder entlang von Terrassen anbauen, wo sie äußerst dekorativ sein kann. Die Goldrute atmet bestimmte natürliche Toxine aus, die schädliche Mikroorganismen fernhalten, und schützt auf diese Weise andere benachbarte Zierpflanzen im Garten.

Rezept

Goldrutentee

Man nimmt einen Esslöffel getrocknetes Kraut und überbrüht es mit einem halben Liter kochendem Wasser und lässt ihn zehn Minuten ziehen. Der Tee entwickelt ein sehr feines Aroma, das durch Süßen mit Honig verstärkt werden kann. Goldrutentee kann man im Kühlschrank gut aufbewahren. So hat man dann im Sommer ein erfrischendes und zugleich gesundes Getränk. Um die Goldrute äußerlich gegen rheumatisch oder andere entzündlich bedingte Schmerzen anzuwenden, nimmt man weniger Wasser und gewinnt auf diese Weise einen stärkeren Sud zum Einreiben oder für Umschläge.

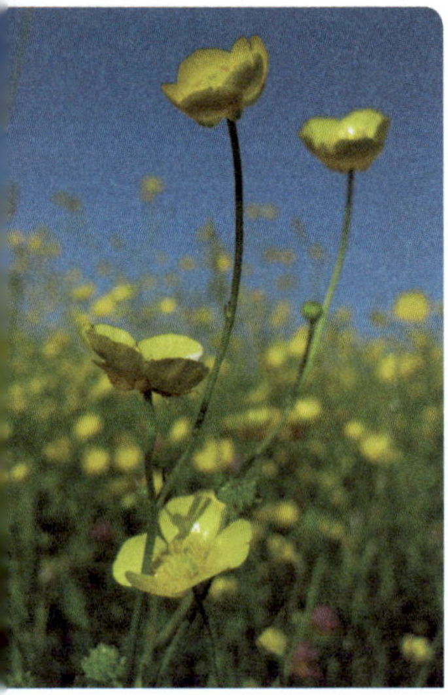

Zierliches Heilkraut aus der Apotheke der Natur

Achtung !

Hahnenfuß ist giftig, er darf nur unter ärztlicher Kontrolle innerlich angewendet werden. Allergiker reagieren besonders empfindlich auf die alkaloidhaltigen, toxischen Inhaltsstoffe, oft selbst bei äußerer Anwendung. Vorsicht in der Schwangerschaft. Kinder sollte man nicht allzu leichtfertig mit einem selbst gebrühten Hahnenfußtee behandeln.

Hahnenfuß

Ein Kraut erobert die Welt

Kennzeichen

Vom Hahnenfuß mit der botanischen Bezeichnung Ranunculus gibt es über 500 verschiedene Arten. Bei uns ist wegen seiner Heilkräfte vor allem der Scharfe Hahnenfuß beliebt. Die meisten Menschen kennen den Hahnenfuß eher als Butterblume. Die leuchtend gelben Blüten machen von Mai bis Juni unsere Wiesen zu einem blühenden Paradies und sind so Anziehungspunkt für unzählige Schmetterlinge, Bienen, Hummeln, Wespen und andere Insekten. Der Hahnenfuß wächst mit seinem hohen Stängel bis zu einer Höhe von einem Meter. Er lockt nicht nur bestäubende Insekten an, sondern auch Bakterien, Mikroben und andere krankheitserregende Parasiten, gegen die er sich mit abschreckenden Säuren und Bitterstoffen schützt.

Verbreitung

Die Bitterstoffe sind es auch, warum trotz aller Heilkraft der Hahnenfuß bei Landwirten nicht beliebt ist. Kühe weiden ungern auf Wiesen, die mit Butterblumen übersät sind. Während der Blütezeit ist der Hahnenfuß sogar recht giftig. Wenn man die schönen, stolzen Blumen abreißt und für die Blumenvase daheim mitnimmt, können sich die Handflächen entzünden. Dies zeigt andererseits die intensive Heilkraft des Hahnenfußes. Botaniker wissen, dass ein Sud aus Hahnenfuß ein ideales natürliches Schädlingsbekämpfungsmittel für den heimischen Garten darstellt.

Hahnenfuß als Medizin

Ein Presssaft aus den Blättern des Hahnenfußes beseitigt Warzen. Als Umschlag hilft er bei entsprechender Disposition gegen Kopfschmerzen und gegen Gicht. Innerlich sollte man den Hahnenfuß nur mit Vorsicht anwenden, da er in zu hoher Konzentration mehr schaden als nutzen kann. Man kann aus Hahnenfuß Salben und Tinkturen herstellen, die man äußerlich bei einer Reihe von Befindlichkeitsstörungen und Beschwerden anwenden kann. Der therapeutische Nutzwert kommt hauptsächlich von der Substanz

Anemonin, die entsteht, wenn sich die ätherischen Öle zersetzen. Die Kombination der Inhaltsstoffe in der Butterblume sind stechend scharf und können zu Reizungen der Augen und der Schleimhäute führen.

Inhalts- und Wirkstoffe

Die beträchtliche Reizwirkung der Inhaltsstoffe hat ihr Gutes. Sie töten Bakterien, Viren, Pilze und andere krankheitserregende Mikroorganismen:

Anemonin ..... *ist eines der aggressivsten Alkaloide in der Natur*
Asparagin ..... *ist Rohstoff für Gehirnneuronen und für die Energieerzeugung*
Saponine ..... *sind vorbeugende und heilende sekundäre Pflanzenstoffe*
Vitamin C ..... *ist Basisstoff für zahlreiche Enzymreaktionen im Körper*

Vorbeugen & heilen mit Hahnenfuß

- → **Senkt Cholesterin- und Blutfettwerte**
- → **Wirkt antibakteriell gegen Krankheitserreger**
- → **Verbessert die Durchblutung**
- → **Hemmt Entzündungen**
- → **Wirkt desinfizierend und beschleunigt die Wundheilung**
- → **Kräftigt das Immunsystem**
- → **Ist ein natürliches Wurmmittel**
- → **Bewährte Hilfe bei Gicht und rheumatischen Beschwerden**

Im getrockneten Zustand weniger giftig

Die Pflanze reichert bis zur Blütezeit ihre scharf-stechenden Wirkstoffe an. Blätter, Blüten und Stängel sind dann regelrecht mit abschreckenden Giftstoffen aufgeladen. Wenn man frischen Hahnenfuß erntet, tränen die Augen, und die Hände brennen. Mit dem Trocknen aber verliert das Kraut nach und nach seine Toxinkonzentrationen, butterblumenreiches Wiesenheu wird dann als Futter für das Vieh wegen seiner gesunden Inhaltsstoffe sehr geschätzt. Die Pflanze selbst wird in der Schulmedizin kaum erwähnt, ihre chemisch entschlüsselten und nachgebauten Vitalstoffe zählen aber zu Basissubstanzen bei vielen Medikamenten aus der Apotheke.

Rezept

Hahnenfußtee

Man nimmt einen Esslöffel getrocknetes und zerhacktes oder zerbröseltes Hahnenfußkraut, überbrüht es mit einem halben Liter kochendem Wasser und lässt den Tee ausreichend ziehen. Der Sud kann äußerlich gegen Hautunreinheiten, rheumatische Beschwerden, Muskel- und Gelenkschmerzen angewendet werden. Sehr leicht dosierte Dampfbäder und Inhalationen helfen gegen Hautreizungen und Entzündungen der Atemwege.

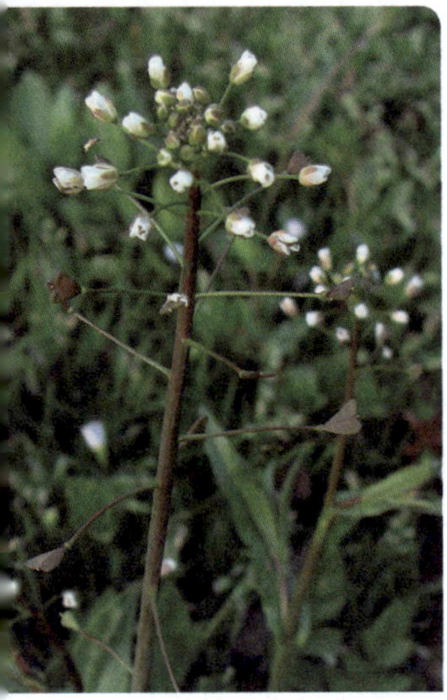

Feine, helle Blüten an aufragenden Stängeln

Achtung !

Vom Hirtentäschel dürfen keine zu starken Konzentrationen eingenommen werden, da dies zu Magen- und Darmbeschwerden führen und Allergien auslösen könnte.

Hirtentäschel

Zierliche Schönheit

Kennzeichen

Hirtentäschel ist ein anmutiges Kraut aus der Familie der Kreuzblütler, dem man seine Heilkräfte eigentlich gar nicht zutraut. An langen, biegsamen Stängeln wiegen sich kleine weiße Blüten im Wind, um die Schwebfliegen, Bienen oder Hummeln kreisen. Die Pflanze verdankt den dreieckigen Früchten ihren Namen, die Umhängetaschen ähneln, wie sie früher von Hirten getragen wurden. Je nach Standort wächst das Hirtentäschel unterschiedlich hoch. Auf saftigen, stickstoffreichen Böden kann es über einen halben Meter hoch werden. Das Hirtentäschel entwickelt nur wenige feine Zweige, die voneinander abstehen. Die Früchte sind flache, keilförmige kleine Schoten, mit Einkerbungen an ihren Enden. Sie enthalten zahlreiche, winzige, rechteckige Samen.

Verbreitung

Das Hirtentäschel ist ursprünglich eine in Europa beheimatete Pflanze, inzwischen wächst sie jedoch überall dort auf der Welt. In der Blütezeit hat es einen eher unangenehmen Geruch, der aber viele gefräßige Mikroorganismen abhält. Mit dem Trocknen verliert sich dieser Geruch allerdings. Das Kraut breitet sich im Frühjahr großflächig aus. Der gerade aufragende, aber empfindliche Stamm verliert schon im Sommer an Kraft, und die Pflanze verschwindet dann etwas später nahezu völlig.

Hirtentäschel als Medizin

In der Volksmedizin ist das Hirtentäschel schon seit dem Mittelalter bekannt. Es schenkt uns heilsame Proteine und verschiedene Arten ätherische Öle, außerdem Resine, die zu den kompliziertesten pflanzlichen Wirkstoffen zählen. Sie bestehen aus ätherischen Ölen, Alkoholen, Gerbstoffen, organischen Verbindungen und anderen Substanzen. Das Hirtentäschel wirkt auf sanfte Weise entwässernd, es stimuliert den Stoffwechsel und wirkt als Adstringens, z. B. bei der Wundheilung oder gegen Hämorrhoiden. Je frischer es angewendet wird, desto höher ist seine Heilkraft. Das Hirtentäschel wirkt schleimlösend und wurde gewöhnlich bei Menstruationsstörungen eingesetzt, so etwa bei Menorrhagie, einer krankhaft verlängerten Regelblutung. Auch chronischer Durchfall und Verdauungsstörungen können mit dem Hirtentäschel behandelt werden. Extrakte dieses Krauts helfen bei rheumatischen Beschwerden, Besenreisern und geplatzten Äderchen.

Inhalts- und Wirkstoffe

Resin .... *ein Heilstoff mit großer Behandlungsbreite*
Ligustilid...... *wirkt harntreibend und krampflösend*
Phthalide ..... *wirken stimulierend auf den Stoffwechsel*
Sterole .... *regulieren den Fettstoffwechsel*
Glukosinulate .. *sind schwefelhaltige, hochwirksame Senföle*
Quercetin..... *wirkt antioxidativ, möglicherweise krebshemmend*
Flavonoide .... *sind ehrgeizige Radikalfänger*

Vorbeugen & heilen mit Hirtentäschel

- → **Hat cholesterinsenkende Wirkung**
- → **Fördert die Wundheilung und wirkt blutstillend**
- → **Entwässert Ödeme und dicke Knöchel**
- → **Unterstützt die Heilung von Hämorrhoiden**
- → **Hemmt krankheitserregende Mikroben**
- → **Reinigt und desinfiziert die Atemwege**
- → **Hilft bei rheumatischen Beschwerden und Gelenkschmerzen**
- → **Kräftigt das Immunsystem**
- → **Hilft bei Besenreisern und Nasenbluten**
- → **Unterstützt Fatburning bei Schlankheitskuren**

Früh ernten, schnell trocknen

Im Spätherbst und frühen Sommer ist das Kraut am wirkstoffreichsten, dann sollte es auch geerntet werden. Es wird samt Wurzel aus dem Erdreich gezogen, an einem trockenen, schattigen Platz aufgehängt und liefert dann lange Zeit Rohstoff für einen gesunden Hirtentäscheltee. Dafür wird ein Esslöffel frisches oder auch getrocknetes Kraut mit einem halben bis dreiviertel Liter kochendem Wasser überbrüht, den man zehn Minuten ziehen lässt. Wird der Tee mit Honig oder Ahornsirup gesüßt, hat man ein heilsames und außerordentlich wohlschmeckendes, duftendes Getränk.

Tipp

Schmerz- und blutstillende Umschläge

Für einen Umschlag nimmt man frische Kräuter, die zerhackt oder zerrieben werden und stampft sie dann zusätzlich im Mörser klein. Die Masse eignet sich gut als Kompresse für die betroffenen Haut- oder Gewebspartien. Für die Behandlung von Hautunreinheiten, Hämorrhoiden, Besenreisern usw. ist ein kräftiger Sud sehr gut geeignet.

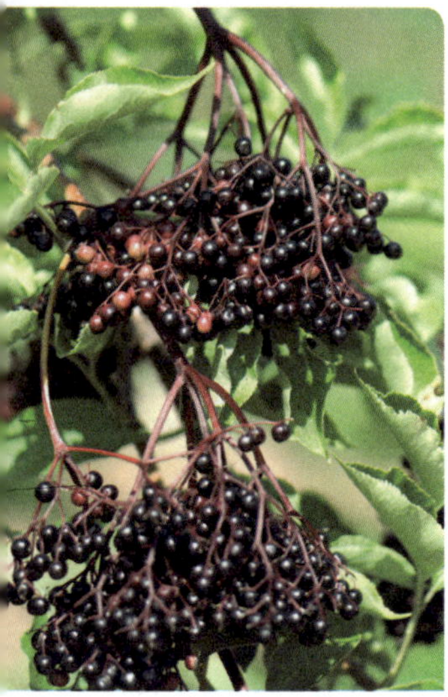

Holunder: prächtige dunkle Saftbeeren voll Wohlgeschmack

Holunder

Vertrautes Heilkraut

Kennzeichen

Holunder ist eine Pflanze aus der Gattung der Moschuskrautgewächse, von dem es mehrere Arten gibt. Der schwarze Holunder wächst niedrig oder als Halbstrauch, kann aber auch Höhen bis zu acht Metern erreichen. Zunächst bilden sich üppige, meist weiße oder auch gelbliche Blütendolden, später entstehen die saftigen, beliebten dunkelvioletten bis schwarzen Fruchtbeeren. Holunder wird in Norddeutschland oft als *Flieder* bezeichnet, in Süddeutschland als *Holler*. Wegen seines herrlichen Geschmacks und seiner prallen Saftigkeit ist er Rohstoff für die Herstellung von Marmeladen, Sirup, Säften und vielem mehr.

Achtung !

Holunderfrüchte in großen Mengen zu sich genommen können zu Übelkeit, Reizungen im Bereich der Speiseröhre und zu Magenschmerzen führen.

Verbreitung

Holunder ist nicht besonders wählerisch, wenn es darum geht, Wurzeln auszutreiben und kräftig in die Höhe oder in die Breite zu wachsen. In kleineren Gärten muss man darauf achten, dass er nicht zu viel Platz und Lebensraum für sich in Anspruch nimmt. Den Holunder findet man im Schutz von Mauern, Ställen oder Fassaden, am Waldrand, an Gebüschen, entlang an Bächen oder Bahngleisen. Die Blüten riechen eher unangenehm und abweisend. Damit wehrt der Holunder Fressfeinde, Kleinstlebewesen, Bakterien und andere Mikroorganismen ab. Der Holunder blüht im Frühsommer, von Mai bis weit in den Juli hinein. Geerntet werden bevorzugt die reichen Blütenstände, die abgeschnitten und getrocknet werden. Aber auch die anderen Pflanzenteile werden in der Küche und zu Heilzwecken genutzt. Die Blätter werden jung gesammelt, wenn sie noch ein frisches Grün zeigen, die Rinde, wenn sie noch fein und saftig, also nicht zu sehr verholzt ist. Die Fruchtstände mit ihren zahlreichen, hübschen kleinen Beeren lässt man voll ausreifen.

Holunder als Medizin

Der Holunder ist schon seit Tausenden von Jahren so etwas wie eine lebende Hausapotheke mit einem enormen Reichtum an Wirkstoffen. Seine vorbeugende und heilende Wirkung hilft bei vielen

Befindlichkeitsstörungen, Beschwerden und Krankheiten, und damit ist Holunder ein ideales Hausmittel. Die Holunderblätter enthalten hohe Konzentrationen an Glykosiden. Dies sind sekundäre Pflanzenstoffe, die Giftstoffe im Körper neutralisieren können. Auch Gerbstoffe, Pektine, wertvolle Öle und ein besonderer Reichtum an Vitamin C und Mineralien werden in den Blättern angereichert.
Die Beeren sind reich an Alkaloiden, Karotenen, therapeutisch nutzbaren organischen Säuren sowie an Vitamin C und Vitamin B. Die Rinde steuert Resine bei, die bei der Wundheilung helfen, außerdem Tannine und Valerensäure, die muskelentspannend und -entkrampfend sowie beruhigend wirkt. Sie ist auch im Baldrian als Entspannungssubstanz gut konzentriert enthalten.

Inhalts- und Wirkstoffe

Holunder ist ein Geschenk der Natur, das uns bis in den Herbst hinein Medizin liefert:

Tannin, Gerbstoffe . . *wirken antibakteriell und antiviral*
Valerensäure . . . . . *ist eine entspannende Einschlafhilfe*
Vitamine A, C . . . . . *sind potente Kräfte im Immunsystem*
Alkaloide . . . . *wirken als Abwehrgifte gegen Krankheitserreger*
Pektine . . . . *helfen als Ballaststoffe bei der Verdauung*
Glykoside . . . . *reinigen das Blut von Schad- und Giftstoffen*

Vorbeugen & heilen mit Holunder

- → **Löst Muskelverkrampfungen und -verspannungen**
- → **Wirksame Hilfe bei Ein- und Durchschlafstörungen**
- → **Kräftigt das Immunsystem**
- → **Bekämpft Bakterien, Viren, Keime und Pilze**
- → **Reguliert Darmträgheit und Verstopfung**
- → **Unterstützt auf natürliche Weise die Wundheilung**

Fatburning mit Holunder

Eine Schlankheitskur mit Wirkstoffen dieser erstaunlichen Pflanze kann schneller wirken als manche Diät. Dabei spielt die laxative Wirkkraft mit. Fettstoffe und Cholesterin werden schon im Darm über den Stuhl ausgeschieden. Außerdem wirken Holundersubstanzen diuretisch, also Wasser ausscheidend. Neben Fett trägt auch überschüssiges Gewebswasser zum Übergewicht bei.

✓ Die Holunder-apotheke

Eine heilende Tinktur bereitet man zu, indem man 50 Gramm Holunderblüten überbrüht und drei Minuten ziehen lässt. Für einen konzentrierten Heilsaft mischt man 20 Gramm zerquetschte Früchte mit einem Esslöffel Honig und etwas Zitronensaft. Den Heilsaft nimmt man am besten morgens auf nüchternen Magen ein. Auch aus der Rinde lässt sich Medizin herstellen. Man kocht zwei Handvoll davon in einem Liter Wasser, bis die Hälfte des Wassers verkocht ist. Der Sud wird gefiltert und in kleinen Schlucken über den Tag hinweg getrunken. Auch einen vorzüglichen Gesundheitswein kann man aus Holunder herstellen: Ein Glas reifer Früchte wird zerstoßen und mit einem Liter Wein 20 Minuten gekocht und nach dem Abkühlen mit Honig gesüßt.

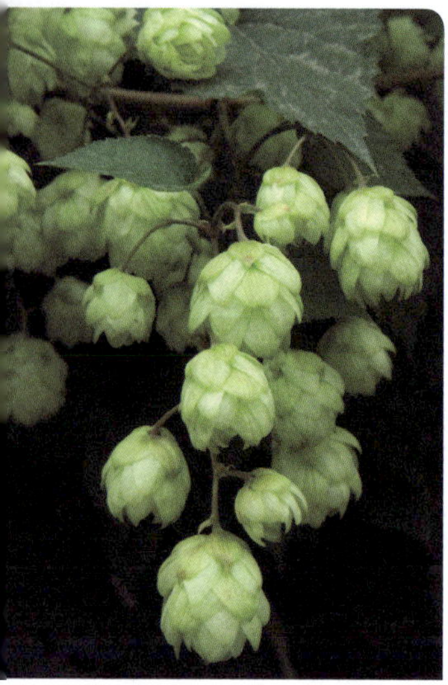

Hopfen: Kraftpaket voller Geschmack und Heilkraft

Achtung !

Ganz unbedenklich ist die Verwendung von Hopfenwirkstoffen nicht, besonders nicht für Kinder. Mögliche Folgen können bei zu hoch dosierter Anwendung Atemprobleme, Hautschwellungen und -geschwüre, Durchfall oder Allergien sein. Die Wirkung durch Phytoöstrogene kann bei Männern zu Libidomangel führen.

Hopfen

Nicht nur im Bier gesund

Kennzeichen

Hopfen ist ein Schlinggewächs, ausgestattet mit einem bewundernswerten Drang, große Höhen zu erklimmen. Mithilfe seiner rauen Klimmhaare kann der Hopfen sieben Meter hoch und höher wachsen. Der Hopfen schmeckt bitter-aromatisch, was eine abschreckende Wirkung auf Fressschädlinge hat, zu denen Bakterien und Pilze ebenso gehören wie Insekten und Vögel. Für die Hausapotheke werden die weiblichen Blütenstände verwendet, aus denen später die Hopfenzapfen wachsen. Der Hopfen ist keineswegs nur Kulturpflanze für den Anbau von Bier.

Verbreitung

Hopfen gedeiht ursprünglich als Wildgewächs in feuchtem Unterholz, an Hecken, Bachufern oder im Schutz schattigen Mauerwerks. Der Hopfen ist ein Hanfgewächs, das enorm zäh und kräftig ist und das sich im Frühsommer robust, ausdauernd und ehrgeizig im Uhrzeigersinn in die Höhe rankt. Es gibt ihn in drei verschiedenen Arten: Bei uns ist der echte Hopfen heimisch, Rohstoff für das beliebte Nationalgetränk. Für sein Wachstum braucht das Gewächs einen möglichst stickstoffreichen Boden; denn wer so groß werden möchte, muss natürlich ausreichend mit Nährstoffen gefüttert und »aufgepäppelt« werden. In der Hallertau, Europas größtem Hopfenanbaugebiet, hat das Kraut eine lange Tradition, dort wurde es schon im achten Jahrhundert angebaut. Freilich nicht nur als Rohstoff fürs Bierbrauen, sondern als Heilpflanze für eine Reihe von Befindlichkeitsstörungen und Beschwerden. Seinen guten Ruf verdankt der Hopfen vornehmlich seiner Wirkung als Beruhigungsmittel und natürliche Einschlafhilfe.

Hopfen als Medizin

Zu Heilstoffen verwertet werden die weiblichen Blütenstände und die Drüsenhaare des Hopfens. Warum der Hopfen so entspannend auf Nerven und Muskulatur wirkt, ist bislang nicht eindeutig geklärt. Im Bier stimulieren sowohl Alkohol als auch Kohlenhydratbestandteile des Hopfens die Freisetzung des Hormons Insulin aus der Bauchspeicheldrüse. Insulin erweitert Gefäße, senkt geringfügig den Blutdruck und wirkt auf diese Weise sedativ. Die Hopfenstoffe Methylbutenol, Lupulon und Humulon wirken gemeinsam aktivierend auf das parasympathische vegetative Nervensystem. Dadurch werden Verdauungsprozesse stimuliert, die Herz-Kreislauf-Tätigkeit hingegen gehemmt und die Hirnleistung gedrosselt. Aus diesen Wirkungen erklärt sich, warum Bier entspannend wirkt und müde macht.

Inhalts- und Wirkstoffe

Methylbutenol .... *Alkohol mit Stoffwechselwirkung*
Gerb- und Bitterstoffe .... *ein Kombipaket für die Gesundheit*
Lupulon und Humulon .... *antibakterielle Substanzen*
Schnelllösliche Glukose... *als Gehirn- und Nervennahrung*
B-Vitamine .... *für den Gesamtstoffwechsel*
Vitamin C .... *gegen freie Radikale*

Vorbeugen & heilen mit Hopfen

- **Beseitigt Verdauungsstörungen**
- **Beugt Infektionen vor**
- **Ist ein natürliches Antibiotikum**
- **Hilft nebenwirkungsfrei beim Einschlafen**
- **Wirksame Entspannungshilfe bei mentalen und körperlichen Stresssyndromen**
- **Lindert und heilt Entzündungen**
- **Bewährtes Mittel gegen rheumatische Beschwerden und Neuralgien**
- **Wirkt besänftigend bei Frauenleiden**
- **Ist blutreinigend und blutverdünnend**

Empfindliche Heilsubstanzen

Die weiblichen Blütenteile des Hopfens werden im Juli oder August abgenommen, also kurz vor ihrer Ausreifung, und für den späteren Gebrauch getrocknet. Die Ernte sollte behutsam erfolgen, da sonst das feine therapeutisch wirksame Drüsenpuder Lupulin von den Samen und Schalen verloren geht. Die wertvollen Drüsensubstanzen erhält man durch Abreiben getrockneter Deckblätter. Drüsenpulver und Hopfenblüten sind Rohstoffe für die heilsame Anwendung.

Rezept

Hopfenblütentee

Für einen Hopfenblütentee überbrüht man am besten einen Esslöffel Hopfenblüten mit einem halben Liter kochendem Wasser und lässt in zehn zehn Minuten ziehen. Auf diese Weise gewinnt man einen ausgezeichneten Schlaftrunk. Einen stärker konzentrierten Sud kann man für die äußere Anwendung zubereiten.

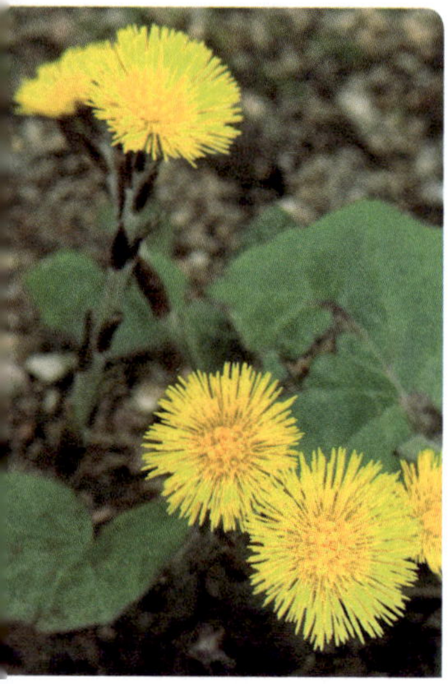

Hübsche gelbe Farbtupfer voller Leuchtkraft

Huflattich

Vielseitige Naturarznei

Kennzeichen

Huflattich ist bei uns in Europa und auch in Nordamerika heimisch. Eine spezielle Eigenart des Huflattichs ist es, dass er zunächst die gelben Blüten und danach erst seine grünen Blätter austreibt. Die zarten Köpfchen duften leicht nach Honig. Sein botanischer Name *Tussilago* weist in seiner Übersetzung auf Wirkstoffe hin, die bei Husten, Schnupfen oder Heiserkeit helfen. Huflattich gehört zur Familie der Korbblütler. Huflattich schenkt uns reichlich Medizin aus der Apotheke der Natur.

Verbreitung

Der Huflattich ist genügsam. Er wächst praktisch auf jedem Boden, am Straßenrand ebenso wie auf Ödland, an Schutthalden, Steinbrüchen, Böschungen genauso wie an Hecken. Am besten gedeiht er jedoch auf feuchten, sandigen Plätzen. Huflattich ist überall in unseren Wiesen zu finden. Sowohl die Wurzel, als auch die Blätter und die Blüten enthalten potente Wirkstoffe gegen eine ganze Reihe von Beschwerden. Die Blumen werden am besten spät gesammelt, die frischen, noch jungen Blätter im Sommer. Huflattich an schattigen Plätzen ist weniger wirkstoffreich als Pflanzen, die von der Sonne verwöhnt werden. Die üppig-saftigen Blätter sind groß. Daher werden sie am besten vor dem Trocknen zertrennt. Die Blüten werden in ihrer Vollreife geerntet und müssen – weil sie verletzlich sind – besonders schnell getrocknet werden, nur dann konservieren sie ihre heilenden Inhaltsstoffe.

Huflattich als Medizin

Ein Huflattichsud ist ein probates Mittel gegen Husten und bei erkältungsbedingten Brustschmerzen. Die im Huflattich enthaltenen Flavonoide, seine sekundären Pflanzenstoffe, wirken krampflösend und entzündungshemmend, sie lindern Hustenanfälle bei Asthma und Bronchitis und erleichtern somit das Atmen. Bestimmte schleimlösende Polysaccharide (Zuckerstoffe) beruhigen das gereizte Lungengewebe und entzündete Alveolen, die Lungen-

Achtung !

Huflattich kann giftig wirken und unter Umständen sogar Leberschäden verursachen. Bei längerem Gebrauch sollte man daher vorher einen Arzt konsultieren. Vorsicht ist auch in der Schwangerschaft und bei der Behandlung von Kindern geboten. Innerlich darf Huflattichtee nur hoch verdünnt angewendet werden, so etwa auch zum Gurgeln bei Schleimhautreizungen in Mund und Rachen.

bläschen. Dadurch wird zusätzlich die Sauerstoffaufnahme des Bluts verbessert. Huflattich ist somit auch für den Gesamtstoffwechsel belebend. Der aggressivste Wirkfaktor im Huflattich sind sogenannte Pyrrolizdin-Alkaloide, die in der Pflanzenwelt zu den potentesten Abwehrstoffen gegen krankheitserregende Mikroorganismen und auch gegen Fressfeinde wie Würmer, Larven und Insekten zählen. Die Wirkstoffe im Huflattich bestehen zu zehn Prozent aus dem Gerbstoff Tannin, der blutstillend und desinfizierend wirkt. Die Pflanze ist reich an Vitamin C und dem Spurenelement Zink, beides wichtige Enzymspender in unserem Organismus, speziell für die Verjüngung des Bindegewebes.

Inhalts- und Wirkstoffe

Catechin....... *schützt Gene im Zellkern vor Mutationen*
Phenole .... *sind natürliche Desinfektionsmittel*
Epicatechin .... *wirkt verjüngend und lebensverlängernd*
Anthocyane .... *wirken als Glykoside gegen Bakterien und Pilze*
Alkaloide ...... *sind stickstoffhaltige Pflanzenschutzstoffe*
Vitamin C ...... *ist Basisstoff für lebenswichtige Enzyme*

Vorbeugen & heilen mit Huflattich

- → **Hilft gegen Husten und bei Entzündungen der Atemwege**
- → **Wirkt desinfizierend und antibakteriell auf Schleimhäute**
- → **Kräftigt das Immunsystem**
- → **Lindert Asthmaanfälle und erleichtert das Atmen**
- → **Schützt Gene im Zellkern und stoppt Alterungsprozesse**
- → **Kann die Stimmungslage verbessern**
- → **Glättet Falten, unterstützt den Aufbau jugendlichen Kollagens**

Frühlingsbote Huflattich

Neben Gänseblümchen und Krokussen signalisieren die gelben Blütenstände des Huflattichs, dass der Frühling naht. Schon die alten Römer und deren Ärzte warteten im Winter bereits sehnsüchtig auf das Sprießen der Heilpflanze. Bereits im ersten und zweiten Jahrhundert nach Christus behandelten sowohl der griechische als auch der römische Arzt *Dioskurides* und *Galen* ihre Patienten mit Huflattichextrakten. Als Dauermedizin übers ganze Jahr jedoch eignet sich Huflattich seiner konzentrierten Giftstoffe wegen allerdings nicht.

✓ Hausmittel Huflattich

Aus den Blumen kann man einen Tee oder einen höher konzentrierten Sud herstellen, bei stärkerer Verdickung auch einen Sirup, der mit Melasse oder Honig gesüßt werden kann. Aus den Blättern des Huflattichs kann man einen Tee zubereiten. Dazu werden die Blätter mit kochendem Wasser überbrüht. Durch Hitze werden die meisten gesundheitsgefährdenden Alkaloide, wie z. B. die nicht ungefährlichen Senkirkin und Senecionin, teilweise eliminiert.

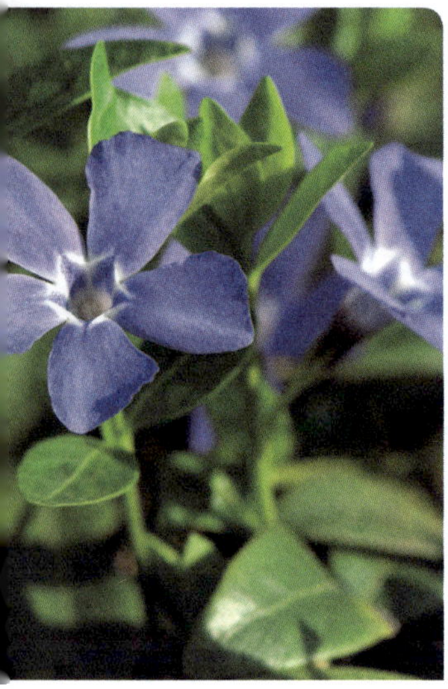

Zart und anmutig – und doch voll potenter Naturkraft

Achtung !

Wenn der Immergrüntee zu stark aufgebrüht ist und wenn man größere Mengen davon trinkt, kann dies zu Magen- und Darmproblemen führen. Deshalb sollte man stets nur einen leichten Teeaufguss einnehmen. Bei zu starker äußerlicher Anwendung kann es zu Hautreizungen kommen. Betroffen sind vor allem Personen, die an allergischen Hautsymptomen leiden.

Immergrün

Hübsche Blüten in der Sommerwiese

Kennzeichen

Die niedrig wachsende Strauchpflanze wird bis zu 20 Zentimetern hoch. Sie wird deshalb gern in Gärten und an Terrassen als Bodendecker gepflanzt. Der Wurzelstock verbreitet und verästelt sich unterirdisch mit kräftigen Trieben. Dies macht die Pflanze robust. Immergrün gedeiht auch auf nährstoffarmen Böden, es ist genügsam und sogar mit einem Leben auf Schutthalden oder Steinbrüchen zufrieden. Die Blüten sind ursprünglich hellblau bis blau, durch Züchtungen entstehen aber auch Immergrünsorten mit gelben, weißen, pinken oder roten Blüten.

Verbreitung

Die Pflanze ist überall auf der Welt zu Hause, nur nicht in heißen Regionen. Immergrün verträgt die Sonne gut, solang diese im Sommer nicht stundenlang mit sengenden Strahlen scheint. Gepflanzt wird Immergrün vorzugsweise bei Sonnenschein, am besten erst im Spätfrühling, wenn die Temperaturen allmählich steigen. Wer das Immergrün zu früh pflanzt, muss womöglich mit ansehen, wie die Pflanze eingeht bzw. nicht richtig gedeihen will oder nur wenige Blüten entwickelt. Allerdings entfaltet das Immergrün auch ohne Blüten einen wunderschönen, üppig dichten, grünen Laubteppich. Die Vinca – wie sein botanischer Name lautet – mag einen leicht säuerlichen Boden, der sich gut wässern lässt und nicht zu stark gedüngt ist. Dass sich die Blätter an sehr heißen Sommertagen aufdrehen, braucht nicht zu beunruhigen. Das Immergrün schützt sich auf diese Weise vor möglicher Austrocknung.

Immergrün als Medizin

Im Allgemeinen finden die im Freien wachsenden Pflanzenteile, die getrockneten Blätter, mitunter aber auch die gesamte Pflanze Verwendung. Hauptwirkstoffe sind spezielle Alkaloide, wie z. B. Vincamin, ein pflanzliches Neuropharmakum, das eine intensive sogenannte nootrope Wirkung auf das Gehirn hat. Die Pharmaindustrie hat der Natur diesen Stoff abgesehen und ihn charakterisiert.

Sie setzt ihn als chemisch-synthetisches Produkt gegen zerebrale Durchblutungsstörungen und für eine verbesserte Hirnleistung ein. Das Immergrün synthetisiert eine ganze Reihe weiterer biologisch wirksamer Alkaloide, Flavonoide, Glykoside und Gerb- bzw. Bitterstoffe, die viele typische Apothekenmedikamente ersetzen können.

Inhalts- und Wirkstoffe

Vincamin	*erhöht die Sauerstoff- und Glukoseversorgung im Gehirn*
Vincristin	*kann krebshemmend wirken*
Urolsäure	*unterbindet eine krankhaft erhöhte Zellproliferation*
Glykoside	*potenzieren den Kohlenhydratstoffwechsel*
Iso- und Bioflavonoide	*wirken antioxidativ*
Rutin	*kräftigt Venenwände und dichtet sie ab*

Vorbeugen & heilen mit Immergrün

- → **Kräftigt das Immunsystem**
- → **Beugt Infektionen und Entzündungen vor**
- → **Verbessert die Hirnleistung und verjüngt Hirnzellen**
- → **Kann einer krankhaften Zellteilung (wie bei Krebs) vorbeugen**
- → **Hilft bei Krampfadern und Besenreisern**
- → **Baut Geschwülste und Geschwüre ab**
- → **Verbessert das Blutbild und hilft bei Durchblutungsstörungen**
- → **Wirkt blutdrucksenkend und herzstärkend**
- → **Beruhigende Wirkung bei mentalem Stress**
- → **Hilft bei Verdauungsstörungen**

Innere und äußere Anwendung

Als Tee oder leichter Sud hilft Immergrün gegen Konzentrations- und Gedächtnisschwäche, bei Kribbeln und Taubheitsempfindungen in Händen und Füßen, bei erhöhtem Blutdruck, Entzündungen der Harnblase mit Beschwerden beim Wasserlassen, bei Magen-Darm-Entzündungen, Durchfall und erhöhten Blutzuckerwerten, also auch vorbeugend gegen einen Diabetes Typ 2. Äußerlich angewendet eignet sich das Kraut zur Behandlung von Nasenbluten, Abszessen, Ekzemen und schlecht heilenden Wunden.

Rezept

Immergrüntee

Man überbrüht einen Esslöffel getrocknetes Immergrün mit einem halben Liter kochendem Wasser und lässt ihn etwa zehn Minuten ziehen. Für einen äußerlich anzuwendenden Sud nimmt man die doppelte Menge des Krauts. Den Tee kann man mit Honig oder Ahornsirup süßen. Im Kühlschrank aufbewahrt ergibt er ein köstlich erfrischendes Sommergetränk.

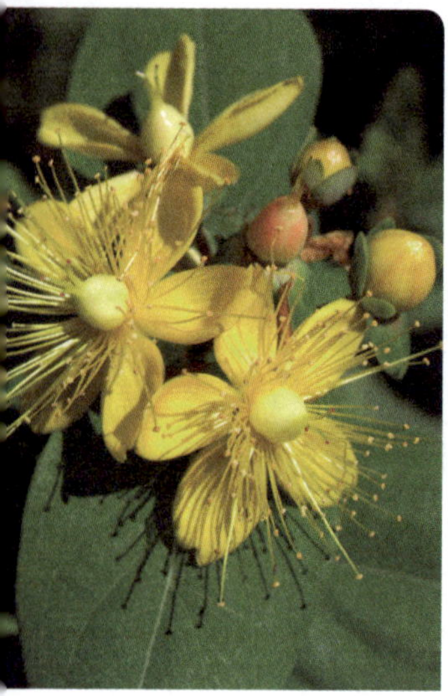

Johanniskraut: Medizin in winzigen Samen

Achtung !

Bei zu hoher Konzentration kann das Johanniskraut giftig sein und unliebsame Nebenwirkungen auslösen. Im Zweifelsfall sollte der Arzt oder Apotheker zurate gezogen werden.

Johanniskraut

Guter Bekannter der Volksmedizin

Kennzeichen

Unter Botanikern ist das Johanniskraut unter der Bezeichnung *Hypericum perforatum* bekannt. In der großen Hypericum-Familie hat es mehr als 360 Geschwister. Das Johanniskraut ist jedoch allen in der Potenz seiner Heilkräfte überlegen. Den Namen Johanniskraut erhielt die Pflanze, weil sie traditionell rund um den Johannistag am 24. Juni blüht und dann auch geerntet wird. Die Bezeichnung perforatum weist auf winzige Öldrüsen in den Blättern hin, die wie perforiert aussehen und durch die man hindurchsehen kann, wenn man ein Blatt gegen das Licht hält.

Verbreitung

Die Pflanze liebt ein gemäßigtes Klima, wächst jedoch auch in Nordafrika oder in den Subtropen. Johanniskraut wächst als Staude oft bis zu einen Meter hoch, mit üppig verästelten Stängeln. Die Blüten leuchten wunderschön goldgelb aus dem Grün der Wiesen. Das Johanniskraut ist eine typische Wildpflanze. Die Blüten entfalten sich im späten Frühjahr und im Frühsommer. Wenn die Samenhülsen aufgebrochen werden, tritt eine rötlich-violette Flüssigkeit aus, die sehr reich an Antioxidantien ist und gewissermaßen den Auftrag hat, die empfindlichen Samen vor freien Radikalen zu schützen. Das schöne Kraut ist im Prinzip sogar recht giftig. Es wächst invasiv, das heißt, es verdrängt unbarmherzig andere, friedlichere Pflanzenarten.

Johanniskraut als Medizin

Das Johanniskraut wirkt beruhigend, während es gleichzeitig den Kreislauf anregt. Aufgrund dieser antagonistischen Wirkung zählte das Johanniskraut schon im Mittelalter zur Volksmedizin. Johanniskraut ist ein ausgezeichnetes Mittel gegen depressive Verstimmungen. Studien haben nachgewiesen, dass es nahezu ebenso gut wirkt, mit nur halb so vielen Nebenwirkungen, wie die oft verschriebenen Serotonin-Wiederaufnahmehemmer und nur ein Fünftel der Nebenwirkungen früherer trizyklischer Antidepressiva aufweist. Johanniskraut ist gut gegen gram-negative Bakterien im Darmtrakt, die für Verdauungsstörungen verantwortlich sind. Es hilft bei Hyperaktivität und – je nach Disposition – auch gegen Begleitsymptome des prämenstruellen Syndroms, wie zum Beispiel Kopfschmerzen, Spannungsgefühl in den Brüsten und Stimmungsschwankungen. Außerdem ist das Kraut ein ausgezeichnetes Hausmittel für die Wundbehandlung, speziell auch bei leichten Verbrennungen.

Inhalts- und Wirkstoffe

Hypericin ..... *ist ein natürliches Antibiotikum*
Hyperforin .... *wirkt als angstlösendes Phloroglukinol*
Vitamin C ..... *und verschiedene B-Vitamine unterstützen die beiden Wirkstoffe*

Vorbeugen & heilen mit Johanniskraut

- **Wirkt gegen Muskelschmerzen und Neuralgien**
- **Hilft gegen chronische Müdigkeit**
- **Naturmittel gegen depressive Verstimmungen**
- **Bewährte Einschlafhilfe für Stressgeplagte**
- **Hat antibakterielle Wirkung gegen Krankheitserreger**
- **Beruhigt Erregungszustände**
- **Löst Angstzustände und hebt Pessimismus**
- **Unterstützt die Synthese stimmungsaufhellender Neurotransmitter**
- **Bewährtes Mittel gegen Hautunreinheiten und Juckreiz**
- **Beschleunigt die Wundheilung**
- **Stimuliert Verdauungsvorgänge**

Sammeln und ernten

Das Johanniskraut findet man am Straßen- und Wegrand, in Gräben, Gebüschen, an Böschungen oder in Waldlichtungen bzw. am Waldrand. Gesammelt wird es rund um seine Blütezeit. Dabei wird es nahe am Erdboden abgeschnitten und an einem schattigen Platz zum Trocknen aufgehängt. Mit dem zerriebenen Kraut hat man dann einen Wirkstoff, der tief in unsere Psyche eingreift. Die erwähnten Inhaltsstoffe stimulieren Hirnzellen zur Synthese des Glückshormons Serotonin. Gleichzeitig senken sie Konzentrationen des Eiweißstoffs Interleukin-beta, der ebenfalls für depressive Verstimmungen verantwortlich gemacht wird.

Rezept

Johanniskrauttee
Für die Zubereitung des Tees nimmt man einen Esslöffel Johanniskraut und übergießt es mit einem halben Liter kochendem Wasser. Für die innere Anwendung darf der Tee nicht zu stark sein, für die äußere Behandlung von Gliederschmerzen oder Hautunreinheiten macht man einen etwas stärkeren Aufguss.

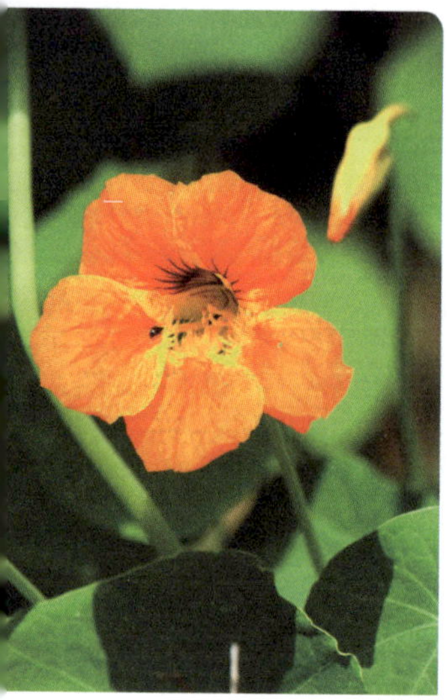

Farbkräftige Zierde in unseren Gärten

Achtung !

Vorsicht ist bei zu hohen Konzentrationen geboten. Personen mit empfindlichem Magen können allergische Symptome entwickeln. Daher sollten stets nur leichte Teelösungen angewendet werden.

Kapuzinerkresse

Vertrautes, beliebtes Hausmittel

Kennzeichen

Kapuzinerkresse ist ein Kraut, das sowohl in freier Natur als auch in unseren Gärten und auf unseren Balkonen heimisch ist. Die Kapuzinerkresse treibt verzweigtes Wurzelwerk in die Breite und klettert gern an Mauern hoch. In Klöstern war sie früher schon als Mauerschmuck beliebt, ebenso aber auch als Lieferant von therapeutisch nutzbaren Wirkstoffen. Die Blüten können gelb, orange oder rot leuchten. Von der Farbe leitet sich auch ihr Name ab, da kress altdeutsch orange bedeutete.

Verbreitung

Die Kapuzinerkresse stammt ursprünglich aus Peru, sie kam über Chile und Mexico nach Nordamerika und schließlich zu uns. Sie wird als Mexikanische oder Amerikanische Wasserkresse bezeichnet, aber auch als Liebesblume, weil man ihr nachsagt, sie rege die Libido an.

Die Kapuzinerkresse blüht von Mai bis September. Als Rohstoff für die Hausmedizin werden oft schon die ersten Blütenknospen und zarten Blätter abgenommen. Die hübschen Blüten werden oft als Tischdekoration aufgelegt. Kapuzinerkresse schmeckt aber auch als Salat, auf der Rohkostplatte, in der Suppe oder auch als feines Gemüse ausgezeichnet. Ihr scharfer Geschmack ist ähnlich wie Pfeffer. Die Kapuzinerkresse vermittelt damit einen Wohlgeschmack, der vom Salzstreuer unabhängig macht. Die Blumenknospen kann man auch in Essig tränken und gewinnt damit zusätzlich ein köstliches Gewürz. Die wild wachsende Kapuzinerkresse ist den kultivierten Gartenpflanzen sowohl an Geschmack als auch an therapeutischer Wirkung überlegen.

Kapuzinerkresse als Medizin

An den Wirkstoffen erkennt man schon bald, dass die Pflanze ihre genetische Heimat nicht bei uns, sondern in der Ferne, in Südamerika hat. Sie synthetisiert nämlich eigensinnig nach wie vor ihre ganz eigenen Ingredienzien, die man ansonsten in Europas

Heilkräutern nicht unbedingt findet. Weil sich in der Kapuzinerkresse viele verschiedene Wirksubstanzen finden, eignet sich das Kraut für entsprechend viele Befindlichkeitsstörungen und Beschwerden. Berücksichtigen darf man, dass die Kapuzinerkresse diese Phytomoleküle nicht für uns Menschen produziert, sondern fürs eigene Überleben. Zunächst waren schließlich die Pflanzen auf der Welt, später erst kamen Tiere und Menschen hinzu, die im Laufe der biologischen Evolution ihren Stoffwechsel an die Heilkräfte der Pflanzenwelt angepasst haben.

Inhalts- und Wirkstoffe

Die Pflanzenzellen der Kapuzinerkresse produzieren speziell im Sommer folgende heilende Moleküle:

Glucotropaeolozid . . . *ein schwefelhaltiges Glykosid*
Isothyocyanat. . . . . . . *ein hochwirksames Senföl*
Chlorogensäure . . . . . *einen der besten heilenden Naturstoffe*
Karotenoide . . . . *potente Antioxidantien gegen freie Radikale*
Flavonoide . . . . *sind natürlicher Schutz für Zellmembranen*

Vorbeugen & heilen mit Kapuzinerkresse

- → **Bewährt bei Erkrankungen der Atemwege**
- → **Hilft bei Reizblase**
- → **Lindert Schmerzen**
- → **Kräftigt das Immunsystem**
- → **Ist ein natürliches Abführmittel**
- → **Beugt Pilzbefall an Finger- und Zehennägeln vor**
- → **Lindert Frauenleiden während der Wechseljahre**
- → **Wirkt verjüngend auf Zellkerne**
- → **Hemmt Infektionen und Entzündungen**

Kapuzinerkresse in der Wundheilung

Vor etlichen Jahrhunderten gab es bei den Eingeborenen Perus noch keine Apotheken. Die Menschen verließen sich auf die jahrhundertealten Empfehlungen ihrer Naturmedizin, die von Generation zu Generation weitergegeben und immer wieder in ihrer Heilwirkung bestätigt wurden. Dies gilt speziell für die Kapuzinerkresse, die als Hausmittel eine sehr lange Tradition hat und die sich dort unter anderem in der Wundheilung bewährt hat.

Tipp

Medikamente selber herstellen

Die Kapuzinerkresse lässt sich vielseitig verwenden. Ein Esslöffel Blütenknospen und Samen wird in einem Liter Wasser so lange gekocht, bis die Wassermenge auf einen viertel Liter verdampft ist. Den dabei gewonnenen Tee trinkt man nach der Hauptmahlzeit in kleinen Schlucken. Einen ähnlichen Heiltee gewinnt man, wenn man 20 Blätter in einem Liter Wasser abkocht. Ein Rezept aus dem alten Peru: *Man zerstößt ein halbes Gramm frische oder getrocknete Frucht, süßt mit Honig und schluckt das Produkt – ein exzellentes Schlafmittel am Abend, das auch noch entwässernd wirkt.*

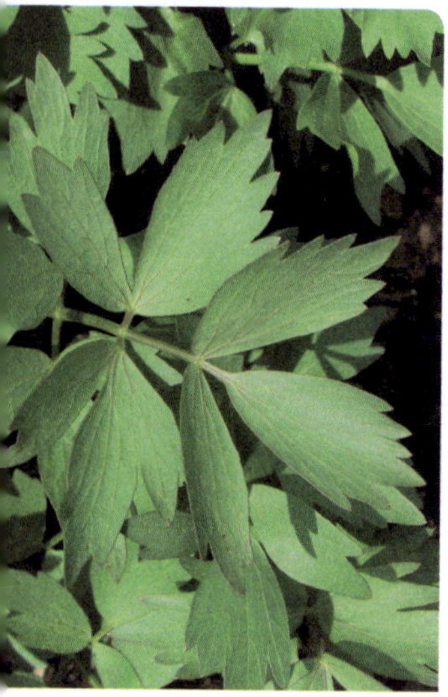

Liebstöckel: duftet, heilt, macht Speisen schmackhaft

Liebstöckel

Würziges Heilkraut

Kennzeichen

Liebstöckel ist ein pflegeleichtes Gartenkraut. Es wächst aber auch als Wildpflanze, die ihre abschreckenden Wirkstoffe in hohen Konzentrationen synthetisiert. Dies ist insofern verständlich, da in freier Natur eine dermaßen üppig wuchernde Pflanze Tag und Nacht Angriffen von winzigen bis hin zu größeren Fressfeinden ausgesetzt ist. Liebstöckel ist robust, die Pflanze wird problemlos zwei Meter hoch. Man erkennt sie an ihrem intensiven Duft, der Insekten, Vögel, Wühlmäuse, aber auch Bakterien und Pilze fernhält.

Verbreitung

Liebstöckel, das sogenannte Maggikraut aus der Familie der Doldenblütler, ist ursprünglich in Vorderasien beheimatet. Es kam aber schon im Mittelalter seiner geballten Würz- und Heilkraft wegen nach Europa und zu uns nach Deutschland. Das Kraut lässt sich gut auf feuchtem Boden anbauen. Kräftig entwickelte Pflanzen kann man aber auch in trockenen Böden einsetzen. Wenn das Liebstöckel ausreichend vor Schnecken geschützt wird, treibt es im Frühjahr immer wieder seinen Blütenstand aus gelben bis hellgrünen Doppeldolden aus, die im Hochsommer am stärksten blühen. Die etwa einen halben Zentimeter langen Früchte reifen danach bis in den September hinein. Für die Küche werden die aromatischen Blätter verwendet, die als Gewürz den oft unvermeidlichen Salzstreuer ersetzen, leicht nach Sellerie schmecken und praktisch den ganzen Sommer und Herbst über als gesunde Geschmacksspender für Suppen, Soßen, Gemüse, Eintöpfe oder Fleischgerichte dienen.

Achtung !

Vorsicht ist bei der Einnahme von Liebstöckel in der Schwangerschaft und Stillzeit sowie bei Nierenbeschwerden geboten. Dann dürfen Liebstöckelextrakte nur in geringen Konzentrationen, möglichst unter ärztlicher Kontrolle, ein-genommen werden. Auch für Kleinkinder eignet sich der Tee nicht.

Liebstöckel als Medizin

Die Wurzeln des Liebstöckels enthalten bestimmte Cumarine und ätherische Öle und wirken auf natürliche Weise entwässernd sowie gegen Darmstörungen, speziell gegen Blähungen. Als bewährtes Hausmittel wurden mit dem Kraut vor allem Kinder mit Koliken oder Verstopfungen mit fiebrigen Begleiterscheinungen behandelt. Liebstöckel hilft auch gegen Völlegefühl nach deftigen, fetten Speisen.

Die Pflanzenwirkstoffe aktivieren die Nieren- und Blasentätigkeit und helfen bei krankhaftem Schwitzen. Der Inhaltsstoff Ligustilid hilft bei Herz-Kreislauf-Problemen, die im Liebstöckel hoch konzentrierten Terpene sind in der Natur vorkommende Schädlingsbekämpfungsmittel. Sie helfen gegen Bakterien, Pilze, Viren, Keime und andere krankheitserregende Mikroorganismen.

Inhalts- und Wirkstoffe

Mit seinem üppigen Wuchs synthetisiert das Liebstöckel in Wurzeln, Blättern und Blüten einen enormen Reichtum an bioaktiven Inhaltsstoffen:

Alkylphthalide .... *konzentrierte Bestandteile im ätherischen Öl*
Sedanolid........ *ist Geruchsstoff mit anregender Wirkung*
Butylphthalid ..... *ist ein natürliches Sedativum*
Furanocumarine... *sind hochwirksame sekundäre Pflanzenstoffe*
Phytoalexine ..... *wirken antimikrobiell*

Vorbeugen & heilen mit Liebstöckel

- **Kräftigt das Immunsystem**
- **Wirkt beruhigend und entspannend**
- **Löst Verkrampfungen und Darmkoliken**
- **Ist natürliche Verdauungshilfe**
- **Stärkt Herz und Kreislauf**
- **Regt den Gesamtstoffwechsel an**
- **Wirkt entwässernd und entlastet die Nieren**
- **Bekämpft Bakterien im gesamten Verdauungstrakt und auf Schleimhäuten**
- **Hilft gegen Schuppenflechte und andere Hautkrankheiten**
- **Wirkt blutreinigend und stimuliert die Zirkulation**

Die beste Erntezeit

Das Liebstöckel wird am besten gegen Ende September geerntet. Dabei werden die Wurzeln ausgegraben und an einem schattigen Platz zum Trocknen aufgehängt. Klobige Wurzeltriebe kann man zerkleinern, um das Trocknen zu beschleunigen. Die saftigen Blätter hingegen kann man das ganze Jahr über abzupfen, um sie als Gewürz in der Küche zu verwenden oder um aus ihnen ein Hausmittel zuzubereiten.

Rezept

Liebstöckeltee

Um einen Tee zuzubereiten, wird ein Esslöffel der fein zerhackten Wurzel des Liebstöckels mit einem halben Liter kochendem Wasser überbrüht, den man 15 Minuten ziehen lässt. Den Tee am besten in kleinen Schlucken über den Tag verteilt trinken. Man kann ihn ebenso für Hautabreibungen oder als Umschlag verwenden, z. B. bei Psoriasis (Schuppenflechte).

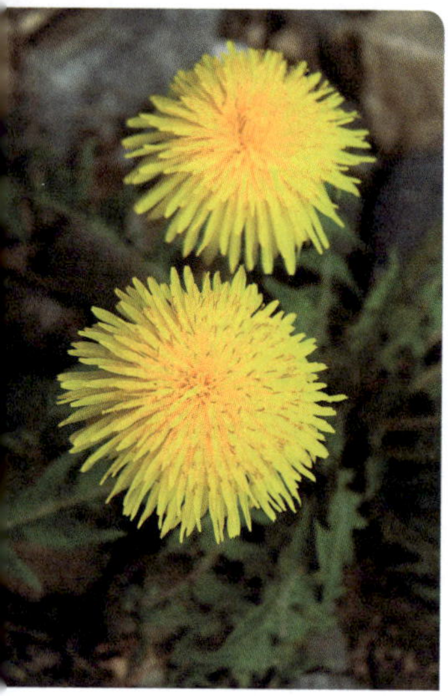

Frühlingsbote auf unseren Wiesen

Achtung !

Löwenzahntee darf nicht zu hoch konzentriert eingenommen werden, da er auch giftig sein kann und dann unter Umständen allergische Symptome auslöst.

Löwenzahn

Der gelbe Freund auf unseren Wiesen

Kennzeichen

Löwenzahn ist eine robuste Pflanze aus der Familie der Korbblütler, die sich im Frühjahr recht eigennützig auf Wiesen breitmacht, ehe sie ihre weißen Pusteblumen wie kleine Fallschirme als Samen dem Wind übergibt, um schließlich abzusterben. Vom Löwenzahn (botanisch: *Taraxacum*) gibt es Dutzende Unterarten. Er gehört zu den ältesten Blütenpflanzen der Erde. Botaniker schätzen, dass er sich bereits vor 30 Millionen Jahren ausgebreitet hat. Dementsprechend steht ihm das »Sonderrecht« zu, im Frühjahr weitflächig – wenngleich auch nur für kurze Zeit – unsere Wiesen zu beherrschen.

Verbreitung

Der Löwenzahn erhebt keinen Anspruch auf besonders wertvolle Böden, er gedeiht praktisch überall, auf Schutthalden und Steinbrüchen, an Straßen- und Wegrändern. Seine Samen nutzen jede noch so kleine Ritze und Spalte zwischen Pflaster- oder Terrassensteinen, um sich festzusetzen und zu sprießen. Er demonstriert innere Triebkräfte, die sich auch in den therapeutisch wirksamen Bestandteilen finden. Die Pflanze ist essbar und wurde bereits im Mittelalter gleichermaßen als Nahrungsmittel wie als Gewürz oder natürliches Arzneimittel verwendet. Löwenzahn ist ein nützliches Unkraut in unseren Gärten. Seine Wurzeln saugen ehrgeizig Nährstoffe aus dem Erdreich, die dann flach wachsenden Blumen und Kräutern in seiner Nachbarschaft zugute kommen. Er spendet diesen Nachbarn Mineralien, Spurenelemente und Stickstoff. Mit der Leuchtkraft seiner Blüten lockt der Löwenzahn auch bestäubende Insekten an, und er dünstet Ethylengase aus, die anderen Pflanzen zu schnellerer Reife verhelfen.

Löwenzahn als Medizin

Die Pflanze synthetisiert in ihren Zellen eine ganze Reihe therapeutisch nutzbarer Substanzen, die entwässernd, entzündungshemmend und antibakteriell wirken. Eine besondere Rolle spielt dabei der hohe Anteil an Kalium, das Wasser und Nährstoffe in unsere Körperzellen transportiert und sie vor Austrocknung bewahrt. Löwenzahn ist ein gutes natürliches Mittel bei Reizblase und Entzündungen im Blasentrakt. Die Blätter enthalten viel Vitamin C, Vitamin A und vor allem auch Eisen, das vielen Menschen fehlt, vor allem Frauen vor der Menopause, die während der Regeltage viel von dem wertvollen Spurenelement verlieren. Erstaunlicherweise ist Löwenzahn reicher an Kalzium als z. B. Spinat. Wichtig ist ferner, dass der Löwenzahn beim Verzehr Fruchtsäuren mitliefert, die für mehr Magensäure sorgen – unabdingbare Voraussetzung für eine optimale Eiweißvorverdauung und eine bioaktive Verwertung von Kalzium und Eisen im Stoffwechsel.

Inhalts- und Wirkstoffe

Fürsorglich und zum Nulltarif liefert er folgende Inhaltsstoffe:

Taraxacin . . . *ist ein Bitterstoff mit erheblicher Wirkbreite*
Cholin . . . . . . *befeuert den mächtigen Vagusnerv im Körper*
Resine . . . . . *sind Bestandteile jeder Volksmedizin*
Laevulin . . . . *zählt zu den besonders gesunden Kohlenhydraten*

Vorbeugen & heilen mit Löwenzahn

- **Hilft bei Blasenbeschwerden, z. B. bei Reizblase**
- **Fördert die Verdauung durch seine Wirkung auf den Vagusnerv**
- **Stimuliert cholinerge Neuronen für eine bessere Konzentration**
- **Wirkt auf den Blutzuckerspiegel regulierend**
- **Hat antibakterielle und antimikrobielle Wirkkräfte**
- **Hilft bei Entzündungen**
- **Kräftigt das Immunsystem gegen Infektionen**
- **Verjüngt Körperzellen und stoppt Alterungsprozesse**

Die beste Erntezeit

Löwenzahn hat nur eine kurze Blüte. Dann reichert er seine Wirksubstanzen in höchster Konzentration an. Daher muss er bereits im April bzw. spätestens Mai geerntet werden. Die Pflanze wird samt Wurzel aus dem Erdreich herausgestochen und anschließend hängend getrocknet. Für die Zubereitung heilsamer Hausmittel kann man alle Teile des Löwenzahns verwenden.

Tipp

Gesunde, essbare Wiesenarznei

Dass der Löwenzahn bitter schmeckt, verdankt er Sesquiterpenen in seinem Milchsaft, der dennoch oder gerade deshalb sehr gesund ist. Weniger bitter schmeckt Löwenzahn, der im Schatten oder auch im Schutz hoch wachsender Wiesen gedeiht. Am besten schmeckt die Pflanze, wenn sie mit anderen Kräutern oder Gemüsen gemischt wird. Man kann Löwenzahn klein hacken und über den Salat geben. Das Kraut schmeckt dann weniger bitter, verfeinert aber den Geschmack des Salats. Für einen Löwenzahntee wird ein Esslöffel fein gehackter Löwenzahn mit einem halben Liter Wasser zum Kochen gebracht. Den abgekühlten Sud seiht man anschließend ab.

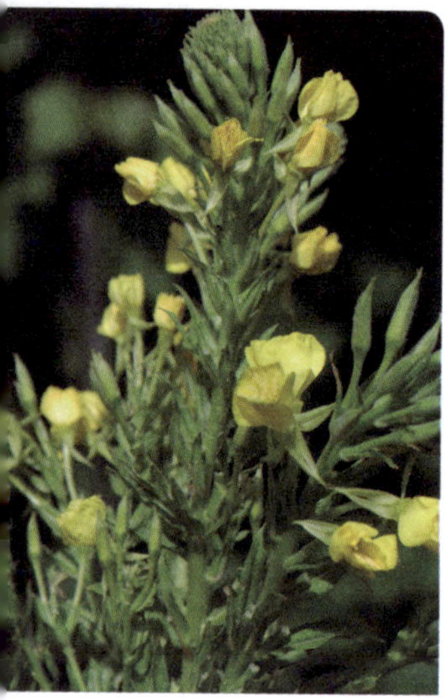

Nachtkerze: erst am Abend öffnet sie ihre Kelche

Nachtkerze

Königin unter den Heilpflanzen

Kennzeichen

Lange Zeit wurde die Nachtkerze bei uns nur als Schmuckpflanze für den Garten kultiviert, ehe die modernen Biowissenschaften ihren unermesslichen Reichtum an Gammalinolensäure (GLA) entschlüsselten, der vielleicht kostbarsten ungesättigten Fettsäure und einer der wertvollsten natürlichen Heilsubstanzen überhaupt. Die Pflanze kann eineinhalb Meter hoch werden, ihre Blätter werden etwa 15 Zentimeter lang. Ihre Knospen sind rot und die Blüten wunderschön gelb. Sie werden aber später orange und rot. Die üppigen Früchte sind lanzenförmig und werden bis zu drei Zentimetern lang.

Verbreitung

Die Nachtkerze ist auf der ganzen Welt verbreitet. Man weiß aber nichts über ihre eigentliche Herkunft. Die Nachtkerze stellt keine Ansprüche an den Boden, sie gedeiht auf Schutthalden, Steinbrüchen, an Bahngleisen und Wegrändern und blüht von Juni bis September. Die Nachtkerze ist insgesamt essbar, das einzigartige Nachtkerzenöl wird aus den Knospen gepresst. Es wird allerdings nur in Minimengen gewonnen und ist dementsprechend teuer. Die Blätter können gekocht verzehrt werden, die Wurzeln kann man wie Kartoffeln kochen. Sie schmecken sehr süß und sind saftig. Die Nachtkerze wurde von Eingeborenen in Afrika und Südamerika traditionell als lagerfähiges Nahrungsmittel kultiviert. Die Heilwirkung der Nachtkerze war bereits im Mittelalter bekannt.

Achtung !

Eine erhöhte Einnahme der Nachtkerze ist nicht unbedenklich, weil dadurch freie Radikale produziert werden können. Bei bestehenden Beschwerden oder Krankheiten sollte daher vorher ein Arzt oder Apotheker konsultiert werden.

Nachtkerze als Medizin

Ebenso wie im Borretsch entfaltet sich in der Nachtkerze ein wahrer Schatz an GLA. Im Gegensatz zu gesättigten Fettsäuren, die lediglich als Energiereserve in Fettzellen gespeichert werden, haben ungesättigte Fettsäuren eine belebende Funktion im Stoffwechsel. Eine entscheidende Rolle spielt dabei, wie viele Kohlenstoffatome sich in einem solchen Fettmolekül aneinanderreihen. Bei der Gammalinolensäure sind es 18. Damit ist sie nahezu unübertroffen und in unserem Organismus von starker Wirkung, vor allem als

Bestandteil der lipidhaltigen Schutzmembranen aller Zellen. Die Nachkerze hilft mit, dass Zellen und Gewebe abgedichtet sind und nicht austrocknen. Sie wirkt im gesamten Stoffwechsel stimulierend und aktivierend, vor allem aber spielt sie im Bereich der Gehirn- und Nervenzellen ihre überragenden Eigenschaften als natürliches Neuropharmakum aus. Viele Menschen werden nur deshalb krank, weil ihnen GLA fehlt. Eine Sonderrolle spielt GLA bei der Synthese bestimmter Prostaglandine vom Typ E1, die entzündungshemmend wirken, eine beträchtliche therapeutische Wirkungsweise bei Autoimmunerkrankungen, bei Rheuma, Muskel- oder Gelenkschmerzen.

Inhalts- und Wirkstoffe

Sie produziert neben GLA zwei Dutzend hochwertiger Vitamine, Enzyme, Hormone und sekundärer Pflanzenstoffe:

GLA. . . . . *kann von unserem Stoffwechsel nicht selbst hergestellt werden*
Vitamin E . . . . *ist Oxidationsschutz für empfindliche Fettstoffe*
Flavonoide . . . . . . *wirken antibakteriell*
Cis-Linolsäure . . . *ist Rohstoff für einige wichtige Fettsäuren*

Vorbeugen & heilen mit Nachtkerzenöl

- **Bewährtes Hautmittel bei Ekzemen, Neurodermitis etc.**
- **Aufhellende Wirkung bei depressiven Verstimmungen**
- **Lindert schmerzhafte Entzündungen, z. B. bei Rheuma**
- **Ist eine sanfte Hilfe bei Menstruationsbeschwerden**
- **Aktiviert Fatburning**
- **Blutverdünner, es ist wichtig für den Nährstofftransport**
- **Stoppt mentale Alterungsprozesse**
- **Aufbauhilfe von Synovial-Flüssigkeit in den Gelenken**

Die Nachtkerze: Kraut für die Küche

Die rübenartigen, langen Wurzeln kann man wie Schwarzwurzeln kochen. Sie sind allerdings nur bis zur Blütezeit der Pflanze genießbar. Beim Kochen verfärben sie sich rötlich. Die Wurzeln sind außerordentlich nahrhaft; sie enthalten komplexe Kohlenhydrate, bioaktives Eiweiß, fast alle B-Vitamine, Vitamin C, Zink, Jod, Mangan, Kalium und Phosphor. Die Nachtkerze ist sowohl Nahrung als auch Medizin, was ja bei vielen Pflanzen der Fall ist.

Tipp

Essenzielle Fettsäuren

Die Nachtkerze blüht erst am Abend, weil die Sonnenstrahlen sonst die extrem empfindlichen ungesättigten Fettsäuren oxidieren und freie Radikale produzieren würden. Zu diesen kostbaren Fettsäuren zählt nicht nur GLA, sondern auch Linolsäure. Beide Fettsäuren können von unserem Stoffwechsel nicht selbst hergestellt werden. Sie sind aber absolut lebensnotwendig und müssen mit der Nahrung aufgenommen werden. Schon geringe Mengen GLA oder Linolsäure, etwa ein Teelöffel am Tag, kann einem entsprechenden Defizit im Körper vorbeugen.

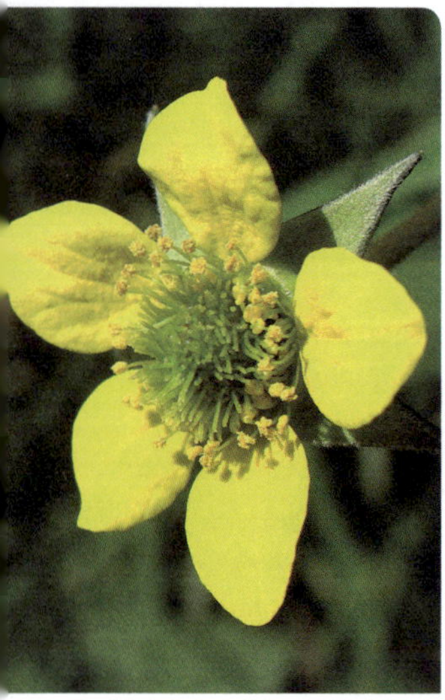

Nelkenwurz: *wirkt verjüngend und hilft beim Fatburning*

Achtung !

Der Nelkenwurztee sollte nicht in zu hoher Konzentration aufgebrüht werden, da er sonst Magenreize auslösen kann.

Nelkenwurz

Vielseitige Wurzelarznei

Kennzeichen

Die Nelkenwurz ist eine Pflanze aus der Gattung der Rosengewächse. Sie wird oft über einen halben Meter groß und blüht zwischen Mai und August. Dabei präsentiert sie dann ihre schönen gelben Blütenblätter, die beliebter Anziehungspunkt für Insekten der Umgebung sind. Schon im 16. Jahrhundert empfahl der berühmte Arzt *Paracelsus* die Nelkenwurz als Heilmittel gegen Leberkrankheiten und Verdauungsstörungen.

Verbreitung

Die Nelkenwurz wächst bevorzugt an geschützten, schattigen Plätzen wie an Hecken oder Waldrändern. Verbreitet in Europa und anderen gemäßigten Klimazonen blüht sie den ganzen Sommer und Herbst, mitunter sogar noch im November. Ihre Blüten sitzen einzeln an fast kerzengeraden, dünnen Stängeln, die sich anmutig im Wind wiegen. Die Wurzeln werden vorzugsweise im Frühjahr ausgegraben. Dann entwickeln sie ihre stärkste Heilkraft und den intensivsten Duft. Achtung: Beim allzu schnellen Trocknen verlieren sie ihr Aroma. Deshalb muss das Trocknen behutsam erfolgen. Den Duft bezieht die Pflanze aus ätherischen Ölen. Nahezu ein Zehntel des Trockengewichts steuert Tannin bei, ein therapeutisch wirksamer Gerbstoff. In früheren Jahrhunderten wurden die Inhaltsstoffe der Nelkenwurz weniger als Volksmedizin, sondern vorwiegend als Geschmacksspender beim Bierbrauen und als Mottenmittel in empfindlichen Leinenstoffen verwendet.

Nelkenwurz als Medizin

Die Wirksubstanzen der Nelkenwurz helfen äußerlich wie innerlich bei verschiedenen Beschwerden. Adstringenzien (zusammenziehende Substanzen) beschleunigen die Wundheilung, helfen bei Geschwüren, Hämorrhoiden, Menorrhagie (verlängerte Menstruation) und bei Nasenbluten. Bitter- und Gerbstoffe sind bewährte Naturheilmittel bei Verdauungsbeschwerden, sie wirken auch durchblutungsfördernd und kräftigend. Nelkenwurz ist desinfizierend und entzündungshemmend bei Infektionen, sie wirkt stark antibakteriell. Die gleichen Abwehrsubstanzen, mit denen sich die Pflanze in der Natur wehrt, gibt sie als Heilpflanze weiter. Unsere Gene haben sich im Laufe der biologischen Evolution auch an die Heilkräfte der Natur angepasst. Die hohen Konzentrationen an Bitterstoffen in der Nelkenwurz wirken appetitanregend, fördern neben der Fettverdauung auch die Leber- und Gallenfunktion. Sie bekämpfen Bakterien und wirken - wenn auch oft indirekt - fiebersenkend. Außerdem kräftigen sie das Immunsystem und stimulieren Belegzellen des Magens zur Abgabe von Salzsäure. Dadurch werden der Magensaft säurehaltiger, die Eiweißvorverdauung verbessert und die beiden wichtigen Mineralstoffe Kalzium und Eisen ionisiert, also löslich, und somit für den Stoffwechsel verwertbar gemacht.

Inhalts- und Wirkstoffe

Eugenol .... *ist ein Allroundheilmittel der Natur*
Phenylpropanoide ... *sind vielseitig wirksame sekundäre Pflanzenstoffe*
Resin .... *ist Baustein pflanzlicher Gesundheit*
Isoprenoide .... *sind kräftige sekundäre Pflanzenstoffe*

Vorbeugen & heilen mit Nelkenwurz

- → **Wirkt zellverjüngend**
- → **Hält Schleimhäute gesund**
- → **Stärkt Herz und Kreislauf**
- → **Wirkt entzündungshemmend und antibakteriell**
- → **Baut Fettwerte ab und ist cholesterinsenkend**
- → **Ist bewährt bei Schlankheitskuren**
- → **Aktiviert den Abbau von Biostoffen aus dem Nahrungsbrei**
- → **Fördert die Wundheilung**

Besondere Wirkkraft: wilde Nelkenwurz

Schon die Suche nach den oft versteckten Wildkräutern macht Spaß. Man findet die Nelkenwurz oft an feuchten Waldrändern, Hecken oder Gebüschen, am Rand von Gräben oder am Bachufer. Das Kraut wird samt der Wurzel ausgegraben und am besten gleich im Wasser eines Baches oder einer Quelle gewaschen. Zu Hause werden Wurzel und Kraut getrocknet und als Rohstoff aufbewahrt.

Rezept

Nelkenwurztee

Ein Nelkenwurztee wird zubereitet, indem man zwei Esslöffel getrocknete und zerhackte Nelkenwurz mit einem Liter kochendem Wasser überbrüht und ihn anschließend ausreichend ziehen lässt. Mit diesem Tee kann man durch Gurgeln Infektionen im Mund-Rachen-Raum, Hautunreinheiten oder auch Geschwüre behandeln. Der Tee regt ferner die Darmtätigkeit sowie die Nieren- und Blasentätigkeit an, er hilft gegen Verstopfung. Weil ein Tee aus Nelkenwurz bekömmlicher ist als ein Absud oder Extrakt aus manchen anderen Heilpflanzen, lässt er sich auch vielseitiger verwenden.

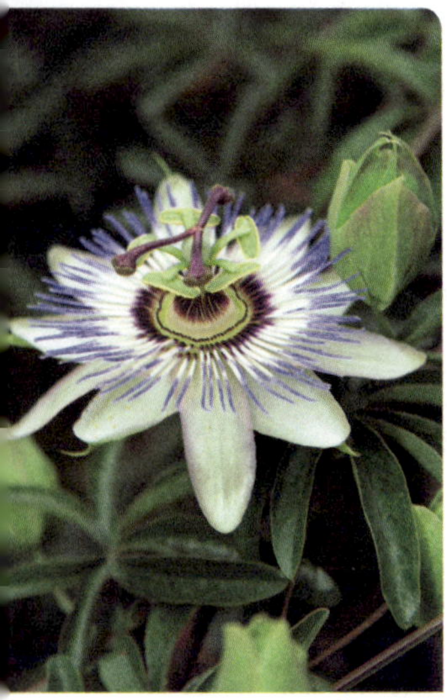

Schönheitspreis für eine unvergleichliche Pflanze

Achtung !

Vorsicht ist bei der inneren Anwendung geboten, da die Extrakte Beschwerden auslösen können. In der Schwangerschaft und Stillzeit dürfen hohe Konzentrationen nur in Abstimmung mit dem Hausarzt eingenommen werden.

Passionsblume

Heilkraut mit wunderschönen Blüten

Kennzeichen

Die Blumen dieser Naturschönheit leuchten - auf der ganzen Welt - in allen Farben. Sie werden in bestimmten Regionen bis zu 15 Zentimetern lang. Von der Passionsblume gibt es über 500 verschiedene Arten. Die Blüten sind sehr groß. Sie werden von Hummeln und kräftigen Wespen, teilweise sogar von Fledermäusen und Kolibris bestäubt. Die *Passiflora* - so lautet die botanische Bezeichnung - produziert außerordentlich viel Nektar. In den Subtropen werden solche Blüten oft über 20 Zentimeter groß. Wegen ihrer Schönheit wurde und wird die Passionsblume in verschiedensten Arten gezüchtet und kultiviert. Die Früchte sind rund oder länglich und enorm saftig.

Verbreitung

Die Passionsblume ist eine einjährige robuste Pflanze, die gerne an Mauerwerk oder Bäumen klettert. In der Karibik, in Florida oder in Südafrika wird aus dem Maracujanektar der Pflanze ein köstlicher Saft produziert. Aus anderen Passiflora-Arten werden die beliebten Grenadilla- oder Maypopsäfte gewonnen. Sie sind allesamt reich an Vitaminen, Spurenelementen und wertvollen Fruchtsäuren und damit ausnehmend gesund.

Passionsblume als Medizin

Bei den Hopi- und Cherokee-Indianern Nordamerikas war die Pflanze jahrhundertelang Standardmedizin gegen zahlreiche Beschwerden bzw. auch vorbeugend gegen Infektionen und Entzündungen, die dort im Winter in den kalten Regionen häufig auftraten.
Aus frischen oder getrockneten Blättern kann ein kräftiger Tee gewonnen werden, der beruhigend wirkt. Er unterdrückt das sympathische Stresssystem, erweitert Gefäße, senkt den Blutdruck, drosselt die Leistung von Herz und Gehirn und wirkt auf diese Weise entspannend, ein ausgezeichnetes Mittel bei Überaktivität, Schlafstörungen und nervösem Stress. In manchen Ländern Südamerikas werden getrocknete Passionsblumenblätter wie Tabak geraucht, weil die Blätter dämpfend und leicht euphorisierend wirken. Die Pflanze

synthetisiert diese sedativen Kräfte nicht, um uns Menschen zu beruhigen, sondern um krankheitserregende Bakterien, Viren oder andere Parasiten einzuschläfern oder gar zu töten. Blume und Früchte der Passionsblume produzieren weit weniger Phytopharmaka als die Blätter und die Wurzeln, die nicht nur den Stoffwechsel dynamisch beleben, sondern auch tief in die Synthese stimmungsaufhellender Neurotransmitter eingreifen.
Die Passionsblume synthetisiert bestimmte Alkaloide, die als Monooxidasehemmer (MAO-Hemmer) wirken. Sie blockieren ein Enzym, das Glückshormone wie Serotonin, Dopamin und Noradrenalin abbaut. Daher gilt die Pflanze bei vielen Indianerstämmen als Rauschdroge. Was so verlockend-schöne Blüten hervorbringt, wird natürlich zum Angriffsziel von Fressfeinden, gegen die wehrt sich die Passionsblume mit einer wahren Fülle an antibakteriellen und pilztötenden Substanzen. Mithilfe der Wirkstoffe der Passiflora können wir Menschen ebenso schädliche Mikroorganismen neutralisieren und abtöten, die meist über die Schleimhäute in unseren Organismus eindringen und dort entzündliche Symptome hervorrufen können.

Inhalts- und Wirkstoffe

Harman, Harmalin ..... *töten schädliche Bakterien*
Cumarine .... *hemmen die Blutgerinnung*
Scopoletin .... *wirkt anregend auf Stoffwechselenzyme*
Cyanogene Glykoside .. *sind immunaktive Schutzstoffe*

Vorbeugen & heilen mit Passionsblume

- **Wirkt beruhigend bei ADHA (Hyperaktivität)**
- **Wirkt entspannend und fördert den Schlaf**
- **Ist ein natürliches Beruhigungsmittel**
- **Hilft bei Hämorrhoiden, Verbrennungen und Hautentzündung**
- **Senkt den Blutdruck, wirkt beruhigend auf die Herztätigkeit**
- **Hilft bei Fibromyalgie und Nervenschmerzen**
- **Wirkt angstlösend und entspannend auf die Nerven**

Gesunde Früchte

Die Früchte der Passionsblume werden als Grenadillen oder Maracuja bezeichnet. Sie haben eine feste Haut und schmecken je nach Herkunft oder Reifezustand süß, bitter-süß oder auch säuerlich.

Tipp

Fruchtsaft oder Kräutertee

Sowohl Fruchtsaft wie Tee entfalten einen feinaromatischen, exotischen Geschmack. Der besondere Reichtum an Wirkstoffen steckt in den großen Blättern und kräftigen, saftigen Wurzeln, die getrocknet und geteilt werden, um daraus einen Tee zu kochen oder einen Sud für die äußere Behandlung herzustellen.

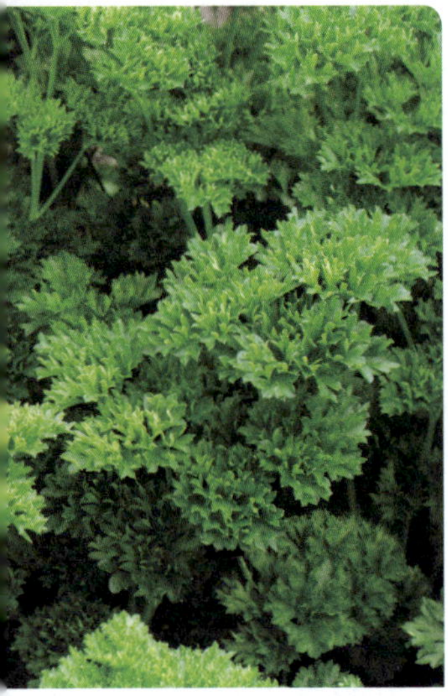

Heimisches Grün in Küche und Garten

Achtung !

Schwangere Frauen sollten Petersilientee nicht über einen längeren Zeitraum einnehmen, weil die Wirkstoffe die Gebärmutter zu stark reizen können.

Petersilie

Altvertraute Pflanze in unseren Gärten

Kennzeichen

Petersilie ist eine Pflanze aus der großen Familie der Doldenblütler. Es gibt sie in zwei Formen: die glatte und die gekräuselte Petersilie. Sie ist Lebensmittel, Heilkraut sowie Gewürz und somit vielseitig verwendbar. Die dicken, rübenförmigen Wurzeln dienen den Winter über als Nahrungsreserve. Vom Frühjahr an lässt die Petersilie ihre typischen langen, dünnen Blätter sprießen. Ohne die Petersilie könnten viele Insekten und andere Tierchen nicht existieren. Die Pflanze lockt Schmetterlinge an, die hier ihre Larven ablegen, die später zu Raupen und wiederum zu wunderschönen Schmetterlingen werden.

Verbreitung

Die Petersilie liebt feuchten Untergrund und viel Sonne. Sie kommt bei uns kultiviert, aber auch wild wachsend, in vielen südlichen Ländern vor. In unseren Gärten wachsen beide Formen der Petersilie - glatt und gekräuselt -, und sie sind gleichermaßen reich an Wirkstoffen und Würzkraft. Petersilie erfüllt eine wichtige soziale Rolle: Sie lockt schädlingfressende Insekten wie Wespen oder Raubfliegen an und schützt auf diese Weise benachbarte Blumen und Kräuter, wie z. B. Tomaten, die gerne von Würmern befallen werden. In unseren Küchen ist die Petersilie ein gern gesehenes Kraut sowohl als Verzierung auf dem Teller als auch als Gewürz, das ähnlich wie Koriander, allerdings milder, schmeckt. Als Bestandteil von Suppenge-müse ist die Petersilie nahezu unverzichtbar. Im alten Griechenland war die Petersilie sowohl Tischschmuck als auch mystische Pflanze. Sie kam später in nördliche Regionen und wurde dann über Jahrhunderte hinweg in Klostergärten kultiviert.

Petersilie als Medizin

Die Inhaltsstoffe der Petersilie wirken harntreibend und eignen sich gut für eine Entwässerungskur. Dabei spielt das reich in der Petersilie enthaltene Mineral Kalium eine bedeutende Rolle. Die Wirkstoffe scheiden über die Nieren Natrium und Wasser aus, während gleichzeitig das wertvollere Mineral Kalium in den Blutkreislauf reabsorbiert wird. Natrium ist Hauptbestandteil von Kochsalz, es erhöht die Gefäßwandspannung, bindet Wasser und wirkt auf diese Weise blutdruckerhöhend. In China gilt Petersilientee traditionell als Naturmedizin bei erhöhtem oder zu hohem Blutdruck. Zerriebene Petersilie ist ein gutes Hautmittel, das bei Insektenstichen hilft. Petersilie verbessert die Aufnahme von Mangan aus dem Nahrungsbrei. Dieses Spurenelement wird für die Energieerzeugung in Zellen benötigt und wirkt belebend auf den Stoffwechsel. Getreide ist besonders reich an Mangan, Dinkelspaghetti mit Petersiliensoße sind ein gutes Beispiel für eine ausgesprochen gesunde Mahlzeit.

Inhalts- und Wirkstoffe

Myristicin . . . . *ist ein kräftigendes sogenanntes Propanoid*
Menthatrien . . . . *Heilmittel in krauser Petersilie*
Apiol . . . . *wirkt regulierend auf den Blutfluss*
Perillinsäure . . . . *hilft beim Darmstoffwechsel*
Limonen, Terpene . . *töten schädliche Mikroben*
Vitamin C . . . . *kräftigt das Immunsystem*
Vitamin E . . . . *schützt ungesättigte Fettsäuren vor Oxidation*

Vorbeugen & heilen mit Petersilie

- → **Bewährte Naturmedizin gegen hohen Blutdruck**
- → **Stimuliert die Beckendurchblutung**
- → **Tötet Mikroben und Pilze ab**
- → **Stärkt das Immunsystem**
- → **Wirkt gegen Pilzkolonien im Dickdarm**
- → **Verbessert die Durchblutung**
- → **Fördert die Sauerstoffversorgung der Gehirnzellen**

Geliebtes Küchenkraut

Petersilie ist ein verhältnismäßig mildes Gewürz, verstärkt aber die Würzkraft anderer Kräuter. Deshalb wird es in der Küche sehr vielseitig eingesetzt, für Soßen, Suppen, Dips, Dressings ebenso wie zum Würzen von Gemüse, Fleisch- und Fischgerichten. Ideal ist Petersilie als Beigabe zu Salat oder Rohkostplatten. Beim Erhitzen verliert sie leicht ihr köstlich-feines Aroma. Petersilie ist saftig. Sie konserviert ihre Inhaltsstoffe, weshalb man sie am besten frisch zerhackt verwendet.

☑ Rezept

Petersilientee

Beim Petersilientee merkt man gar nicht, dass man mit jedem Schluck heilsame Naturarznei zu sich nimmt. Zubereitet ist der Tee rasch. Man überbrüht eine viertel mit zerhackter, getrockneter Petersilie gefüllte Tasse mit einem halben Liter kochendem Wasser und lässt den Tee zehn Minuten ziehen. Man kann den Tee mit Honig oder Ahornsirup süßen. So erhält man ein köstliches Getränk. Im Sommer schmeckt es gekühlt besonders erfrischend.

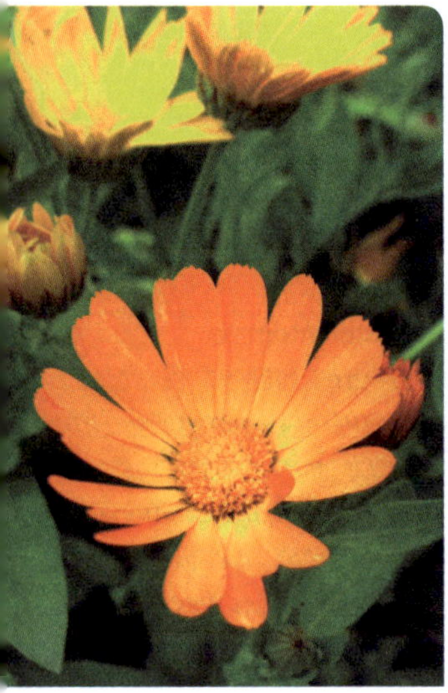

Superstar aus der Apotheke der Natur

Achtung !

Die verschiedenen Anwendungen der Ringelblume zählen zur sanften Medizin. Dennoch sollte sie nicht zu hoch konzentriert angewendet werden.

Ringelblume

Arznei aus der Apotheke der Natur

Kennzeichen

Die Ringelblume gehört wie viele andere Heilkräuter zur Familie der Korbblütler. Sie wächst gerade und kaum verzweigt meist bis zu einem halben Meter hoch und blüht von Juni bis in den Frühherbst, allerdings nur wenige Tage lang. Die Blüten der Ringelblume leuchten im schönsten Orangegelb. Die gesamte Blüte wird für therapeutische Zwecke, aber auch in der Küche genutzt. Woher die Ringelblume ursprünglich stammt und wie sie ihren Weg zu uns fand, ist nicht dokumentiert. Sie ist ein Kraut, das sich im Mittelmeerraum wohlfühlt, da man bereits im alten Rom und Griechenland die Heilkraft und den Geschmack der Ringelblume zu schätzen wusste. Die *Calendula* - so der botanische Name - schmeckt bittersüß und oft auch leicht salzig.

Verbreitung

Aus unseren Gärten ist die Ringelblume nicht wegzudenken. Bei all ihrem inneren Reichtum dient sie auch zur Dekoration unserer Terrasse. Dabei ist die Pflanze äußerst bescheiden. Wenn sie aus unseren Gärten auswildert, gedeiht sie auch auf kargen Böden, entlang an Bahnstrecken oder Straßen, auf Schutthalden, Steinbrüchen oder Ödland. Ähnlich wie der Löwenzahn kriecht sie oft herrlich leuchtend aus den Ritzen zwischen den Terrassenplatten. Im Gegensatz zu vielen anderen Pflanzen braucht sie nicht viel Stickstoff und muss daher nicht ehrgeizig gedüngt werden. Geerntet werden die Blüten, die schnell getrocknet werden sollten.

Ringelblume als Medizin

Der Reichtum an heilenden Wirkstoffen ist unvorstellbar groß. Hochwirksame Terpene wie Helianthriol, Faradiol und Taraxcasterol verbinden sich mit kräftigen Saponinen. In ihrer Blüte sind ferner die Substanzen Quercetin, das freie Radikale zerstört, Kampferol, als schützender Gelbstoff, und Ionone, Duft- und Heilstoffe, enthalten, die zum Beispiel auch den Rosen ihr unvergleichliches Aroma schenken. Die Ringelblume hemmt Entzündungen und stimuliert bei

Verletzungen die Bildung jungen, heilenden Bindegewebes. Mit ihrer blutstillenden Wirkung hilft sie bei Magen- oder Darmgeschwüren oder auch bei übermäßiger Regelblutung. Äußerlich lassen sich ihre Extrakte bei Hautentzündungen, Ekzemen oder Geschwüren anwenden. Sie wirkt entwässernd, krampflösend und unterstützt Fatburning, bekämpft Bakterien, Pilze oder Keime und kann bei rheumatischen Beschwerden helfen.

Inhalts- und Wirkstoffe

Was so schön gelb leuchtet, sind Karotene bzw. Farbstoffe, die Zellen vor freien Radikalen schützen.

Triterpene. . . . *sind fettreiche sekundäre Pflanzenstoffe, sie sind ferner zellstärkende, hochwirksame Phytopharmaka*
Terpenoide . . . *wirken gegen viele Krankheitserreger*
Ionone . . . . . . *duften und heilen*
Flavonoide . . . *sind sekundäre Pflanzenschutzstoffe*
Saponine . . . . *helfen gegen Bakterien und Pilze*

Vorbeugen & heilen mit Ringelblume

- → **Beschleunigt die Wundheilung**
- → **Aktiviert die Neubildung jungen Kollagens**
- → **Heilt Hautentzündungen und hilft bei Ekzemen, Pickeln usw.**
- → **Wirkt entzündungshemmend, auch auf Mund- und Rachenschleimhäuten**
- → **Lindert Magenschmerzen und fördert die Verdauung**
- → **Hilft bei Bindehaut- und Zahnfleischentzündung**
- → **Ein erprobtes Mittel bei Krampfadern, Besenreisern und Beingeschwüren**
- → **Sie kräftigt Schleimhäute und das Immunsystem**
- → **Fördert die Durchblutung und entlastet Herz und Kreislauf**

Ringelblume in der Kosmetik

Die Blüten der Ringelblume werden wegen ihrer schönen Farben, ihres Aromas und vor allem wegen ihrer Heilkräfte bevorzugt zur Herstellung von Naturkosmetika verwendet. Man kann daraus Hautreinigungsmittel, Bodylotions, Shampoos, Gesichtsmasken und vieles mehr herstellen. Ihr Reichtum an duftenden ätherischen Ölen eignet sich gut als belebender Badezusatz.

Tipp

Ringelblumentee und -umschläge

Für einen stärkenden Tee nimmt man zwei Esslöffel getrocknete Ringelblumenblätter, brüht sie mit einem Liter kochendem Wasser auf und lässt ihn zehn Minuten ziehen. Den Tee kann man mit Honig süßen. Gekühlt stellt er ein herrlich erfrischendes Sommergetränk dar.

Für Umschläge gegen Rheuma, Muskel- oder Gelenkschmerzen bzw. generell für eine äußere Anwendung der Ringelblume verwendet man eine entsprechend höhere Konzentration des Heilkrauts.

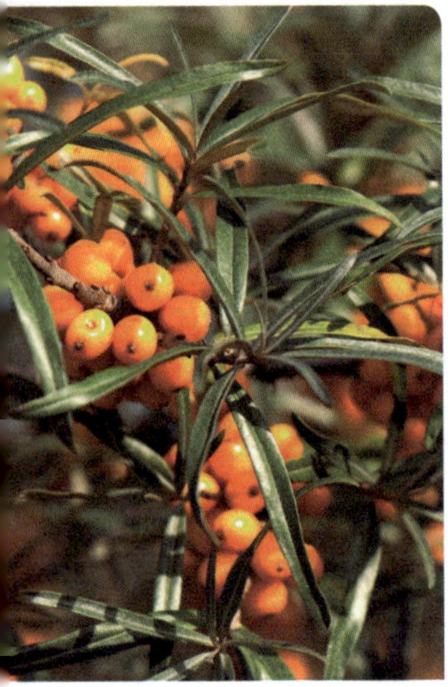

Sanddorn: herrliche Perlen von unvergleichlicher Wirkkraft

Achtung !

Die hohen Konzentrationen an Fruchtsäuren und Vitamin C können bei entsprechender Disposition die Magenwände reizen. Daher sollte man anfänglich mit niedriger Dosierung testen, wie man auf den Sanddorn anspricht.

Sanddorn

Das Vitamin-C-Wunder

Kennzeichen

Sanddorn ist eine wild wachsende Pflanzenart aus der Familie der Ölweidengewächse. Auch vom Sanddorn gibt es zahlreiche Unterarten. Der Sanddorn entwickelt saftige Beerenfrüchte. Erst spät im Jahr, ab August bis in den Spätherbst hinein, kommen diese schönen orangeroten Beeren zum Vorschein. Wenn man sie zerdrückt, duften sie aromatisch, und sie sind reich an ätherischen Ölen. Sanddorn kann als dichter Busch an geeigneten Plätzen bis zu acht Meter oder noch höher werden. Die robuste Pflanze ist in gemäßigtem Klima zu Hause. Die Wurzeln reichen tief ins Erdreich, saugen ihre Nährsäfte mitunter noch aus drei Meter Tiefe. Der Sanddorn dehnt sich auch meterweit zur Seite aus, ohne Rücksicht auf benachbarte Pflanzen.

Verbreitung

Wie der Name schon sagt, mag der Sanddorn sandige Böden. Er stammt ursprünglich aus Nepal, genetisch ist er deshalb auf kargen Untergrund programmiert, zum Beispiel Kies- und Erdboden, sandige Waldhaine, Heideböden etc. Auch große Höhen bewältigt der Sanddorn gut, er wächst bis auf 2.000 und 3.000 Metern. Man findet ihn in Steinbrüchen, entlang an Bahngleisen, auf Schutthalden und in lichten Trockenwäldern. Sanddorn liebt die wilde Natur, was ihn robust macht. Weil es sich in freier Natur weniger bequem leben lässt als etwa im Schutz kultivierter Gärten, synthetisiert er einen unvorstellbaren Reichtum kostbarer Inhaltsstoffe. Nur ganz wenige Pflanzen produzieren so viel Vitamin C wie Sanddorn.

Sanddorn als Medizin

Die Früchte reichern im Stadium ihrer letzten Reife enorm viel Vitamin C an: 100 Gramm Beeren können bis zu ein Gramm Ascorbinsäure enthalten. Neben dem hohen Anteil an Vitamin E in den Beerenschalen (das vor Oxidation durch Sonnenstrahlen und gegen freie Radikale schützt) braucht der Sanddorn das sauer schmeckende Vitamin C, um Fressfeinde abzuschrecken. Lediglich Hagebutten synthetisieren ähnlich hohe Konzentrationen an Vitamin C. Für uns

Menschen ist das Vitamin die bedeutendste Basissubstanz, die direkt oder indirekt an nahezu allen Stoffwechselreaktionen beteiligt ist. Sie ist unerlässlicher Enzymspender für die körpereigene Produktion von Glückshormonen oder kräftigem Bindegewebe. Vitamin C wirkt vorbeugend und heilend bei Erkältungskrankheiten, Infektionen und Entzündungen. Weil es nachts, zusammen mit dem Spurenelement Zink, junges Kollagen aufbaut, wird der Sanddorn auch als Schönheitsmittel aus der Natur bezeichnet.

Inhalts- und Wirkstoffe

Vitamin C ist selbst durch freie Radikale bedroht, deshalb kommt es im Sanddorn in Bioflavonoiden eingepackt vor, die es vor Zerstörung schützen.

Gerbstoffe .... *als antibakterielle Substanzen*
Beta-Karoten ...... *aus dem in unserem Stoffwechsel Vitamin A entsteht*
Hochwertige ungesättigte Fettsäuren:
Ätherische Öle ..... *mit hoher Wirkkraft*
Alkaloide .... *die Bakterien und Keime abtöten*

Vorbeugen & heilen mit Sanddorn

- **Schützt vor Erkältungskrankheiten**
- **Beugt Entzündungen und Infektionen vor**
- **Stimuliert die Synthese von stimmungsaufhellenden Neurotransmittern**
- **Baut aus Aminosäuren junges Kollagen auf**
- **Bewährtes Kräftigungsmittel für das Abwehrsystem**
- **Wirkt durchblutungsfördernd**
- **Senkt den Cholesterinspiegel**
- **Hilft bei natürlichem Fatburning**
- **Beugt Arteriosklerose vor**
- **Festigt das Zahnfleisch**

Die Sanddornernte ist kein Vergnügen

Am besten bindet man mehrere Äste zusammen und schneidet die Beerentriebe ab. Das Pflücken mit den Händen ist nicht empfehlenswert, weil die Beeren in der Hochreife sehr weich sind und leicht zerquetscht werden können.

Rezept

Marmelade

Die Sanddornfrüchte werden einfach zu einem Mus zerdrückt. Die dabei gewonnene Masse süßt man mit Honig oder Zucker und kocht sie kurz auf zur besseren Konservierung. Auf ähnliche Weise gewinnt man einen Sanddornsaft. Wenn man einen Tee aus Sanddornextrakten aufbrüht, geht leider ein Großteil vom Vitamin C verloren.

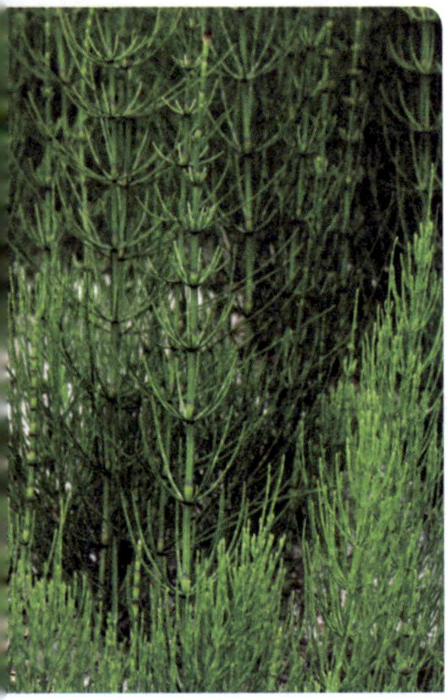

Schachtelhalm: das Grün aus feuchtem Wiesengrund

Warnhinweis !

Innerlich sollte Schachtelhalm nicht über einen längeren Zeitraum angewendet werden. Schachtelhalm enthält das Enzym Thiaminase, das das lebenswichtige Vitamin B_1 (wichtig für die Nerventätigkeit) im Körper abbaut. Frauen in der Schwangerschaft und Stillzeit sollten vor Einnahme eines Schachtelhalmtees ihren Arzt fragen.

Schachtelhalm

Die grüne Heildroge

Kennzeichen

Der Schachtelhalm ist ein Farn, der viel Feuchtigkeit braucht und mitunter sogar aus seichtem Wasser wächst. Seinen Namen hat der Schachtelhalm von der Eigenschaft der Blätter, die eine Art Scheide bilden, aus der man die Sprossachse herausziehen und - wenn sie dabei nicht verletzt wird - wieder zurückstecken kann. Der Schachtelhalm ist robust und zäh, er zählt zu den ältesten Pflanzen überhaupt, ist ziemlich unansehnlich, wenig beliebt, aber vielen anderen Pflanzen an Stoffwechselkräften überlegen. Weil er nahe am oder sogar im Wasser gedeiht, zieht er seine Nährstoffe mit saugenden Wurzeln aus besonders reichen Quellen des Untergrunds.

Verbreitung

Der Schachtelhalm verzweigt sich in kräftigen Trieben waagerecht im Boden und lässt im Frühjahr bräunliche Auswüchse an die Oberfläche sprießen. Dem kräftigen Wurzelwerk verdankt er Wuchshöhen bis zu einem halben Meter und mehr. Der Schachtelhalm ist an seinen Sprossen zu erkennen. Jeder Spross hat eine Reihe von Knoten, und an jedem Knoten wachsen die Blätter heraus. Die Trockenmasse des Krauts enthält bis zu acht Prozent Silizium als Bestandteil von Kieselsäure, einem unverzichtbaren Beautystoff für unsere Haut, fürs Bindegewebe, für Haare und Nägel. Geerntet werden die frischen, saftig-grünen Triebe im Frühsommer. Sie werden über dem Erdboden abgetrennt und dann zum Trocknen aufgehängt. Der Schachtelhalm ist ein traditionell bewährtes Hausmittel mit einer beträchtlichen Bandbreite an Anwendungsmöglichkeiten.

Schachtelhalm als Medizin

Die Pflanze ist das womöglich einzige Universalgenie unter den Heilkräutern. Der Schachtelhalm hilft nahezu gegen alles und ersetzt eine ganze Reihe anderer wirksamer Arzneipflanzen. Mit seiner diuretischen Wirkung hilft er bei Wasseransammlungen (Ödemen) im Körper, z. B. an den Knöcheln, Waden, unter den Augen oder im Handrücken. Die harntreibenden Inhaltsstoffe helfen ebenso bei

Nieren- und Blasenschwäche, Reizblase, vorbeugend gegen Nieren- oder Blasensteine und auch bei Harninkontinenz. Der Schachtelhalm wird therapeutisch eingesetzt bei Gelbsucht, Leberleiden, Gicht, Gelenkbeschwerden, brüchigen Nägeln, Haarausfall, Nasenbluten, Knochen- und Gelenkproblemen und Menstruationsstörungen. Äußerlich kann man mit seinen Wirkstoffen Wunden oder Hautunreinheiten behandeln. Er hilft ebenso bei Appetitlosigkeit und bei Gewichtsverlust. Weil seine Wirkstoffe den Blutzucker senken, wird er vorbeugend gegen Diabetes eingesetzt.

Inhalts- und Wirkstoffe

Xanthone ...... *sind heilkräftige farbspendende Pflanzenstoffe*
Valeriansäure... *transportiert kostbare Wirkstoffe zu den Zellen*
Kieselsäure .... *ist Bestandteil der Stützsubstanz von Kollagen*
Glycoside ...... *sind bedeutende sekundäre Pflanzenstoffe*
Saponine ...... *sind vielseitig wirkende Phytonährstoffe*

Vorbeugen & heilen mit Schachtelhalm

- **Wirkt cholesterinsenkend und entfettend**
- **Stärkt das Immunabwehrsystem des Körpers**
- **Hilft bei Müdigkeit und Erschöpfungszuständen**
- **Wirkt entwässernd und stimuliert die Nieren- und Blasentätigkeit**
- **Unterstützt den Aufbau jugendlichen Bindegewebes**
- **Stärkt Knochen und Zähne**
- **Wirkt gegen Haarausfall, brüchige Nägel sowie gegen Faltenbildung**
- **Ist ein ausgezeichnetes natürliches Wundheilmittel**

Vielseitig anwendbares Kraut

Das getrocknete Kraut des Schachtelhalms kann man in Apotheken kaufen oder über den Versandhandel beziehen. Für einen Tee nimmt man einen Esslöffel getrocknetes Kraut und überbrüht es mit einem halben Liter kochendem Wasser. Den Tee lässt man zehn Minuten ziehen und seiht ihn dann ab. Der Geschmack ist nicht jedermanns Sache. Gesüßt entfaltet der Tee einen angenehmen Geschmack. Ein stärkerer Sud wird gegen rheumatische Beschwerden und Neuralgien verwendet.

Tipp

Schachtelhalmbad gegen Müdigkeit

Ein Schachtelhalmbad hilft gegen Müdigkeit, nervöse Reizzustände, Durchblutungsstörungen, Geschwüre, Ekzeme und Rückenschmerzen. Für ein Vollbad nimmt man eine große Tasse trockenes Schachtelhalmkraut, lässt es in ausreichend Wasser eine Stunde lang ziehen und gibt es dann in das heiße Badewasser. Wirkstoffe und ätherische Öle ziehen dann angenehm in die Haut ein. Die Balneotherapie mit Schachtelhalmextrakten wirkt beruhigend und entspannend auf das Nervensystem.

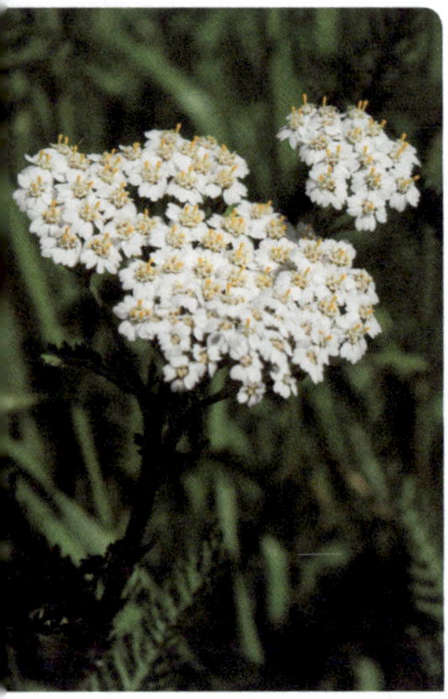

Schafgarbe: zartes Weiß auf robustem Strauch

Schafgarbe

Gesunde Bitterstoffe

Kennzeichen

Der botanische Name lautet *Achillea millefolium*, er rührt von dem Aberglauben her, dass der griechische Held *Achilles* seine Wunden mit der Schafgarbe ausgeheilt habe. Bestätigt ist, dass sie bereits vor zwei Jahrtausenden auf den Kriegszügen großer Heerscharen als Wundheilmittel mitgeführt wurde. Die Schafgarbe ist eine robuste, strauchähnliche Pflanze, die meist über einen Meter hoch wächst und doldenartige Blütenstände mit kleinen weißen, aber auch zartrosa oder gelblichen Blüten austreibt. Sie gehört zur Gattung der Korbblütler, die in der Naturapotheke eine bedeutende Rolle spielen. Die Schafgarbe ist reich an heilenden Inhaltsstoffen. Sie wird unter anderem auch als Grillenkraut oder Tausendblatt bezeichnet.

Achtung !

Manche Menschen reagieren allergisch auf die Schafgarbe. Daher ist das Kraut – äußerlich oder innerlich – mit Vorsicht anzuwenden. Das Kraut wirkt zwar entzündungshemmend, kann aber bei zu hoher Dosierung zu Irritationen führen. Im Zweifelsfall zieht man den Arzt zurate.

Verbreitung

Die Schafgarbe ist nicht gerade ein Schmuckstück auf unseren Wiesen und wird oft als lästiges Unkraut gesehen. Sie fühlt sich in unserem Klima ausgesprochen wohl, ist aber auch in den Subtropen bzw. in sonnenverwöhnten Regionen Nordafrikas oder Asiens daheim. Tatsächlich ist die Garbe ein potentes Wundkraut, seine Inhaltsstoffe sind Vorbild für Hunderte Nachahmer unter den chemisch-synthetischen Medikamenten. Im Mittelalter wurde die Schafgarbe zum Bierbrauen verwendet. Sie war in manchen Teilen Europas als Rohstoff sogar beliebter als der Hopfen.

Schafgarbe als Medizin

Auf Wanderungen über Wiesenwege gehen wir oft achtlos an der Schafgarbe vorbei, ohne uns bewusst zu sein, dass da am Wegrand einer der wichtigsten Produzenten von Phytopharmaka wächst. Die Bandbreite ihrer Heilwirkung ist enorm. Schafgarbenkontrakte wirken schweißtreibend, stillen Blutungen, wirken anregend und durchblutungsfördernd. Wenn Kinder früher mit Schnittwunden, Hautabschürfungen oder Nasenbluten vom Spielplatz heimkamen, wurden sie mit Schafgarbe behandelt. Die Tinkturen wirken gegen Entzündungen, Hämorrhoiden und Kopfschmerzen sowie vorbeugend gegen Infektionen und Erkältungen. Die Heilpflanze ist bewährtes Mittel bei allen Magen-Darm-Störungen bzw. Verdauungsproblemen. Die Schafgarbe wirkt harntreibend, äußerlich angewendet hilft sie bei vielen Hautkrankheiten. Sie wirkt cholesterin- und blutdrucksenkend und hilft bei Herz-Kreislauf-Beschwerden, bei Reizblase und Konzentrationsschwäche. Als es noch keine Apotheken mit bis zu 90.000 hübsch verpackten Arzneimitteln gab, galt die Schafgarbe allen anderen Heilkräutern als überlegen.

Inhalts- und Wirkstoffe

Isovaleriansäure. . . *ist ein natürlicher Beruhigungsstoff*
Asparagin. . . . . *die Aminosäure ist wichtig für den Wasserstoffstoffwechsel*
Salicylsäure . . . . . . *ist ein vielseitig wirksames Pflanzenhormon*
Sterol . . . . *ist unerlässlich für die Verwertung fettlöslicher Vitamine*
Flavonoide . . . . *Pflanzenschutzstoffe mit großer Wirkbreite*
Bitterstoffe. . . . . . . *wirken antibakteriell gegen krankheitserregende Mikroben*

Vorbeugen & heilen mit Schafgarbe

- **Fördert die Durchblutung, stärkt das Herz und den Kreislauf**
- **Hilft beim Fatburning und senkt Cholesterinwerte**
- **Schützt Schleimhäute vor Bakterien, Pilzen, Keimen und Viren**
- **Wirkt in Stresssituationen beruhigend**
- **Bewährtes Hausmittel bei kleineren Hautverletzungen**
- **Hilft mit Adstringenzien gegen Hämorrhoiden**
- **Lindert Kopfschmerzen und Migräne**
- **Wirkt vorbeugend gegen Infektionen und Erkältungen**
- **Bewährtes Blutreinigungsmittel**

Ernte in der Blütezeit

Die Schafgarbe blüht je nach Region von Juni bis tief in den Oktober hinein. Man findet sie am besten am Wegrand, aber auch an Bahngleisen, Böschungen und - weil sie sehr anspruchslos ist - sogar in Steinbrüchen und am Rande von Schutthalden. Die Pflanzen werden abgeschnitten und an einem schattigen Ort zum Trocknen aufgehängt.

Rezept

Schafgarbentee und Schafgarbentinktur

Für den Tee überbrüht man einen Esslöffel getrocknetes Kraut der Schafgarbe mit einem halben Liter kochendem Wasser und lässt ihn 20 Minuten ziehen. Den Tee kann man in kleinen Schlucken über den Tag verteilt trinken.

Für einen äußerlich anzuwendenden stärkeren Sud, z. B. gegen Ekzeme oder Hautentzündungen, nimmt man die halbe Menge Wasser und stellt eine Tinktur daraus her.

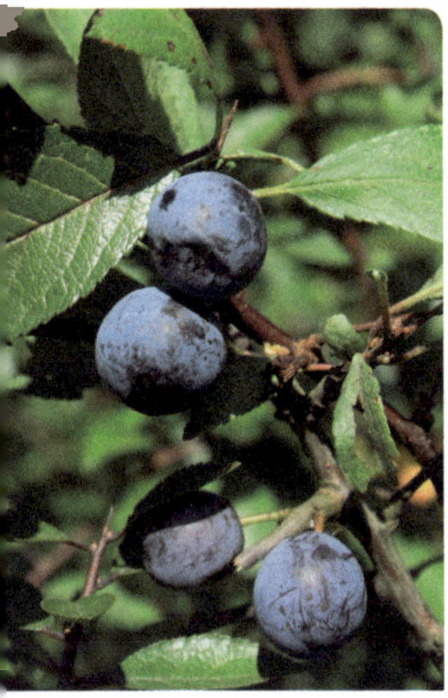

Pralle Schlehenbeeren wachsen auf herbstlichen Hecken

Achtung !

Glukoside und Bitter- bzw. Gerbstoffe können in zu hoher Dosierung zu Magenverstimmungen führen. Im Zweifelsfall konsultiert man einen Arzt oder Apotheker.

Schlehe

Die besondere Beere

Kennzeichen

Die Schlehe ist ein enorm robuster Strauch, der dicht und bis über vier Meter hoch wachsen kann. Die Rinde der Schlehe ist dunkel, fast schwärzlich. Die Blätter der Schlehe fühlen sich weich an. Ihre Beeren sind saftig und prall. Schlehdorn wächst gut bei uns in Mittel- und Nordeuropa. Er wurde traditionell gern als kaum zu durchdringende Hecke gesetzt, um damit die Weiden einzugrenzen. Die Stacheln des Schlehdornstrauchs halten das Vieh auf natürliche Weise ab, weitaus besser als ein künstlicher Stacheldraht- oder Elektrozaun.

Verbreitung

Der Schlehdorn ist ein einziges Abwehrbollwerk gegen Fressfeinde und Schädlinge. Sowohl seine Bitterstoffe wie sein dornenbewehrtes Dickicht halten Tiere davon ab, in den Strauch einzudringen. Die Beeren sind zunächst grün, werden später blau und sehen mit ihrem weißen Anflug leicht bepudert aus. Sie können einen Zentimeter groß werden. Die Schlehe blüht früh, nutzt die ersten warmen Frühlingstage im März oder April. Sie gedeiht gut an Straßen- und Wegrändern, trockenen Böschungen, auf Heidegrund oder an Waldrändern. Die Blüten werden jung geerntet und getrocknet. Die blauen Beeren schmecken scharfsauer. Sie eignen sich gut für die Herstellung von Marmeladen oder Säften. Geerntet werden sie in den ersten Tagen des Herbstfrostes. Man kann alle oberirdischen Teile, also Blätter, Blüten und Früchte, verwenden.

Schlehe als Medizin

Für die Indianer Nordamerikas war die Schlehe saftige Universalpille gegen viele Beschwerden und Krankheiten. Schlehenstoffe wirken entkrampfend und blutdrucksenkend, weil sie stressbedingten Gefäßwandspannungen vorbeugen, also Verengungen der Arterien. Sie wirken auch adstringierend, zusammenziehend, was sie zu einem bewährten blutstillenden Mittel macht. Bei Atemproblemen, Husten oder Asthma hilft die entspannende Linderungskraft.

Die Schlehe synthetisiert ihre ganz eigene Mischung an therapeutisch nutzbaren Inhaltsstoffen. Sie sind natürliche Abführmittel, wirken schweißtreibend, harntreibend, entwässernd, vor allem auch desinfizierend in Schleimhäuten und beugen so Entzündungen und Infektionen vor. Schlehe hilft bei Verdauungsstörungen, sowohl bei Verstopfung und Darmträgheit als auch bei Durchfall. Dabei spielt vermutlich eine Rolle, dass Schlehenextrakte die Produktion von Magensäure stimulieren, wodurch die Eiweißvorverdauung aktiviert wird.

Inhalts- und Wirkstoffe

An den ersten Herbstfrosttagen machen sich auf dem Land viele Familien zur Schlehenernte auf. Geschätzt werden vor allem folgende Inhaltsstoffe:

Prunasin . . . . *wirkt entspannend auf Atemwege*
Flavone . . . . *sind phenolhaltige Substanzen mit antioxidativer Wirkung*
Bitterstoffe . . . . . *wirken antibakteriell und antimikrobiell*
Nitrilglukosid . . . *ist ein typischer Schlehenstoff, der entwässernd wirkt*
Vitamin C . . . . . . *kräftigt das Enzymsystem*

Vorbeugen & heilen mit Schlehen

- **Kräftigen das Immunsystem, beugen freien Radikalen vor und helfen bei Entzündungen**
- **Regen den Gesamtstoffwechsel an, stimulieren den Appetit und regen die Verdauung an**
- **Wirken leicht abführend bei Darmträgheit und Verstopfung, entwässern den Körper und helfen bei Ödemen**
- **Sind ein natürliches Nervenmittel, stimulieren die Produktion von Magensaft, verbessern die Verdauung**

Typische Volksmedizin

Nicht umsonst werden Schlehenblüten und -früchte seit jeher gesammelt, getrocknet und als natürliches Hausmittel über den ganzen Winter hinweg aufbewahrt. Schlehentee, Schlehensud oder Schlehenextrakt sind bewährte Kinderheilmittel bei Hautausschlägen, Spielplatzverletzungen, Appetitlosigkeit, Husten und vorbeugend gegen Infektionen.

Rezept

Schlehentee und -saft

Ein köstliches Schlehenmus wird zubereitet, indem man ein halbes Kilo frischer, nach dem ersten Frost gesammelter Beeren wäscht und zusammen mit einer großen Tasse Wasser dick kocht. Für einen Saft werden Schlehen mit kochendem Wasser überbrüht, bis sie davon bedeckt sind. Dann lässt man den Sud über Nacht stehen, gießt den Saft ab und vermengt ihn mit ausreichend Zucker, kocht die Masse unter ständigem Rühren auf, nimmt den entstehenden Schaum ab und lässt die Masse abkühlen. Für eine Schlehenmarmelade legt man die Früchte in Wasser ein und lässt sie über Nacht stehen. Das Wasser wird abgegossen, anschließend werden die nun weichen Beeren unter Rühren gekocht. Die Masse wird abgesiebt, je nach Geschmack und Fantasie mit Wein, Zucker und anderen Gewürzen vermengt und zu einer Marmelade dick gekocht.

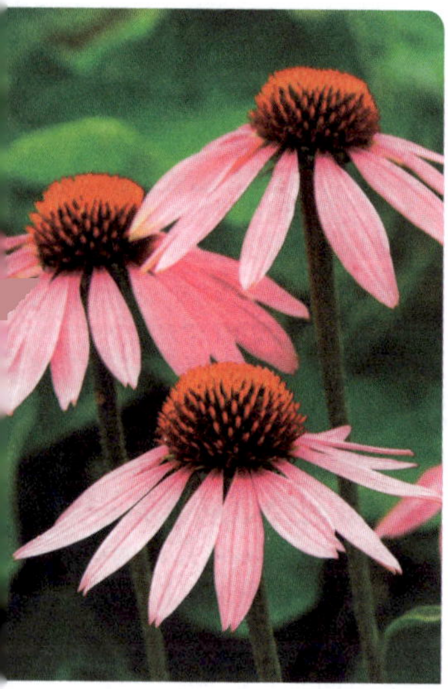

Sonnenhut: zauberische Anmut der Natur

Sonnenhut

Die Indianerarznei

Kennzeichen

Der wunderschön blühende Sonnenhut ist mit unserem Gänseblümchen verwandt. Der Sonnenhut sprießt aus einer senkrechten, zierlichen Pfahlwurzel, wächst mit einem feinen Stängel und wird bis zu eineinhalb Meter hoch. Er blüht den ganzen Sommer hindurch. Bei uns wird der Sonnenhut als Garten- und Zierpflanze kultiviert, erreicht aber dabei nie die enorme Wirkstoffdichte wie der wild lebende Sonnenhut (den es bei uns auch gibt). Hauptwirkstoff ist Echinacea, der Begriff leitet sich vom griechischen Wort Echino ab, was übersetzt Igel bedeutet, Hinweis auf die zahlreichen Blütenspitzen im Innern der Blume.

Verbreitung

Der Sonnenhut ist in den weiten Prärien Nordamerikas zu Hause, wo er zur Blütezeit unendlich weite Flächen von Präriegras mit unvorstellbarer Blüten- und Leuchtkraft bereichert. Die hübsche Körbchenblüte entfaltet sich mit einem guten Dutzend rosa bis pink oder roten Strahlenblüten. Von der Echinacea-Pflanze gibt es wiederum zahlreiche Unterarten, begehrt als Rohstoff für Hausarzneien sind ihre Wurzeln und das Kraut. Die Wurzeln gräbt man am besten im Herbst aus, die Blüten sammelt man in der Blütezeit ein, wenn sie gerade ihren Reichtum an Inhaltsstoffen synthetisiert haben. Wurzeln und Blüten werden getrocknet aufbewahrt.

Achtung !

Man sollte unbedingt beachten, dass manche Personen auf die innerer Anwendung des Sonnenhuttees mit Allergien, Magenschmerzen oder Übelkeit reagieren.

Sonnenhut als Medizin

Echinacea ist ein wirkungsvoller Immunstoff, der von Indianern Nordamerikas jahrhundertelang genutzt wurde, ebenso von Wildtieren, die nach einer Infektion instinktiv nach heilender Naturmedizin suchen. Die Kiowa-, Cheyenne- und Dakota-Indianer nutzten den Sonnenhut vorbeugend gegen Erkältungen und Infektionen, die Pawnee-Indianer gegen Kopfschmerzen und Neuralgien, die Lakota-Indianer vorwiegend als schmerzstillendes Mittel. Immer wieder beobachteten Indianer, wie Büffel, Antilopen oder Elche die *Echinacea angustifolia* (so der botanische Name) suchten und als entzündungshemmende und antibakterielle Arznei fraßen, wenn sie verletzt waren. Manche Indianerstämme bezeichneten den Sonnenhut deshalb auch als Büffel- oder Elchwurzel. Verschiedene Inhaltsstoffe wirken unmittelbar antibakteriell und heilend, manche entfalten die Wirkung zusammen mit anderen Inhaltsstoffen. Nahezu alle diese Substanzen aber enthalten Phenole, die zu den Basissubstanzen aller Pflanzen gehören. Von besonderer Bedeutung sind hohe Konzentrationen an sogenannten Alkylamiden, die Cannabinoid-Rezeptoren im Gewebe binden und krebshemmend wirken können.

Inhalts- und Wirkstoffe

Cichoriensäure. . . . . *ist ein kräftiges Immunschutzmittel*
Caftarinsäure. . . . . *ist Bestandteil der gelben Blütenfarben*
Echinacosid . . . . *ist Zellschutz gegen Krankheitserreger*
Polysaccharide. . . . . *binden Wasser in Bindegewebe und Gelenken*
Alkamide . . . . *sind spontan wirkende Pflanzenschutzstoffe*
Fettlösliche Alkylamide . . . *helfen beim Nährstofftransport*

Vorbeugen & heilen mit Sonnenhut

- → **Kräftigt das Immunsystem, panzert Körperzellen**
- → **Hilft beim Aufbau jungen Bindegewebes**
- → **Wirkt bei Infektionen rasch antibakteriell**
- → **Hemmt Entzündungen der Haut und der Schleimhäute**
- → **Wirkt blutverdünnend, stimuliert die Durchblutung**
- → **Hemmt vorzeitige Altersprozesse**
- → **Bewährtes Hausmittel bei Reizblase und Blasenentzündung**
- → **Hilft bei Asthma und Atemwegsbeschwerden**

Wirkaktive Wurzeln

Was beim Sonnenhut unterirdisch wächst, enthält die höchsten Konzentrationen an Naturarznei. Die Wirkstoffe bauen sich beim Lagern getrockneter Blätter, Blüten oder Wurzeln verhältnismäßig schnell ab. Bewahrt man die Pflanzenteile im Kühlschrank auf, halten sie sich länger. Obwohl die Wirksamkeit von Echinacea immer wieder umstritten ist, befinden sich zahlreiche entsprechende Fertigpräparate im Handel.

✓ Rezept

Sonnenhuttee

Dazu wird ein Esslöffel getrocknetes Kraut oder zerhackte Wurzel mit einem halben Liter kochendem Wasser überbrüht. Den Tee lässt man zehn Minuten ziehen. Innerlich sollte man keine höheren Konzentrationen anwenden. Wenn man aber einen Aufguss für eine äußerliche Anwendung herstellen möchte, kann man die doppelte oder auch dreifache Menge des Krauts und der Wurzel verwenden.

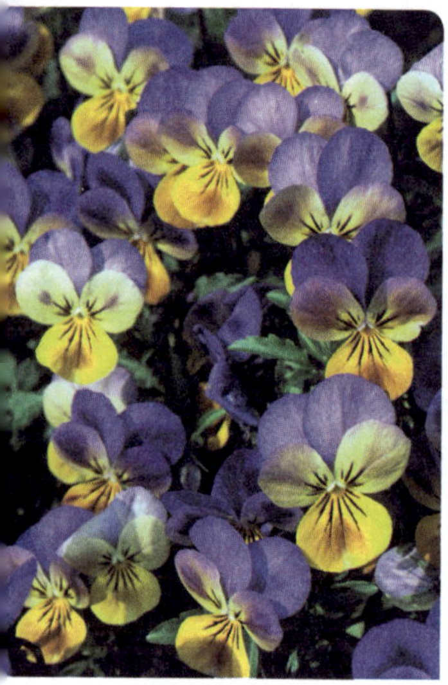

Der Gartenliebling bringt Farbe ums Haus

Achtung !

In der Schwangerschaft und Stillzeit sollte der Stiefmütterchentee nicht über längere Zeit hinweg getrunken werden.

Stiefmütterchen

Veilchen für die Gesundheit

Kennzeichen

Das Stiefmütterchen ist ein hübsches Kraut, das am liebsten wild wächst. Die Blüten sind groß und leuchten je nach Art in vielen Farben. Dass so viel an heilenden Wirkstoffen in der hübschen Blume steckt, traut man ihm gar nicht zu. Nachts oder bei Regen oder Kälte senkt es sein Köpfchen und empfängt dann mit dem Blütenrücken Feuchtigkeit, während der zarte Kelch geschützt bleibt. Das wilde Stiefmütterchen ist eine Krautpflanze, die 30 Zentimeter oder höher wachsen kann. Es zählt zu den volkstümlichen Pflanzen und findet sich in zahlreichen Märchen und Erzählungen wieder.

Verbreitung

Das Veilchen hielt nach Kreuzungen und Züchtungen auch in unsere Gärten Einzug und fühlt sich hier sogar recht wohl. Es wächst und gedeiht in allen gemäßigten Klimaregionen Europas, ist genügsam und treibt seine Wurzeln in karge Böden ebenso wie in feuchtes, humusreiches Erdreich. Es mag schattige und sonnige Plätze. Zu heiß darf es allerdings nicht sein. Der Wanderer findet dieses zauberhafte Veilchen am Wegrand, an Böschungen, Bahngleisen, aber auch auf sandigen Heideböden.
Es ist sowohl eine robuste Zierpflanze als auch eines der besten Naturheilmittel aus der großen Apotheke der Natur.

Stiefmütterchen als Medizin

Was in der Natur und im Garten hübsch und lockend blüht, wird natürlich gern zum Angriffsziel von Insekten, Würmern, Larven, Läusen oder auch größerer Fressfeinde. Gegen die schützt sich das zarte Veilchen. Dies tut es mit einer Fülle wohl komponierter Abwehrstoffe. Mit seinen antibakteriellen Wirksubstanzen ist das wilde Stiefmütterchen ideales Hausmittel bei Hautleiden. Die natürlichen Wirkstoffe mischen sich optimal mit unserem körpereigenen Hautschutzfilm aus Schweiß, ranzigem Cholesterin, abgeschilfertem Eiweiß und guten Bakterien. Stiefmütterchenextrakte schaden der Haut nicht, wie so viele chemisch-synthetische Dermatika aus der Apotheke. Kein Wunder, dass Ärzte schon vor Jahrhunderten das Veilchen als Arznei entdeckt haben. Darüber hinaus wirkt die Pflanze entzündungshemmend und enorm antibakteriell, sie hilft bei Verdauungsstörungen und Durchblutungsproblemen. Außerdem enthält sie viel Rutin, das Venenwände kräftigt und der Bildung von Krampfadern bzw. Besenreisern entgegenwirkt. Äußerlich angewendet ist sie ein ausgezeichnetes Mittel bei rheumatischen Beschwerden. Therapeutisch genutzt werden sowohl die Blätter als auch die Blüten, die jedoch unverzüglich nach dem Einsammeln getrocknet werden müssen, um ihre hochaktiven Wirkstoffe nicht zu verlieren. Aber auch in den Wurzeln verbergen sich kräftige Heilsubstanzen.

Inhalts- und Wirkstoffe

Salicin ist natürliches Schmerzmittel für Wildtiere und uns Menschen. Schleimstoffe sind Polymere, die entspannend auf Schleimhäute wirken:

Anodyne . . . . *hemmen die Reizweiterleitung bei Schmerzen*
Rutin . . . . *kräftigt Gefäßwände*
Laxative . . . . *beugen einer Darmträgheit vor*
Expectoranzien . . *wirken schleimlösend*
Flavonoide . . . . . . *zählen zu den besten natürlichen Immunstoffen*
Alkaloide . . . . *sind pflanzliche Gift- und Abwehrstoffe*

Vorbeugen & heilen mit Stiefmütterchen

- **Bewährtes Mittel gegen Krampfadern und Besenreiser**
- **Stärken die körpereigene Immunabwehr**
- **Lindern Schmerzen bei Entzündungen und Infektionen**
- **Befreien Lunge und Atemwege von Hustenschleim**
- **Sind ein verträgliches, mildes Abführmittel**
- **Helfen bei Rheuma, Muskel- und Gelenkschmerzen**
- **Wirken durchblutungsfördernd und blutdrucksenkend**

Gegen Ekzeme und Neurodermitis

Ekzeme und Neurodermitis sind Volkskrankheiten, die durch enorme Schadstoffbelastungen begünstigt werden. Dagegen hilft auf sanfte Weise der Wirkstoffmix des Stiefmütterchens. Er ist ideal für die Behandlung von Hautproblemen bei Kindern. Blüten und Blätter kann man ab dem Frühjahr den ganzen Sommer über ernten.

Rezept

Stiefmütterchentee

Ein Teelöffel des getrockneten oder zerbröselten Krauts wird mit kochendem Wasser überbrüht. Dann lässt man den Tee zehn Minuten ziehen. Mit Honig oder Ahornsirup verbessert, gewinnt man ein köstliches Getränk, das im Winter wärmt und im Sommer aus dem Kühlschrank erfrischt und belebt. Um einen Sud für die äußerliche Anwendung herzustellen, verwendet man die doppelte oder dreifache Menge des Krauts.

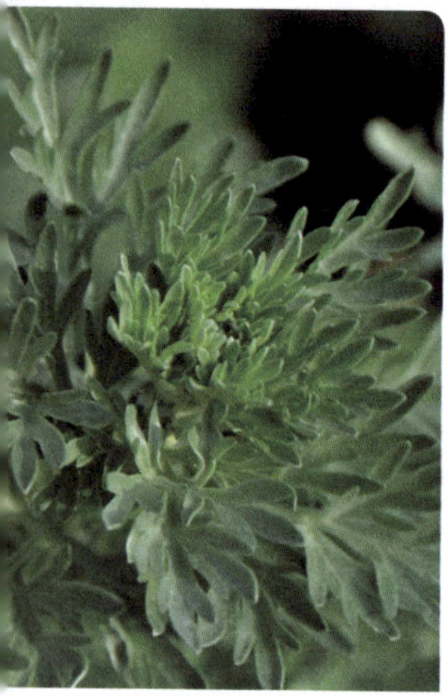

Silbrig-grünes Laub voll medizinischer Heilkraft

Warnhinweis !

Innerlich sollte der Wermut nicht zu hoch konzentriert angewendet werden, da Vergiftungsgefahr besteht! Kindern sollte man einen Tee nicht verabreichen, weil er natürliche Rauschdrogen enthält.

Wermut

Heilendes Bitterkraut

Kennzeichen

Wermut ist ein kräftiger, bis zu einem Meter hoch wachsender Busch, dessen feines Laub hellsilber-grün schimmert. Er wird auch bitterer Beifuß, Wurmkraut oder Absinth genannt. Dem Magenschnaps oder -likör gleichen Namens verleiht er sein einzigartiges Aroma. Ähnlich wie das Maggikraut duftet der Wermut intensiv und würzig. Wermut ist sowohl Heilkraut als auch Gewürz. Dieser Vielseitigkeit als Hausmittel verdankt er seit Jahrhunderten eine ungebrochene Popularität.

Verbreitung

Das Wermutkraut ist ursprünglich im warmen Klima Nordafrikas oder Vorderasiens zu Hause. Dort wächst es bis in Höhen von etwa 3.000 Metern. Wermut ist ein echtes, ungebändigtes Wildkraut, das bevorzugt auf trockenen Böden, an felsigen Abhängen und in Wassernähe gedeiht. Auf stickstoffreichen Böden lässt es sich besonders gut kultivieren.
Der aufdringliche Duft ist nicht jedermanns Sache, deshalb wird das Wermutkraut von vielen Fressfeinden und schädlichen Mikroorganismen gemieden. Man kann aus der Absinthpflanze sogar selbst ein Sprühmittel als natürliches Pestizid für den heimischen Garten herstellen. Wermutsubstanzen werden häufig gegen die Besiedelung von Unkraut eingesetzt, weil seine Rhizome Substanzen ausscheiden, die Nachbarwurzeln abtöten oder nicht mehr lebensfähig machen. Wenn das Wermutkraut um Beete gepflanzt wird, wehrt es Larvenbefall von Insekten ab. Selbst im Haus verscheucht es lästige Fliegen, Motten und Mücken.

Wermut als Medizin

Die therapeutisch nutzbaren Blätter und Blütenspitzen werden bei voller Blüte geerntet und getrocknet. Die Wirkbreite ist beträchtlich. Mit Wermut können Magen-Darm-Verstimmungen, Magenschmerzen, Krämpfe, Pilzbefall, Bauchspeicheldrüsen-Schwäche, Fieber und Schlafprobleme behandelt werden. Der Wermut ist auch ein ausgezeichnetes Wurmmittel. Bereits im Altertum war Wermut ein viel verordnetes Heilkraut bei Appetitlosigkeit, Blähungen, Darmkollern, aber auch bei Kopfschmerzen und Entzündungen von Leber und Gallenblase. Im Mittelalter empfahl die Äbtissin Hildegard von Bingen den Wermut für die äußere Anwendung, z. B. bei Hautproblemen, bei Rheuma und Gliederschmerzen. Am wirksamsten sind ihre verschiedenen Bitterstoffe bei Verdauungsproblemen aller Art.

Inhalts- und Wirkstoffe

Absinthin, Anabsinthin. . . *sind wirksame Bitterstoffe*
Thujon . . . . *wirkt auf Gehirnneuronen, ist aber ein Nervengift*
Apfelsäure . . . . *kräftigt Nerven, hilft beim Fatburning*
Flavonoide . . . . *hochwirksame sekundäre Pflanzenstoffe*
Vitamin C . . . . *stärkt das Immunsystem*
Alkaloide . . . . *wirken antibakteriell gegen Krankheitserreger*

Vorbeugen & heilen mit Wermut

- **Bewährtes Hausmittel bei Magen-Darm-Störungen**
- **Tötet Bakterien und Pilze und ist erprobtes Wurmmittel**
- **Hilft bei Ein- und Durchschlafstörungen**
- **Entlastet Leber und Gallenblase**
- **Senkt Cholesterin- und Blutfettwerte**
- **Wirkt appetitanregend**
- **Ist entzündungshemmend, auch bei Hautleiden**
- **Stärkt die Abwehrkräfte des Körpers**
- **Lindert rheumatische Beschwerden und Gliederschmerzen**

Bitter, aber nützlich

Für den therapeutischen Hausgebrauch eignen sich Wermutextrakte nur in kleinen Dosierungen. Der besonders bittere Wermut ist nicht jedermanns Geschmack. Selbst sehr viel Zucker macht ihn nicht wohlschmeckender, denaturiert aber sein intensives Heilaroma. Die Blüten enthalten duftende ätherische Öle, die insektenabweisend wirken. Der aus Wermut hergestellte Absinthschnaps ist sehr reich an Thujon, kann als eine Art natürliches Rauschmittel euphorisierend wirken und abhängig machen. Dann schadet er der Gesundheit.

Rezept

Leichter Wermuttee

Experten empfehlen, den Tee nicht zu hoch zu dosieren. Eine Messerspitze getrocknetes Wermutkraut mit einer großen Tasse kochendem Wasser überbrühen und fünf Minuten ziehen lassen. Je weniger Kraut man verwendet, desto feiner entfaltet sich das Aroma und desto besser schmeckt der Tee. Man kann den Tee mit Honig süßen. Schon Hippokrates, der berühmte griechische Arzt, verwendete vor 2.500 Jahren Wermut als Heilmittel.

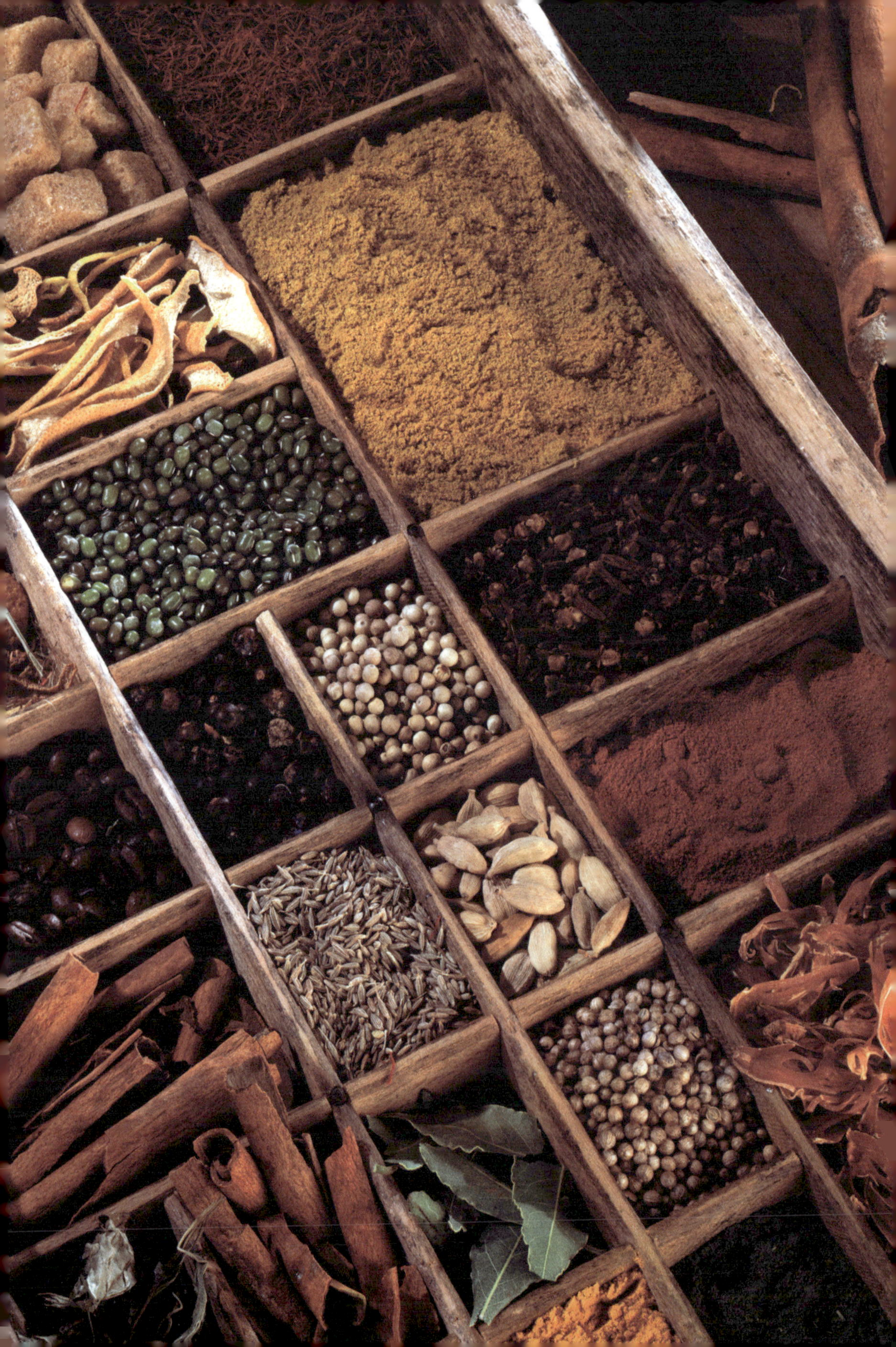

Welt der Gewürze

Pillen und Tabletten aus der Apotheke schmecken wohl kaum einem Menschen. Ganz anders hingegen ist dies bei vielen Arzneimitteln aus Feldern und Wiesen, Wäldern und Bergen, die ein verführerisches Aroma aus lockenden Pheromonen verströmen, als flüsterten sie: »Nutze meine Heilkräfte!« Gewürzkräuter synthetisieren in ihren Wurzeln, Stängeln, Blättern und Blüten einen unvorstellbaren Reichtum an therapeutisch wirksamen Substanzen. Manche von ihnen sind wahre Kombipakete an heilenden Ingredienzien, die den chemisch-synthetischen Medikamenten aus der Apotheke weit überlegen sind. Dies liegt daran, dass sie ihre Heilkraft und Abwehrsubstanzen für die eigene Gesundheit produzieren und die wir uns als Pflanzenschutzstoffe nutzbar machen.

Wenn es keine sogenannten Phytopharmaka gäbe, wären viele Tierarten – und möglicherweise auch wir Menschen – längst ausgestorben. Wir können mit viel Liebe duftende Kräuter in unserem Garten anpflanzen, mit ihrer Hilfe unsere Speisen schmackhaft machen und Beschwerden und Krankheiten vorbeugen.

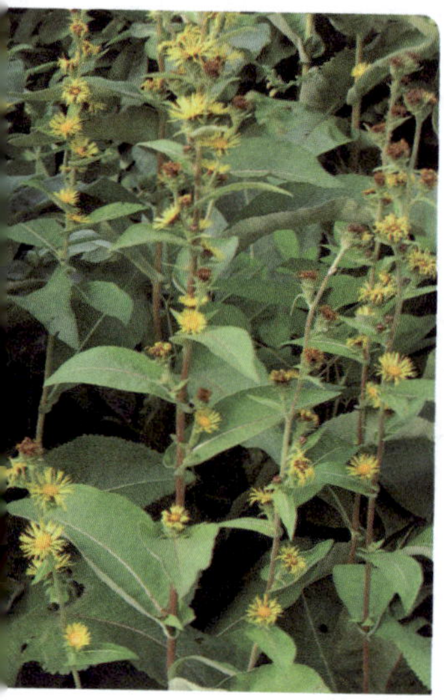

Duftender, wohlschmeckender Exot aus dem fernen Orient

Achtung !

Alant enthält starke Alkaloide. Daher sollte Alant innerlich nur in geringen Dosen eingenommen werden. Im Zweifelsfall sollte ein Arzt oder Apotheker konsultiert werden.

Alant

Mythisches Gewürz

Kennzeichen

Alant ist ein widerstandsfähiges Kraut mit langen gezackten Blättern und schönen gelben Blüten, das eineinhalb Meter hoch wachsen kann. Seine Wurzel ist dick, verästelt und fleischig, mit strengem Kampferaroma, das dazu dient, Schädlinge aller Art abzuschrecken, von Bakterien, Viren und Keimen bis hin zu Wühlmäusen und Maulwürfen. Der botanische Name *Helenium* geht auf eine antike Sage zurück. Als *Helena von Troja* vom Königssohn *Paris* nach Griechenland verschleppt wurde, flossen ihre Tränen, und die Pflanze Alant brach aus dem Boden. Deshalb wird die Pflanze auch als Helenenkraut genannt. Alant stammt ursprünglich aus dem Vorderen Orient und wurde später in den Ländern der Mittelmeerregion heimisch. Alant mag feuchte Böden mit nicht zu viel Sonne. Er blüht im Spätsommer und wird am besten in der Reifezeit geerntet.

Verbreitung

Schon der römische Chronist *Plinius d. Ä.,* der im ersten Jahrhundert nach Christus lebte, empfahl Alant gegen Verdauungsbeschwerden, der Dichter *Horaz* beschreibt in seinen Dichtungen ein wohlschmeckendes Gericht aus Alant. Das Kraut war bei uns im Mittelalter Standardheilmittel, es wurde in Klostergärten kultiviert, hat aber später, mit der Entwicklung der modernen Pharmakologie, seine Bedeutung als Naturarznei weitgehend verloren. Dabei ist Alant ebenso heilkräftig wie viele andere Kräuter und Gewürze. In der Tiermedizin wird die Wurzel als Antiseptikum gegen Entzündungen eingesetzt. Auch in der Küche hat der Alant seine frühere Bedeutung eingebüßt. Verantwortlich dafür ist der bittere Geschmack der Wurzel, die sich am ehesten für die Zubereitung von süßen Speisen eignet. Alant ist reich an Inulin, einem speziellen Kohlenhydrat, das den Blutzuckerspiegel nicht so stark wie andere Kohlenhydrate anhebt und sich deshalb für Diabetiker eignet. Alant speichert dieses gesunde Inulin in seiner fleischigen Wurzel, ähnlich übrigens wie Topinamburen, Schwarzwurzeln oder Artischocken. Die hohen Inulinkonzentrationen machen den Alant auf diese Weise zu einem therapeutisch außerordentlich wirksamen Lebensmittel.

Alant als Medizin

Alant enthält Helenin, eine Substanz, die anregend auf die Produktion von Magensäure wirkt und somit die Vorverdauung von Eiweiß verbessert. In zu hohen Konzentrationen hingegen kann Helenin schädlich sein und Entzündungen und Allergien hervorrufen. Als sogenanntes Stearopten ist Helenin Bestandteil ätherischer Öle, die in geringen Mengen ebenfalls heilend und lindernd auf Schleimhäute, z. B. der Atemwege, wirken können. Alantolacton ist ebenfalls Bestandteil der Alantwurzel. Die Substanz wirkt husten- und krampflösend, z. B. bei Asthma. Mit dem Wirkstoff Anthelmintin verscheucht die Alantwurzel Schädlinge und Parasiten aller Art. Die Substanz wurde früher gegen Wurmbefall eingesetzt.

Inhalts- und Wirkstoffe

Inulin. . . . . *ist ein kerngesundes Speicherkohlenhydrat*
Helenin. . . . . . . *ist ein antibakterieller Reizstoff*
Gerbstoffe . . . . *vermitteln seinen speziellen bitteren Geschmack*
Alantolacton. . . *erweitert Gefäße, löst Verspannungen*
Anthelmintin. . . *eignet sich als Hautmittel gegen Mückenangriffe*

Vorbeugen & heilen mit Alant

- **Stimuliert die Magenschleimhaut zur Produktion von Magensäure**
- **Wirkt krampflösend bei Bronchitis und Reizzuständen der Atemwege**
- **Bewährtes Hausmittel gegen Mücken, Moskitos und andere Insekten**
- **Hilft gegen Verstopfung und Durchfall**
- **Reguliert den Blutzuckerspiegel, füttert Neuronen mit Energie**

Likör und Hustensaft

In Verbindung mit Zucker oder Honig entfaltet das Kraut seine schleimlösende Wirkung und wird deshalb auch als gesüßtes Hustenkonfekt geschätzt. Bestandteile des Alantkrauts wurden früher auf offene Herdfeuer gelegt, weil der aromatische Rauch Mücken und Ungeziefer fernhielt. Alant wird sehr gerne in Likören und anderen alkoholischen Süßgetränken verwendet.

Rezept

Alantwein

Eine Tasse getrocknete Alantwurzel wird mit 80-prozentigem Weingeist übergossen, den man dann zudeckt und über Nacht stehen lässt. Dann wird der Sud abgeseiht und mit einer Flasche trockenem Weißwein aufgefüllt. Den Wein kann man nach Belieben mit Zucker, Honig oder Ahornsirup süßen.

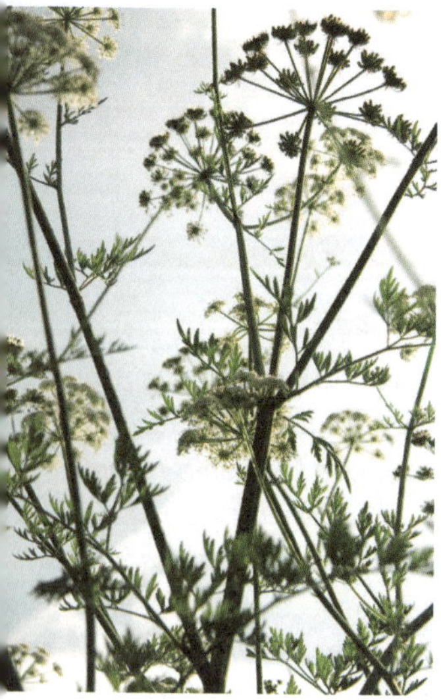

Anis: zartes Gewächs von einzigartigem Geschmack

Achtung !

Der Wirkstoff Anethol im ätherischen Anisöl kann Schleimhautreizungen auslösen. Ein starker Anistee ist für Kinder nicht geeignet.

Anis

Geschenk des Orients

Kennzeichen

Das Aniskraut wird mit seinem langen Stängel bis zu 80 Zentimetern hoch, verbreitert sich an seiner Spitze zu feinen Zweigästen mit Blütendolden, die aus kleinen weißen Blüten bestehen. Die Früchte werden bis zu einem halben Zentimeter lang. Anis ist ursprünglich ein Wildkraut, das sich aber in unseren Gärten gut kultivieren lässt. Blütezeit ist vom Sommer bis in den Oktober hinein. Dann wird das Kraut geerntet, getrocknet und seine Früchte herausgedroschen.

Verbreitung

Anis ist eines der ältesten Gewürze, das schon vor mehr als 3.000 Jahren bei den Babyloniern und Assyrern unverzichtbarer Bestandteil in der Küche war. Anis ist eng mit dem Fenchel verwandt, ist ihm aber an Würzkraft überlegen. Der römische Dichter und Chronist *Plinius d. Ä.* (erstes Jahrhundert nach Christus) berichtet von der speziellen Popularität dieses einzigartigen Heilgewürzes. In Indien und anderen asiatischen Regionen gilt Anis als unverzichtbarer Geschmacksspender für alle Arten von Speisen und Getränken. In den urwüchsigen Regionen des Mittelmeerraums, z. B. auf Korsika oder Sardinien, findet man zur Blütezeit duftenden, wilden Anis mit unvergleichlich hoher Würzkraft.

Anis als Medizin

Die kleinen, aromatischen Früchte bestehen in ihrer Trockenmasse bis zu 22 Prozent aus ätherischen und anderen Ölen. Therapeutisch wirksamster Bestandteil ist Anethol, ein Phytoöstrogen, das bei Frauen nach der Menopause die allmählich versiegende Eigensynthese von Östrogenen teilweise ersetzen kann. Darüber hinaus gilt Anis seit vielen Jahrhunderten als eines der besten natürlichen Mittel zur Regulierung der Darmtätigkeit. Die hohen Konzentrationen an teilweise sehr scharfen essenziellen und ätherischen Ölen wirken desinfizierend auf Schleimhäute und töten Bakterien, Pilze, Keime und Viren ab. Dies gilt auch für lästige und hartnäckige Darmbesiedelungen durch Candidapilze. Anis wirkt krampflösend und entspannend. Das Gewürz wird in südlichen Ländern traditionell bei der Herstellung von Likören und anderen alkoholischen Getränken eingesetzt. Während Salz in unseren Küchen eher blutdrucksteigernd wirkt, macht Anis das Blut dünnflüssiger und sorgt für eine bessere Nährstoffversorgung der Zellen.

Inhalts- und Wirkstoffe

Mit dem Anis aus dem eigenen Kräutergarten haben wir ein einzigartiges Gewürz mit wirkungsvollen Inhaltsstoffen:

Anethol......... *ist eines der potentesten natürlichen Insektizide*
Ätherische Öle... *stimulieren das Immunsystem*
Alkaloide .... *wirken antibakteriell und antimikrobiell*
Phytoöstrogene.. *stimulieren den Aufbau von Knochenmasse*

Vorbeugen & heilen mit Anis

- **Bekämpft Pilze im Körper**
- **Beugt Infektionen und Entzündungen der Schleimhäute vor**
- **Beseitigt Darmträgheit, Verstopfungen und Blähungen**
- **Stimuliert die Blutzirkulation und wirkt blutdrucksenkend**
- **Wirkt belebend und stimuliert den Zellstoffwechsel**
- **Hilft beim Aufbau jugendlicher Knochenmatrix**
- **Krampflösendes Mittel bei Verdauungsproblemen**

Vielseitiger Anis

Der aromatische Anis ist ein richtiges Universalgewürz für jede Küche. Die Früchte eignen sich für die geschmackliche Verbesserung von Suppen, Soßen, Sauerkraut, Fleisch- und Fischgerichten ebenso wie für das Backen von Brot oder Gebäck. Schon im alten Rom wurden nach einem herzhaft-fetten Essen kleine Aniskuchen für eine bessere Verdauung gereicht. Auch die Wurzeln und Stängel sind essbar, liefern aber weniger heilsame Inhaltsstoffe. Anis ist nicht zu verwechseln mit dem Sternanis, der auf bis zu 20 Meter hohen Bäumen wächst und in Japan beliebtes Gewürz ist. Gebäck und Süßigkeiten mit Anis gibt es auf der ganzen Welt. Bei uns sind vor allem Pfeffernüsse oder die badischen Springerle beliebt. Anis ist Geschmacksspender bei vielen alkoholischen Getränken wie Ouzo, Sambucca, Absinth, Anisette oder Pastis, türkischem Raki oder auch Jägermeister.

Rezept

Anistee

Einen Esslöffel getrocknete und zerriebene Anisfrüchte werden mit einem halben Liter kochendem Wasser überbrüht. Den Tee lässt man zehn Minuten ziehen und seiht ihn dann ab. Gekühlt und mit Honig gesüßt stellt er ein köstliches Sommergetränk für heiße Tage dar.

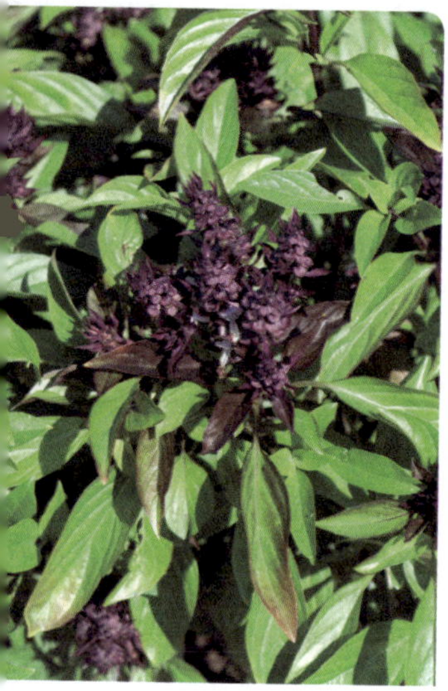

Basilikum: Favorit unserer Küchengewürze

Basilikum

Das Königskraut

Kennzeichen

Das Basilikumkraut kann über einen Meter hoch wachsen, mit bis zu zehn Zentimeter langen Blättern. Die Blüten leuchten sehr schön weiß, rosa, pink und rot. Basilikum ist empfindlich gegen Frost. Er verträgt hingegen große Hitze sehr gut. Im Übrigen ist Basilikum eine verträgliche Topfpflanze, die man auf dem Fensterbrett halten kann, sozusagen als ständiges Reservoir frischer, gesunder Kräuterblätter. Als typische Sommerpflanze blüht Basilikum zwischen Juni und September. Bis zu diesem Zeitpunkt synthetisieren die fleißigen Pflanzenzellen Tag und Nacht unermüdlich sehr spezielle ätherische Öle und andere Inhaltsstoffe.

Verbreitung

Basilikum ist der Favorit unter allen Gewürzen der italienischen Küche und mittlerweile auch bei uns. In den mediterranen Ländern ist das Kraut als süßes Basilikum bekannt, heimisch ist es allerdings in Asien, wo es schon seit 5.000 Jahren zum Verfeinern von Speisen kultiviert wird, unter anderem als Thai-Basil mit einer weniger milden, schärferen Geschmacksnote.
Wie viele andere Kräuter war Basilikum immer wieder Gegenstand von Aberglauben, behaftet mit mythologischer Bedeutung und gegensätzlicher ritueller Verwendung. In Frankreich als Königskraut verehrt, galt Basilikum in manchen europäischen Ländern als Symbol des Satans. Während die Blätter Gewürze beisteuern, liefern die blühenden Teile Arzneien gegen mancherlei Befindlichkeitsstörungen und Beschwerden.

Achtung !

Ganz harmlos ist das beliebte Basilikum nicht. Der Wirkstoff Eugenol kann einerseits schädliche freie Radikale neutralisieren, diese aber auch im Stoffwechsel produzieren. Deshalb sollte auch Basilikum nicht in zu großen Mengen verwendet werden!

Basilikum als Medizin

Das Gewürzkraut duftet und schmeckt je nach Herkunft verschieden. Das hängt mit der unterschiedlichen Zusammensetzung der enthaltenen ätherischen Öle zusammen. Beim süßen Basilikum dominiert meist das Duftmolekül Eugenol, andere Arten verführen mit Citral oder Limonen und haben ein fruchtigeres Aroma. Der afrikanische blaue Basilikum hat einen strengen Kampherduft, bei anderen Arten dominiert wiederum der Duftstoff Anthenol, der auch im Anis konzentriert ist. Gemeinsam ist allen diesen ätherischen Ölen eine desinfizierende, entzündungshemmende und antibakterielle Wirkung auf Schleimhäute. Basilikum macht das Blut dünnflüssiger und sorgt somit für einen lebendigen Blutfluss. In Indien wird das Kraut traditionell bei Asthma und Diabetes verabreicht, außerdem gegen Verunreinigungen der Haut, wie z. B. Pickel, Ekzeme oder Akne. Basilikum hilft gut bei allen Verdauungsstörungen wie Darmträgheit oder Blähungen sowie bei Appetitmangel.

Inhalts- und Wirkstoffe

Eugenol .... *stark nach Nelken duftendes ätherisches Öl*
Bitter- und Gerbstoffe .. *wirken antibakteriell und antimikrobiell*
Ätherische Öle .... *wirken durchblutungsfördernd*
Linalool.............. *ist Zwischenprodukt bei der Synthese von Vitamin E*
Beta-Caryophyllen..... *wirkt potent entzündungshemmend*

Vorbeugen & heilen mit Basilikum

→ **Kräftigt das Immunsystem**
→ **Beugt Schleimhautentzündungen der Rachenwege vor**
→ **Wirkt gegen Candidapilze im Darm**
→ **Aktiviert das Verdauungssystem, sorgt für bessere Nahrungsverwertung**
→ **Macht das Blut dünnflüssiger und wirkt blutdrucksenkend**
→ **Stimuliert die Produktion von Magensäure und hilft bei Appetitmangel**
→ **Stimuliert den Zellstoffwechsel**

Heilkräfte in den Samen

Wenn man Basilikumsamen in Wasser einweicht, werden sie weich wie Gelatine. In Asien werden sie in dieser Form für gesunde und erfrischende Getränke und Desserts verwendet, z. B. für Sherbet. In der traditionellen Ayurveda- und der Siddha-Medizin der Tamilen werden sie seit Jahrtausenden als bewährtes Hausmittel gegen Krankheiten eingesetzt, etwa gegen Kopfschmerzen, Verspannungen oder depressive Verstimmungen.

Rezepte

In der Küche verträgt das Gewürz keine große Hitze, etwa beim Kochen oder Braten in der Pfanne, weil dabei die kostbaren Inhaltsstoffe zerstört werden, z. B. die verletzlichen ätherischen Öle. Ansonsten lässt sich Basilikum gut für fast alle Gerichte verwenden und ist sehr guter Ersatz für unser Kochsalz. Ob als Geschmacksspender im Pesto, als Blattdekoration auf dem Mozzarella mit Tomatenscheibchen, als Suppen- oder Soßengewürz oder auch als ein Stück natürlicher Frische im Sommercocktail: Basilikum ist enorm vielseitig und sehr gesund. Wenn man die Blätter zwischen den Fingern reibt, verströmen sie ihr unnachahmliches Aroma.

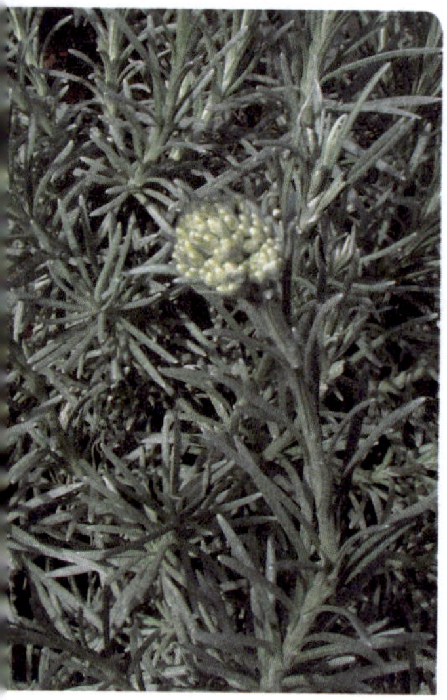

Curry: schützt Schleimhäute, verjüngt Körperzellen

Achtung !

Die Inhaltsstoffe des Currykrauts können bei Kindern unter sechs Jahren Reizerscheinungen der empfindlichen Schleimhäute im Mund-Rachen-Raum auslösen.

Curry

Der scharfe Exot

Kennzeichen

Currykraut ist ein niedriger Strauch, der einen halben Meter hoch wird und zwischen Ende Mai und dem Hochsommer hübsche goldgelbe Blüten austreibt. Im oder nach dem Regen verströmt das Kraut sein typisches Curryaroma, um Schädlinge abzuweisen, die stets nach einer Regenphase besonders aggressiv auf Futtersuche sind. Zum Würzen eignen sich besonders die jungen, noch saftigen Blätter und Triebe, die – ähnlich wie beim Bohnenkraut – mitgekocht und anschließend entfernt werden. Wild wachsendes Currykraut synthetisiert besonders intensive Geschmacksmoleküle, verbreitet (z. B. in Ländern des Mittelmeerraums) auch bei trockenem, heißem Wetter einen betörenden Duft, der auch benachbarte Pflanzen vor Bakterien, Keimen, Pilzen und Kleinlebewesen schützt.

Verbreitung

Der Begriff Curry bedeutet eigentlich *Suppe* oder *Eintopfgericht,* er bezieht sich also nicht auf ein bestimmtes Kraut, sondern von der Wortbedeutung her eher auf eine Mischung verschiedener exotischer Gewürze. Das Currypulver, das wir in der Küche verwenden, besteht meist aus Koriander, Cumin, Pfeffer, Zimt usw. Seine typisches Oliv erhält Curry vom Gewürz Kurkuma, dem Gelbwurz, der in der Heiltradition der nordamerikanischen Indianer als Yellow Root traditionell über Jahrhunderte eine bedeutende Rolle spielte. Das bei uns heimische Currykraut gehört zur Familie der Korbblütler und wird auch Italienische Strohblume genannt. Curry entfaltet einen sehr aromatischen Duft und Geschmack.

Curry als Medizin

Die Heilkraft dieses Gewürzkrauts liegt speziell in seiner Schutzfunktion für Schleimhäute und Zellen. Die Inhaltsstoffe wirken gemeinsam wie ein Bollwerk gegen Bakterien, Viren und Pilze. Sie beugen Entzündungen, Infektionen und Pilzbefall vor, wirken antiallergisch, krampflösend, schmerzlindernd, schleimlösend, harntreibend und entwässernd, und sie wirken auch stark adstringierend, das heißt, sie ziehen Gewebe zusammen und beschleunigen damit die Wundheilung. Curry hat eine erstaunliche Bandbreite an Heilwirkungen. Er wird deshalb in unseren Klostergärten bereits seit dem Mittelalter angebaut. Die ätherischen Öle werden bevorzugt aus jungen Blättern gewonnen, möglichst sofort nach der Ernte. Bei längerer Lagerung und auch unter Kochhitze werden die ätherischen Öle rasch abgebaut.

Inhalts- und Wirkstoffe

Das Currykraut synthetisiert den ganzen Sommer über therapeutisch nutzbare Heilsubstanzen:

Pinene .... *sind hochwirksame Terpenkohlenwasserstoffe*
Camphene .... *sind stark duftende Bakterienkiller*
Terpene ...... *wirken antibakteriell und antimikrobiell*
Cineol........ *wirkt entkrampfend bei Atemproblemen*
Nerylacetat ... *neutralisiert und tötet Keime und Pilze*
Italidon....... *ist ein Lebermittel aus der indischen Ayurveda-Medizin*

Vorbeugen & heilen mit Currykraut

- **Kräftigt alle Komponenten des Immunsystems**
- **Wirkt entspannend auf Gehirn und Nerven**
- **Stimuliert den Blutfluss**
- **Erleichtert das Atmen bei Husten und Asthma**
- **Stärkt die Funktion von Leber und Galle**
- **Beugt Allergien im ganzen Körper vor**
- **Schützt Schleimhäute vor bakteriell bedingten Entzündungen**

Curry bei rheumatischen Beschwerden

Das Helichrysum-Öl, Hauptbestandteil des Currykrauts, bekommt man in der Apotheke. Durch Zugabe weniger Tropfen ins Badewasser erhält man eine eigene gesunde Balneotherapie gegen Durchblutungsstörungen, Gelenk- und Muskelschmerzen, Rückenprobleme und auch gegen Hautunreinheiten wie Kontaktekzeme, Pickel, Entzündungen usw. Durch Auspressen frischer, saftiger Blätter gewinnt man ein Massageöl oder auch eine Heilsalbe, die man örtlich auf entzündliche Hautpartien auftragen kann. Curry hilft bei Insektenstichen, Juckreiz und Rötungen.

Rezept

Curryheiltee

Man nimmt einen Esslöffel getrocknetes, fein zerriebenes Currykraut und überbrüht es mit einem halben Liter kochendem Wasser. Dann lässt man den Tee etwa zehn Minuten ziehen. Den aromatisch duftenden Dampf kann man für Inhalationen gereizter Atemwege nutzen. Wenn man die doppelte Menge Currykraut nimmt, entwickelt sich ein stärkerer Sud für Packungen und heilsame Einreibungen bei Krampfadern, Venenleiden oder Ödemen.

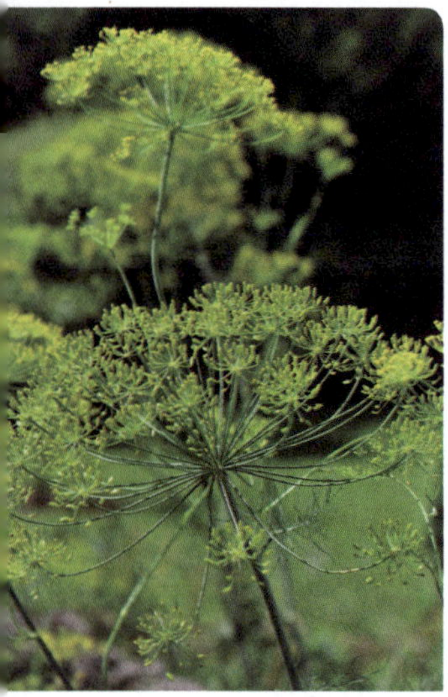

Beliebtes Grün in unseren Küchen

Achtung !

Der Wirkstoff Apiol in Dill kann (beim Kauen von Dillsamen) stark euphorisierend wirken und sogar Halluzinationen hervorrufen. Daher sollte Dill nur in Maßen angewendet werden.

Dill

Unser Gartenliebling

Kennzeichen

Dill gehört zur großen Familie der Doldenblütler. Er ist an Popularität kaum zu übertreffen. Dass in Dill erstaunliche Heilkräfte stecken, ist wahrscheinlich weniger bekannt. Dill ist ein zierliches Kraut, das einen halben Meter hoch und höher wachsen kann. Er treibt feine glänzend-grüne Blätter, die bis zu 20 Zentimeter lang werden können. Die kleinen Blumen aus breiten Blütenständen sind weiß bis gelblich, sie blühen den ganzen Sommer über, werden nicht nur von Insekten, sondern auch von winzigen Käfern bestäubt.

Verbreitung

Dill ist seit jeher unverzichtbarer Bestandteil unserer Küche. Verwendet wird in der Küche gern das frisch aus dem Garten geerntete Dillkraut oder aber auch die Dillspitzen, die besonders reich an geschmacksintensiven Wirkstoffen sind. Wie viele andere unserer beliebten Gewürzkräuter stammt auch Dill aus Vorderasien und Nordafrika. Er war bereits bei den Griechen und Römern populär und schon im Mittelalter in praktisch allen unseren Klostergärten zu Hause. Kultiviert fühlt sich Dill in unseren Gärten ausgesprochen wohl. Er lässt sich auch als Topfpflanze auf Balkonen oder Fensterbrettern anbauen.
Die vergleichsweise milde Komposition an aromatischen Substanzen und der Reichtum an ätherischen Ölen macht den Dill zum vielseitigen Geschmacksspender für alle Fleisch-, Fisch- oder Geflügelgerichte, ebenso für Vegetarisches, für Suppen, Soßen, Dips, Dressings und als Beigabe zu Salat oder zu bunten Rohkostplatten. Die Dillsamen entfalten eine spezielle Würzkraft, schmecken nach Kümmel und intensivieren das ohnehin starke Aroma der Dillblätter.

Dill als Medizin

Die Geschmacks- und Aromenvielfalt der Pflanzen verdanken wir den unterschiedlichen Kombinationen an Inhaltsstoffen. Sie reflektieren das kreative Spiel der Natur speziell mit ätherischen Ölen, von denen es eine Vielfalt gibt und deren eigentlicher Zweck es ist, die Pflanze vor Bakterien und anderen Schädlingen zu schützen. Weil Dill ursprünglich ein Wildkraut ist, strotzt er regelrecht von derlei aromatischen und auch therapeutisch wirksamen Molekülen. Sie sorgen für eine bessere Durchblutung, beugen Herz- und Kreislaufproblemen vor, bekämpfen Parasiten, wirken antiallergisch, verdauungsfördernd, helfen beim Abbau von überschüssigem Körperfett und haben eine sedative, also entspannende und beruhigende Wirkung auf das Nervensystem. Damit die heilsamen Wirkstoffe nicht zerstört werden, sollten Dillsamen und -kraut möglichst frisch auf den Tisch bzw. in die Küche kommen. Koch- und Bratenhitze zerstören die empfindlichen Öle und ungesättigten Fettsäuren.

Inhalts- und Wirkstoffe

In diesem beliebten Gartenkraut steckt ein Reichtum an hilfreichen Naturstoffen:

Carvon . . . . *ist ein wirksames pflanzliches Verdauungsmittel*
Apiol . . . . *wirkt stimmungsaufhellend*
Phellandren . . . . . *ist entzündungshemmend*
Cymen . . . . *ist ein antibakteriell wirkender Kohlenwasserstoff*
Terpene . . . . *wirken antioxidativ*

Vorbeugen & heilen mit Dill

- → **Reguliert Darmträgheit, Verstopfung, Durchfall und Blähungen**
- → **Unterstützt die Synthese von stimmungsaufhellenden Neurotransmittern**
- → **Beugt Entzündungen und Infektionen der Schleimhäute vor**
- → **Neutralisiert zerstörerische freie Radikale, schützt Körperzellen**
- → **Kräftigt das Immunsystem**
- → **Schützt die Darmschleimhaut gegen Pilzansiedlungen**

Dill liebt die Sonne

Als typischer »Zuwanderer« aus sonnenverwöhnten Regionen entwickelt Dill unter kalten oder frostigen Temperaturen nur zögernd seine Würz- und Heilkräfte. Dill sucht die Sonne, meidet schattige Plätze, genießt hingegen das geschützte Terrain auf einem Fensterbrett, das möglichst oft von Sonnenstrahlen heimgesucht wird.

Tipp

Dill in der Küche

Dill ist einerseits unersetzlich in der Küche, andererseits ist er ideales Hausmittel bei vielen Wehwehchen. Die Dillsamen kann man kauen (z. B. gegen Mundgeruch), aber auch zu einem Tee aufbrühen. Ein Tee aus getrockneten, zerriebenen Dillkräutern hilft gegen Verdauungsbeschwerden. Dazu überbrüht man einen Teelöffel Dillkraut mit einer Tasse kochendem Wasser und lässt ihn etwa zehn Minuten ziehen. Dill ist appetitanregend, er hilft bei Durchblutungsstörungen. Bei Hautunreinheiten kann man die betroffenen Partien mit einem kräftigeren Dillsud einreiben.

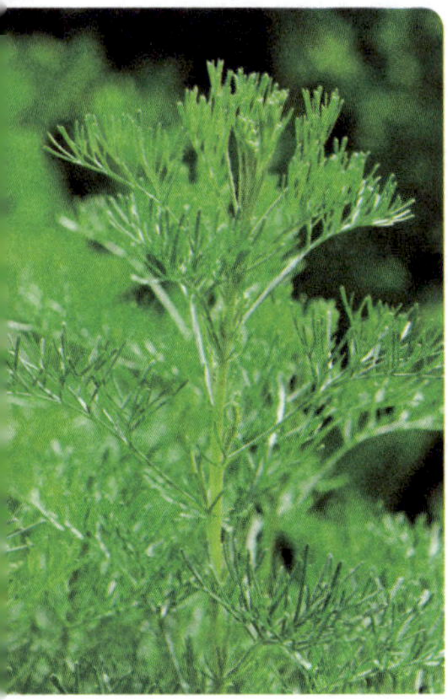

Eberraute: Zauber von Liebe und Erotik

Achtung !

Eberraute sollte nicht in zu hohen Mengen und Konzentrationen angewendet werden. Das darin enthaltene Absinthol bzw. Thujon könnte allergische Reaktionen auslösen. Im Zweifelsfall sollte ein Arzt zurate gezogen werden.

Eberraute

Das Liebeskraut

Kennzeichen

Die Eberraute ist ein kleiner Busch, der bei Gärtnern recht beliebt ist, weil er sich gut kultivieren lässt. Die graugrünen Blätter sind fein und schmal, die zierlichen Blüten leuchten in hübschem Gelb. Bei den Griechen und Römern galt das Gewächs aus der Gattung der Korbblütler als libidofördernd, hilfreich bei Impotenz und Orgasmusproblemen. Extrakte der Eberraute wurden als Liebestrank gehandelt, den junge Männer ihren Mädchen oft heimlich verabreichten, um sie gefälliger zu machen. Die Eberraute galt lange als Pflanze, deren Extrakte Barthaare schneller und kräftiger sprießen lassen. Bis ins Mittelalter wurde Eberraute als Mittel gegen Haarausfall und Glatzenbildung verwendet.

Verbreitung

Die Eberraute stammt aus Nordafrika bzw. Vorderasien. Aus der Wildpflanze wurde vor rund 2.000 Jahren ein kultiviertes Gewürz- und Heilkraut, das spätestens ab dem Mittelalter in zahlreichen Klöstern angebaut wurde. Die Pflanze ist eng mit dem Wermut und dem Beifuß verwandt. Ihr bitterer Geschmack ist auf den hohen Gehalt an Gerbstoffen und Alkaloiden zurückzuführen, die das Kraut zur Abwehr gegen Schädlinge aller Art synthetisiert. Weil die Inhaltsstoffe verdauungsfördernd sind, war die Eberraute bei unseren Vorfahren als eine Art Magenbitter populär, der nach schweren, fetten Speisen (wie sie früher üblich waren) gegen Darmträgheit, Darmkollern, Blähungen und Verstopfung eingenommen wurde.

Eberraute als Medizin

Die Eberraute hat ein großes antiseptisches Potenzial. Sie eignet sich gut als Mittel zur Desinfektion und Heilung von Wunden. Bestimmte Phenolderivate bekämpfen Bakterien und andere krankheitserregende Mikroben und machen Haut und Schleimhäute keimfrei. Eberraute gilt traditionell als Hausmittel bei Frauenleiden, bei Milz-, Leber- und Magenproblemen. Die Extrakte der Eberraute regulieren die Funktion der Gallenblase und der Galleproduktion und tragen damit Hilfe zur besseren Fettverwertung in Nahrungsmitteln bei, sie sind gleichzeitig cholesterinsenkend. Darüber hinaus wurde die Eberraute gegen Frostbeulen eingesetzt und die Blätter für belebende Aromabäder gegen Müdigkeit verwendet. Extrakte gelten als bewährtes Hausmittel gegen Mücken und Moskitos, aber auch gegen Schuppenbildung der Kopfhaut. Weil Wirkstoffe der Eberraute nach Zitrone duften, wurden Blätter und Zweige früher in Haarkränze der Frauen eingebunden.

Inhalts- und Wirkstoffe

Abrotanin . . . *duftet nach Zitrone und wirkt keimtötend*
Absinthol . . . *ist ein antibakterielles ätherisches Öl*
Tannine. . . . . *Gerb- und wirksame sekundäre Pflanzenstoffe*
Vitamin C . . . *ist Basismolekül für unseren Stoffwechsel*
Zink. . . . . *wird für den Aufbau jugendlichen Kollagens benötigt*

Vorbeugen & heilen mit Eberraute

- **Ist nach dem Genuss fetter Speisen verdauungsfördernd**
- **Desinfiziert Schleimhäute und wirkt entzündungshemmend**
- **Kräftigt die körpereigene Immunabwehr**
- **Wirkt anregend auf Libido und die Liebesfähigkeit**
- **Bewährtes Verjüngungskraut, regeneriert Bindegewebe**
- **Wirkt anregend und belebend auf den Organismus**
- **Bewährtes Mittel gegen Wurmbefall bei Kindern**

Eberraute in der Küche

Von der Eberraute können sowohl die Wurzeln als auch Blätter und Blüten bzw. die blühenden Blattspitzen verwendet werden. Sie blüht von Juli bis Oktober, in der Zeit der höchsten Reife ist beste Zeit zum Sammeln und Ernten, da dann die Wirkstoffkonzentrationen am höchsten sind. Frische, aber auch getrocknete Blätter, kann man Speisen während der Zubereitung als Gewürzspender hinzugeben, z. B. zu Braten, Fischgerichten, Suppen, Eintöpfen, Kartoffelgerichten, aber auch zu Soßen oder Dressings. Man kann sie auch für Salate und Rohkost, zur Garnierung und Geschmacksverfeinerung verwenden. Die Eberraute lässt sich gut mit Minzgewürzen kombinieren. Allerdings sollte der Krautanteil wegen seiner bitteren Bestandteile nicht zu sehr dominieren.

Rezept

Verdauungstee

Zur Herstellung eines Tees mit der Eberraute nimmt man einen Esslöffel frische oder getrocknete, zerhackte Blätter und überbrüht sie mit einem halben Liter kochendem Wasser. Dann lässt man den Tee etwa fünfzehn Minuten ziehen und seiht ihn ab. Der etwas bittere Tee lässt sich mit Honig gut süßen. Der Tee oder Sud kann auch als Einreibemittel gegen Insektenstiche verwendet werden.

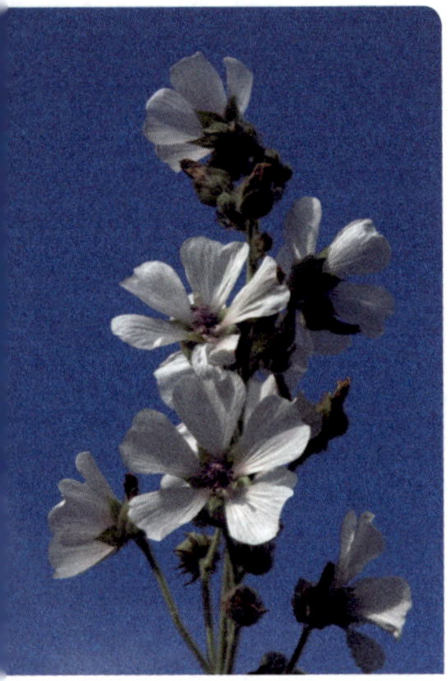

Wunderschöne Blume an kräftigen Stängeln

Eibisch

Heilsame Malve

Kennzeichen

Ein hübsches Kraut aus der ganz eigenen Familie der Malvengewächse, das aus Afrika stammt und schon in der Antike zu den bewährten Heilmitteln zählte. Eibisch kann bis zu eineinhalb Meter hoch werden. Er hat nur wenige Blätter und kleine, blassfarbene Blüten, die im August und September blühen, ehe schließlich die flachen, runden Früchte reifen. Die Eibischwurzel ist dick und saftig. Die botanische Bezeichnung lautet *Althea.* Sie leitet sich vom griechischen »altho« her, was so viel wie *heilen* bedeutet. Der Name der Pflanzengattung, *Malvaceae,* kommt vom griechischen Wort »malake«, was *beruhigen* oder *besänftigen* heißt. Eibisch war seit jeher Entspannungsmittel für gestresste Nerven.

Achtung !

Eibisch gilt als unbedenklich, sofern er in normalen Mengen konsumiert wird. Durch Erhitzen gehen wertvolle Schleimstoffe verloren.

Verbreitung

Dass der Eibisch im Altertum vorwiegend als Gemüse beliebt war, lag wohl daran, dass das Kraut als Lebensmittel eine ausgeprägte gesundheitsfördernde Wirkung hat. Wer sich gesund ernährt, benötigt weniger Arznei. Vorbilder nach diesem Grundsatz sind die Tiere in freier Natur, für die naturbelassene Nahrung gleichzeitig sättigend wirkt und gesund erhält. In früheren Jahrhunderten war Eibisch für viele arme Menschen in Syrien, Armenien oder auch in Nordafrika wichtiges Lebensmittel. Gekochte Wurzeln, mit Butter und Zwiebeln geröstet, sind ein vorzüglich schmeckendes, nahrhaftes Gericht.

Eibisch als Medizin

Sowohl die Wurzeln als auch die Blätter und Blüten können therapeutisch genutzt werden. Die dicken, unregelmäßig gezahnten, samtartig weichen Blätter werden im Sommer gesammelt, wenn die Pflanze zu blühen anfängt. Sie wirken schleimlösend, entwässernd und schützen Schleimhäute vor Entzündungen, sie sind ferner ein exzellenter Feuchtigkeitsspender für die Haut. Eibisch wird in der Naturmedizin erfolgreich bei Blasenleiden, vorbeugend gegen Nierensteine sowie bei Beschwerden der Atemwege, z. B. bei Husten oder Asthma, angewendet. Vor allem die Wirkstoffe der Wurzeln heilen Hautleiden und Verletzungen, helfen bei Verdauungsbeschwerden und speziell bei Entzündungen im Verdauungstrakt, zum Beispiel bei Mundschleimhautentzündung, Gastritis, Magengeschwüren und entzündlichen Prozessen im Darm. Eibisch ist ein bewährtes Hausmittel bei Venenleiden, Krampfadern und Geschwüren. Mundspülungen mit Eibischextrakten helfen gegen Zahnfleischentzündungen und Geschwüren der Zungen- und Gaumenschleimhaut.

Inhalts- und Wirkstoffe

Alkaloide .... *sind keimtötende Pflanzenschutzstoffe*
Gerbstoffe ...... *wehren Parasiten ab*
Sitosterin .... *wirkt cholesterinsenkend*
Lanosterin ...... *hilft bei der Cholesterinverwertung im Stoffwechsel*
Galactose....... *natürlicher Zucker, d. h. Rohstoff für Zellenergie*
Glucuronsäure ... *entgiftend gegen körperfremde Schadstoffe*

Vorbeugen & heilen mit Eibisch

- → **Wirkt vorbeugend gegen bakterielle Schleimhautinfektionen**
- → **Hat entzündungs- und schmerzhemmende Wirkung**
- → **Bewährtes Mittel bei Blähungen, Durchfall und Verstopfung**
- → **Senkt Cholesterin- und Blutfettwerte**
- → **Reguliert den Blutzuckerspiegel und füttert Nervenzellen mit Glukose**
- → **Hilft gegen Atemprobleme, Reizhusten und Asthma**
- → **Beugt Venenleiden und Beingeschwüren vor**
- → **Spendet der Haut Feuchtigkeit**
- → **Wirkt entspannend, beruhigend und reizmildernd**

Schleimstoffe des Eibischs

Die Schleimstoffe stecken besonders hoch konzentriert in den Wurzeln des Eibischs. Ähnlich wie unsere natürliche Magenschleimhaut vor Angriffen der eigenen Magensäure schützt, bilden Schleimstoffe des Eibischs eine Schutzschicht auf diesem Epithelgewebe gegen Säureattacken, freie Radikale und krankheitserregende Mikroorganismen. Die fleischige, schleimstoffreiche Wurzel schmeckt leicht süßlich. Sie kann durch andere Gewürze aufgewertet werden. Eibisch eignet sich sehr gut zur Herstellung von Naturkosmetik.

✓ Schlafmittel

Eibischtee

Die beruhigenden Bestandteile des Eibischs sind ein bewährtes Mittel gegen Einschlaf- und Durchschlafstörungen. Man überbrüht einen Esslöffel des getrockneten Eibischkrauts mit kochendem Wasser und lässt den Tee zehn Minuten ziehen.

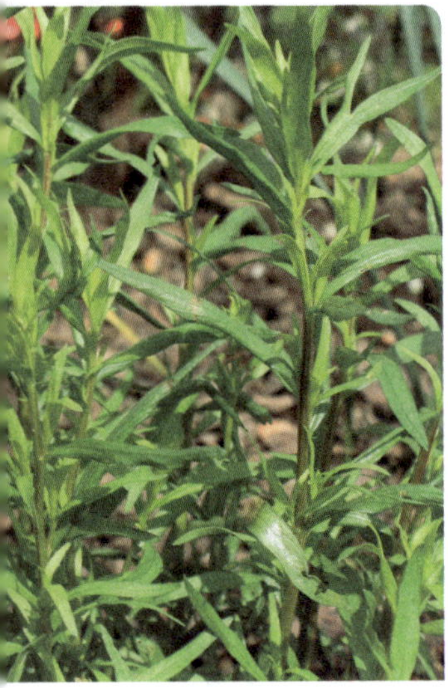

Estragon: einzigartiger Geschmack, große Heilkraft

Estragon

Heilgewürz mit besonderer Note

Kennzeichen

Estragon ist ein Korbblütler, der mit dem Wermutkraut eng verwandt ist. Die Pflanze wird bis zu eineinhalb Meter groß, entfaltet schlanke Zweige und zahlreiche gelbe bis grüngelbe Blüten. Estragon mag es gern heiß, sonnig und nicht zu nass. Er hat einen ganz eigenen, intensiv-aromatischen Geschmack und Duft, der dem von Anis ähnlich ist und den das Kraut dem Inhaltsstoff Estragol verdankt, einer Wirksubstanz.

Verbreitung

Estragon, auch Drachenkraut genannt, ist in nördlichen Regionen weit verbreitet. Er wächst und gedeiht aber auch in Mexiko und in Indien.

Estragon wird in Kräutergärten gerne angebaut, weil seine Aromastoffe Schädlinge fernhalten, von mikrobiellen Parasiten bis zu Insekten und anderen Kleinlebewesen. Als Vorsorge vor nassen und kalten Wintern sollte das Kraut in Töpfe umgepflanzt und im Haus aufbewahrt werden. Das Kraut entwickelt hübsche Blüten. Der bei uns angebotene Estragonsamen stammt im Allgemeinen aus Russland oder den Balkanländern. Dieser ist bei Weitem nicht so würz- und wirkstoffreich wie seine französische Variante. In Frankreich ist Estragon eines der wichtigsten Küchengewürze. Bekannt ist Estragon z. B. als unverzichtbarer Inhaltsstoff für eine *Sauce béarnaise.* Beim Einkauf von Estragonpflanzen sollte es sich daher vor allem um das französische Kraut handeln.

Estragon als Medizin

Estragon wird vorwiegend als Mittel gegen Verdauungsstörungen angewendet. Er hat eine milde, beruhigende und entspannende Wirkung und ist deswegen ein natürliches Einschlafmittel. Gekaut verleihen die Blätter einen frischen Atem und regen den Appetit an. Sie fördern den Gallefluss und sind harn- und wassertreibend, was allerdings weitgehend am hohen Kaliumgehalt liegt. Estragon ist ein ausgezeichnetes Darmmittel, z. B. gegen Bakterien und Pilze.

Achtung !

Kinder sollten keinen zu hoch konzentrierten Estragontee trinken. Der streng antibakteriell wirkende Inhaltsstoff Estragol kann allergische Reaktionen hervorrufen. Auch für Erwachsene sind große Mengen Estragon nicht unbedenklich.

Er wirkt unterstützend beim Abbau von Ödemen. Das Gewürz regt in Belegzellen der Magenschleimhaut die Produktion von Salzsäure an, erhöht den Säuregehalt des Magensafts, der Voraussetzung für eine optimale Vorverdauung von eiweißreichen Nahrungsmitteln wie Fleisch oder Fisch. Dieser Eigenschaft verdankt Estragon unter anderem, dass er schon im Mittelalter an Königs- und Fürstenhöfen ein begehrter Geschmacksspender war.

Inhalts- und Wirkstoffe

Das Gewürzkraut wehrt sich mit einer Reihe hochpotenter Abwehrmoleküle gegen Schädlinge:

Estragol .... *ist ein bakterientötender Duftstoff*
Ocimen......... *wirkt gegen krankheitserregende Mikroorganismen*
Phellandren ..... *aktiviert die Durchblutung*
Alkaloide .... *sind stark wirkende Pflanzenschutzstoffe*

Heilen & vorbeugen mit Estragon

- **Kräftigt das Immunsystem**
- **Panzert Schleimhäute gegen freie Radikale und Schadstoffe**
- **Stimuliert die Produktion von Magensäure**
- **Wirkt verdauungsfördernd und beseitigt Darmpilze**
- **Regt den Appetit an**
- **Wirkt beruhigend und entspannend auf das Nervensystem**
- **Verbessert die Durchblutung**
- **Ist harntreibend, entwässernd und entlastet die Nieren**

Kochen mit Estragon

Estragon hat zwar eine starke Eigennote, lässt sich aber mit anderen Geschmacksspendern sehr gut mischen und nahezu für alle Arten von Speisen verwenden. In Frankreich wird Estragon oft zum Einlegen von Gurken und Mixed Pickles verwendet, aber auch zum Aromatisieren von Essig, Senf, Dressings, Dips und Marinaden. Soßen mit Estragon können ein Gericht sehr gut verfeinern. Man kann Estragon auch zum Würzen von Rindfleisch, Wild oder Lamm verwenden, und er passt auch gut zu Geflügel oder Fisch. Das Aroma eignet sich auch für Süßspeisen und Desserts sowie für Erfrischungsgetränke.

Tipp

Hilfe bei Rheuma, Muskel- und Gelenkschmerzen

Aus den frischen, zerquetschten Estragonblättern wird ein Mus zubereitet. Dieses trägt man dick auf ein Tuch auf und legt es als Packung auf die betroffene Körperpartie. Einen Estragontee bereitet man, indem man einen Esslöffel getrockneter Estragonblätter mit einem halben Liter kochendem Wasser überbrüht und diesen zehn Minuten ziehen lässt.

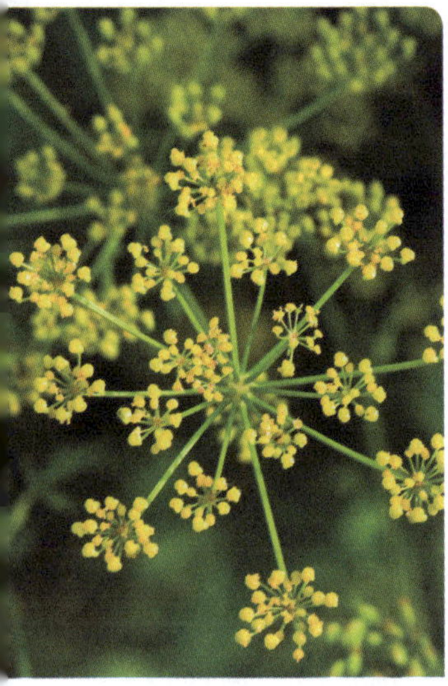

Prächtige Dolden aus kleinen gelben Blüten

Fenchel

Schmackhafte Küchenarznei

Kennzeichen

Fenchel ist eine bis über einen Meter hoch wachsende Pflanze mit kräftiger, fleischiger Wurzel, die kleine gelbe Blüten und schlanke Blätter entwickelt. Fenchel stammt ursprünglich aus Nordamerika und dem Mittelmeerraum. Er blüht den ganzen Sommer über und ist sowohl gesundes Küchenkraut als auch Lieferant hochwirksamer pflanzlicher Heilstoffe. Dieser Doppelfunktion verdankt der Fenchel seine Beliebtheit.

Verbreitung

Der Sage nach benutzte der griechische Kriegsheld *Prometheus* trockene Fenchelstängel, um Feuer aus dem Lager der Feinde zu stehlen. Unter dem Schutz des Fenchels feierten *Dionysos* und sein Gefolge rauschende Feste. Das Kraut wird kultiviert. Allerdings ist wild wachsender Fenchel reicher an Inhaltsstoffen. Sowohl die Blätter als auch die Früchte, die oft als Samen bezeichnet werden, sind essbar. Fenchel hat einen feinen, anisähnlichen Geschmack. Sein Aroma wird unter anderem bei der Herstellung von Absinth genutzt. Wilder Fenchel ist robust, er wächst an Straßen- und Wegrändern, Böschungen, an Bahngleisen entlang und am Rande von Schutthalden. Er breitet sich invasiv aus, verdrängt dadurch andere Pflanzen und ist deshalb bei Landwirten und Gärtnern nicht immer beliebt.

Achtung !

Wegen der starken Reizwirkung ätherischer Öle sollten Kleinkinder den Tee nicht trinken. Aber auch Erwachsene sollten den Tee in Maßen zu sich nehmen.

Fenchel als Medizin

In Indien gilt Fenchel seit Langem als Heilmittel bei Augenkrankheiten. Sein Samen wird oft zusammen mit Honig gekaut, um grauem Star oder Glaukom vorzubeugen. Auch im alten Rom wurden die Heilkräfte des Fenchels bei Sehschwäche genutzt. Fencheltee ist ein exzellentes Mittel gegen Magen-Darm-Störungen, wie z. B. Darmträgheit, Verstopfung, Durchfall oder Blähungen. Mit seiner Kombination aus ätherischen Ölen und strengen Wirkstoffen ist Fenchel bewährte therapeutische Hilfe bei erhöhtem oder hohem Blutdruck. Die Inhaltsstoffe wirken harn- und wassertreibend,

senken das Blutvolumen, sodass der Blutdruck absinkt. Gleichzeitig forciert der hohe Kaliumanteil den Nährstofftransport in den Körperzellen und bringt damit den Zellstoffwechsel in Schwung, Voraussetzung für mentale und körperliche Fitness und auch für Fatburning bzw. das Verheizen überflüssigen Körperfetts zu Energie.
Wissenschaftlich nicht bestätigt ist, dass Fenchel die Milchproduktion stillender Mütter anregt. Die hohen Konzentrationen an Anethol und anderen ätherischen Ölen reinigen und desinfizieren den Rachen- und Atemtrakt, beugen Husten vor und lindern Asthmaanfälle. Sie sind gleichzeitig bestes Immunschutzmittel für unsere Schleimhäute.

Inhalts- und Wirkstoffe

Anethol..... *ist Bestandteil intensiv wirkender ätherischer Öle*
Dillapiol .... *wirkt antibakteriell und antimikrobiell*
Fenchon .... *desinfiziert die Schleimhäute*
Myricistin... *unterstützt das Immunsystem*
Myrcen..... *hemmt die Ausbreitung von Bakterien und Parasiten*

Vorbeugen & heilen mit Fenchel

- **Aktiviert die Verdauung, hilft bei Blähungen und Verstopfung**
- **Kräftigt das Immunsystem**
- **Reinigt und desinfiziert die Schleimhäute des Atemtrakts**
- **Macht das Blut dünnflüssiger, hilft bei erhöhtem Blutdruck**
- **Regt den Zellstoffwechsel an und hilft beim Fatburning**
- **Wirkt harntreibend und entwässernd und entlastet die Nieren**

Verschiedene Fenchelarten

Je nach Herkunft und Standort gibt es verschiedene Arten des Gartenfenchels: Den etwas süßlich schmeckenden Gewürzfenchel, den typischen Knollenfenchel für die Küche und den wilden Fenchel mit seiner intensiven Würzkraft. Die Knollen eignen sich als Gemüsegericht und als ideale Beilage zu Fisch- und speziell fetten Fleischgerichten, weil sie die Cholesterinaufnahme im Darm hemmen. Zerhackte Fenchelblätter eignen sich weitaus besser als Salz zum Würzen von Soßen, Dips, Dressing oder Majonäsen. Sie sind ferner schmackhafte Dekoration auf Salat- und Rohkosttellern. Ähnlich wie Anis werden Fenchelsamen als Gewürzspender beim Brotbacken verwendet.

Rezept

Fencheltee

Um einen Fencheltee zuzubereiten, wird ein Esslöffel getrockneter und zerriebener Fenchelblätter mit einem halben Liter kochendem Wasser überbrüht. Den Tee lässt man zehn Minuten ziehen. Der Tee wirkt darm- und blutreinigend. Mit der halben Menge Kochwasser gewinnt man einen konzentrierten Sud, der sich für Einreibungen bei rheumatischen Beschwerden, Gelenk- und Muskelschmerzen eignet.

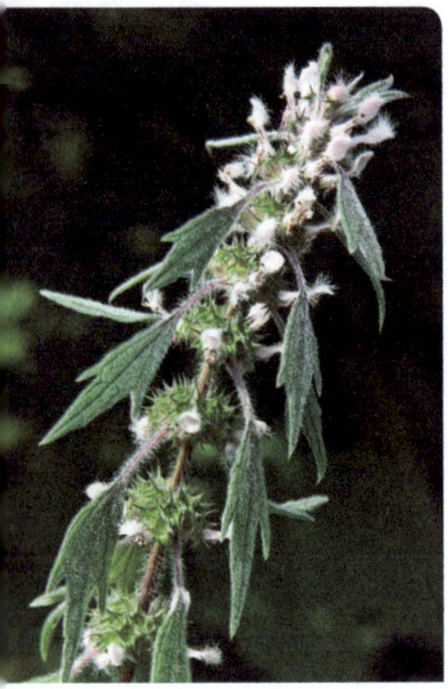

Herzgespann: heilsame Zierpflanze aus Gottes Apotheke

Achtung !

Manche Menschen reagieren allergisch, wenn sie Herzkraut berühren. Es kann auch Hautreizungen verursachen. Im Zweifelsfall sollte man einen Arzt zurate ziehen.

Herzgespann

Das Frauenkraut

Kennzeichen

Herzgespann ist eine Pflanze der Familie der Lippenblütler, die über einen Meter hoch wächst und von Ende Juni bis August blüht, dabei treibt sie blassrosafarbene bis violette kleine Blüten aus. Mit ihrem geraden Wuchs wird sie von Gärtnern gern als Zierpflanze eingesetzt. Das Herzgespann ist robust, genetisch eine echte Wildpflanze und deshalb reich an therapeutisch nutzbaren Wirk- und Würzsubstanzen. Die Blumen werden bei voller Blüte geerntet. Dabei sollte man jedoch ausreichend Stiele stehen lassen, damit das Kraut im nachfolgenden Jahr erneut wachsen kann.

Verbreitung

Das Herzgespann kommt im gemäßigten Klima auf der ganzen Welt vor, allerdings unter jeweils unterschiedlichen Bezeichnungen. Das Kraut galt schon bei den Griechen vor mehr als 2.000 Jahren als Hausmittel bei Frauenleiden. Die Ärzte verabreichten es schwangeren Frauen gegen Angstzustände. Im englischen Sprachraum hat sich bis heute die volkstümliche Bezeichnung Mutterkraut erhalten. Auswanderer brachten das Herzgespann im 16. Jahrhundert nach Nordamerika, wo es als Geburtshilfe verordnet wurde, außerdem gegen depressive Verstimmungen nach der Niederkunft und während der Menopause. Chinesische Frauen nutzten Extrakte gegen menstruelle Krämpfe und unregelmäßige Regelblutungen. Herzgespann kräftigt und entspannt die Muskulatur der Gebärmutter und löst Verspannungen.

Herzgespann als Medizin

Neben seiner Bedeutung als Heilkraut bei Frauenleiden ist das Herzgespann vor allem bei Herzbeschwerden von Bedeutung. Darauf weist schon das griechische Wort »kardiaca« (Herz) hin, dem das Kraut seine botanische Bezeichnung verdankt. Es senkt den Blutdruck, hat außerdem eine sedative Wirkung auf das gesamte sympathische vegetative Nervensystem, also auf Herz, Kreislauf und Hirntätigkeit. Die Cherokee-Indianer Nordamerikas nutzten es als Beruhigungsmittel. In der chinesischen Medizin gilt Herzgespann als Hausmittel bei Herzjagen sowie erhöhten Blutfett- und Cholesterinwerten. Herzgespann wirkt entzündungs- und fiebersenkend, es hilft bei Atemwegsproblemen, Husten, Bronchitis und Asthma sowie – äußerlich angewendet – bei rheumatisch bedingten Muskel- und Gelenkschmerzen. Noch in der heutigen Zeit der modernen Pillentherapie hat Herzgespann überragende Bedeutung bei der Behandlung einer Schilddrüsenüberfunktion, während eine normale Drüsenfunktion nicht beeinflusst wird.

Inhalts- und Wirkstoffe

Herzgespann produziert in Wurzeln, Stängeln, Blättern und Blüten eine eigene Mischform an hochaktiven Pflanzenstoffen:

Stachydrin .... *ist ein stark wirkendes Alkaloid gegen Parasiten*
Leonurin...... *hemmt die Kreatinkinase bei der Energieerzeugung*
Leocardin..... *ist ein immunaktiver Bitterstoff*
Rutin......... *kräftigt die sensiblen Venengefäßwände*
Kaffeesäure ... *einer der wichtigsten sekundären Pflanzenstoffe*
Vitamin A ..... *bedeutendster Schutzfaktor für die Schleimhäute*

Vorbeugen & heilen mit Herzgespann

- **Hilft bei Menstruationsbeschwerden**
- **Wirkt angstlösend und entspannend**
- **Bewährtes Hausmittel bei Reizblase und Nierenbeschwerden**
- **Ist ausgleichend bei Schilddrüsenproblemen**
- **Wirkungsvolles Herzstärkungsmittel, stützt den Kreislauf**
- **Senkt Cholesterin- und Blutfettwerte**
- **Hemmt Entzündungen und Schmerzen bei Rheuma**
- **Löst Verkrampfungen im Atmungstrakt**

Bitteres Küchenkraut

Wegen seiner hohen Konzentrationen an Alkaloiden und Tannin schmecken die Pflanzenteile bitter, eignen sich aber gerade deshalb zum Würzen von Eintöpfen, Kartoffel- und Hülsenfrüchtegerichten. Verwendet werden vorwiegend die Blätter. Man kann sie – frisch oder getrocknet – Speisen beilegen, weil sie die Produktion von Magensäure anregen und für eine bessere Eiweißverdauung sorgen.

Rezept

Schlaftrunk aus Herzgespann

Man stellt einen Tee aus einem Esslöffel Herzgespann und einem halben Liter Wasser her, den man allerdings nicht gegen den Durst, sondern schluckweise bzw. in kleinen Tässchen zu sich nimmt. Der Tee wirkt krampflösend und mental sowie körperlich entspannend und ist deswegen auch eine gute Einschlafhilfe.

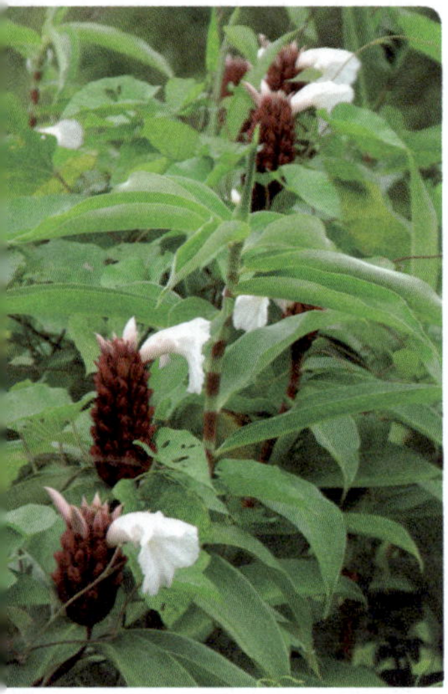

Roter Ingwer: Geschmacksspender und natürliche Arznei

Achtung !

Ingwertee sollte kleinen Kinder nicht verabreicht werden, da seine euphorisierenden Bestandteile toxisch wirken können.

Ingwer

Verführerisch scharf

Kennzeichen

Ingwer ist ein Kraut, das bis zu einem Meter hoch wächst und dessen Wurzel vorwiegend als Geschmacksspender und Heilmittel Verwendung findet. Das Wurzelrhizom breitet sich horizontal unter der Erde aus und bildet eine gelbliche, fleischige Einheit, die ein wahres Wirkstoffpaket darstellt. Aus dieser Wurzel bezieht die Ingwerpflanze ihre Nährstoffe in längeren Trockenphasen. Weil dann auch Parasiten, Würmer, Insekten und Nager vom Hunger getrieben auf Nahrungssuche gehen, wehrt sich das Kraut mit besonders scharfen Abwehrstoffen dagegen. Die in hohen Konzentrationen enthaltenen ätherischen Öle duften und schmecken besonders gut.

Verbreitung

Ingwer ist in den Subtropen zu Hause. Von dort fand die Wurzel als unverzichtbares Gewürz ihren Weg nach Asien und von dort zu uns. Das unvergleichliche scharfe Aroma verdankt der Ingwer vor allem den ätherischen Ölen Gingerol, Shoagol und Zingeron, die Bakterien und andere Mikroben im Erdreich verscheuchen, unsere Mahlzeiten jedoch enorm bereichern. Essenzielle Öle wie Zingiberin, Farnesin und Bisabolin tragen ebenfalls zum Aroma bei. So ganz nebenbei ist das Kraut eine kleine Apotheke gegen manche Befindlichkeiten und Beschwerden. Wenn Ingwer getrocknet, gekocht oder als Tee aufgebrüht wird, werden Shoagol und Gingerol freigesetzt, sogenannte Phenylpropanoide, die eine enorme Duftkraft haben. Deshalb wirkt Ingwer direkt auf die Speicheldrüsen und wird zum wichtigen Hausmittel, vor allem für ältere oder alte Menschen, die unter einem zu schwachen Speichelfluss leiden.

Ingwer als Medizin

Kaum ein anderes Gewürzkraut schenkt uns eine solche Bandbreite an therapeutischer Wirkung wie der Ingwer. Er wirkt appetitanregend, fördert die Verdauung und wirkt gegen Verstopfung und Darmträgheit. Weil die Wirkkräfte die Darmpassage beschleunigen, binden sie Fett- und Schadstoffe und scheiden sie mit dem Stuhl aus, unterbinden gleichzeitig die Bildung von Pilzkolonien in tiefer gelegenen Darmabschnitten, und sie tragen zu einer gesunden, ausgewogenen Balance der Darmbakterien bei. Allerdings ist Ingwer kein Dauermittel, es kann die Produktion von Gallenflüssigkeit stimulieren und zur Bildung von Gallensteinen beitragen. Dafür ist es ein exzellentes Mittel gegen zu hohe Cholesterin- und Blutfettwerte. Außerdem wirkt Ingwer blutverdünnend und blutdrucksenkend. Ingwer kann die Stimmungslage verbessern und Angstempfindungen lösen, weil er auf sogenannte Serotoninbindeplätze im Gehirn wirkt, die für die Produktion von Glückshormonen eine entscheidende Rolle spielen. Neuerdings gilt Ingwer als Forschungsobjekt für die Behandlung von diabetischen Begleiterscheinungen, wie z. B. dem grauen Star.

Inhalts- und Wirkstoffe

Zingeron, Shoagol .... *sind enorm potente ätherische Öle*
Gingerol .... *einer der besten natürlichen Bakterienkiller*
Bisabolen, Farnesen .. *greifen tief in den Nervenstoffwechsel ein*
Cineol.............. *ist desinfizierender Duftspender*

Vorbeugen & heilen mit Ingwer

- **Stimuliert und beschleunigt die Verdauung**
- **Desinfiziert Schleimhäute der Atemwege und lindert Hustenanfälle**
- **Fördert die Durchblutung**
- **Bekämpft Pilz- und Bakterienkolonien im Darm**
- **Kann bei Sehschwäche helfen**
- **Verbessert bei mentalem Stress die Stimmungslage**

Vielseitiger Ingwer

Ingwer zählt zu den Gewürzkräutern, die sich sowohl für süße als auch für salzige Mahlzeiten eignen. Frischer Ingwer wird geschält und danach verwendet. Im Plastikbeutel eingepackt und im Kühlschrank gelagert konserviert die Wurzel noch lange ihren faszinierenden Geschmack. Besonders intensiv schmeckt der Saft reifer Ingwerwurzeln, sie werden vor allem in Indien traditionell zum Würzen verwendet. Mit Ingwerpulver wird vorwiegend Brot und Gebäck gewürzt. Junge Ingwerrhizome sind besonders saftig und auch mild im Geschmack, gekaut helfen sie gegen Mundgeruch.

Rezept

Ingwertee

Ingwer duftet bereits, wenn seine Wurzel geschält und zerhackt wird. Man überbrüht einen Esslöffel mit einem halben Liter kochendem Wasser, lässt ihn zehn Minuten ziehen und hat dann ein köstliches Getränk, das sich mit Honig süßen und verfeinern lässt.

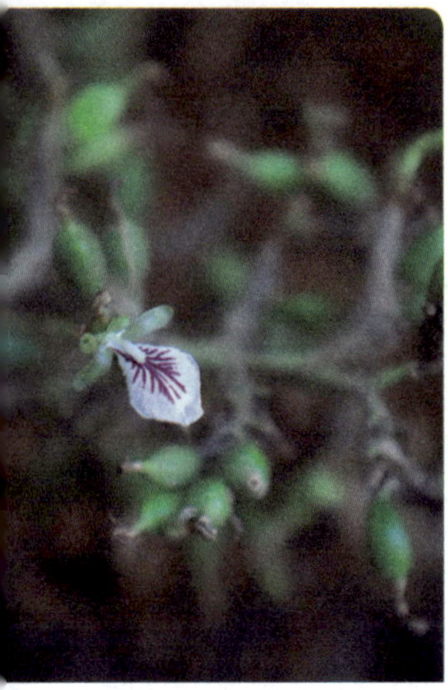

Kardamom: herrlicher Duft von ätherischen Ölen

Achtung !

Kardamom sollte nicht in zu starken Konzentrationen eingenommen werden. Die in ihm enthaltenen Alkaloide können Schleimhautreizungen verursachen.

Kardamom

Exotische Samen

Kennzeichen

Kardamom ist ein robustes Kraut, das bis zu drei Meter und höher werden kann und sich aus seinen kräftigen Wurzelrhizomen heraus auch in die Breite erstreckt. Weil der Kardamom-Strauch - ähnlich wie der Ingwer - in seiner Heimatregion oft lange Dürrezeiten überstehen muss, sammelt er in seinen fleischigen Wurzeln reichlich Abwehrstoffe gegen Schädlinge, die wir für therapeutische Zwecke nutzen können. Die grüngelben Samen und Kapselfrüchte sind aromatischer Geschmacksspender für eine Vielzahl von Gerichten.

Verbreitung

Kardamom stammt ursprünglich aus Indien, fand aber bald den Weg über Arabien und die Mittelmeerländer zu uns. Kardamom gehört zur Ingwerfamilie, er kommt in verschiedenen Arten vor, insbesondere als Schwarzer oder Grüner Kardamom. Die Kapselfrüchte platzen zum Zeitpunkt ihrer höchsten Reife auf und setzen ihre Samen frei. Deshalb muss er rasch geerntet werden. Die Samenhäutchen sind nämlich durch ungesättigte Fettsäuren geschützt, die jedoch nach Berührung mit Licht und Luft unter dem Einfluss freier Radikale schnell oxidieren. Deshalb ist es sinnvoll, Kapselfrüchte aufzubewahren und die Samen erst kurz vor der Verwendung daraus zu befreien. Sie können im Mörser zerstoßen und sowohl als Heilmittel als auch als kräftiges Küchengewürz verwendet werden. Kardamom wird bei uns hauptsächlich für Brot und Gebäck verwendet, für Süßwaren und in der Wurstherstellung. In Asien wird daraus Chaitee gekocht oder Masalagewürze hergestellt als Bestandteil des Curry-pulvers. Offen gelagertes Kardamompulver verliert rasch seine Würz- und Heilkraft, in asiatischen Ländern werden die Samen ihrer euphorisierenden Wirkung wegen oft gekaut.

Kardamom als Medizin

Schon vor 3.000 Jahren wurde Kardamom in Asien bereits als Heilmittel für eine ganze Reihe Krankheiten angewendet, vor allem gegen Infektionen von Zahnfleisch, Mund- und Rachenschleimhäuten und der Atemwege, sogar gegen Tuberkulose, die in diesen Regionen oft als Volkskrankheit auftrat. Kardamom war auch Medizin bei vielen Entzündungen, z. B. der Bindehaut und der Augenlider, außerdem bei Hautkrankheiten, Insektenstichen und Schlangengiften. Weil das Gewürz stark wasser- und harntreibend ist, gilt es als gutes Mittel bei Reizblase, Problemen beim Wasserlassen und gegen Nieren- oder Blasensteinen. Außerdem hat es eine stark karminative Wirkung, es fördert die Verdauung und hilft bei Blähungen, Darmkollern, Verstopfung und Durchfall.

Inhalts- und Wirkstoffe

Sabinen .... *wirkt antibakteriell, ansonsten giftig*
Cineol.......... *ist ein krampflösendes Monoterpen*
Terpinylacetat .. *ist ein antimikrobieller, sekundärer Pflanzenstoff*
Terpineol ...... *ist ein parasitenabweisender kräftiger Duftstoff*
Limonen .... *wirkt desinfizierend gegen Pilz- und Bakterienbefall*

Vorbeugen & heilen mit Kardamom

- **Hilft bei Verdauungsstörungen aller Art**
- **Desinfiziert Schleimhäute der Atemwege und hilft bei Husten und Asthma**
- **Wirkt euphorisierend und stimmungsaufhellend**
- **Kräftigt das Immunsystem**
- **Entwässert und heilt Blasenprobleme**
- **Fördert die Durchblutung**
- **Hemmt Entzündungen und lindert Infektionen**
- **Wirkt leicht aphrodisierend**

Tipps für den Einkauf

Die saftigen Kapseln von frischer grüner Farbe haben die höchste Würz- und Heilkraft, aber auch strohartige Kapseln sind oft von guter Qualität. Wichtig ist, dass die geschmacks- und duftspendenden Samen geschützt sind. Sie sollten öligfeucht und dunkel glänzen. In arabischen Ländern wird das Gewürz mitunter auch dem Kaffee oder dem Tee beigegeben. Seine Samen werden oft ihrer sanft berauschenden Wirkung wegen in Pfeifen geraucht. Kardamom ist auch Bestandteil verschiedener Gewürzmischungen.

Rezept

Kardamomtee

Man löst die Samen aus den Kapseln und zerstößt sie im Mörser. Das dabei gewonnene Pulver wird in geringer Konzentration – etwa eine Messerspitze pro Tasse – mit kochendem Wasser überbrüht. Der Tee kann mit Honig oder Ahornsirup gesüßt werden. Einen höher konzentrierten Sud verwendet man für Packungen und Einreibungen gegen rheumatische Beschwerden, Neuralgien oder arthritisch bedingte Schmerzen.

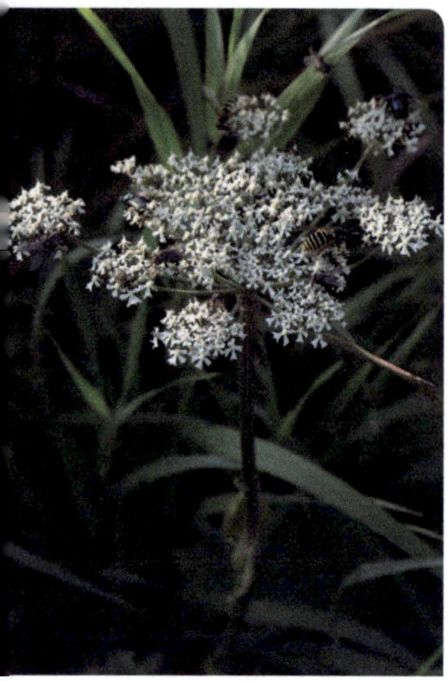

Grünes Küchenkraut für Körper und Seele

Kerbel

Hübsch und vielseitig

Kennzeichen

Kerbel ist ein Doldenblütler. Aus einer feinen Wurzel und einem dünnen Stängel verbreitern sich an den Astspitzen anmutige Dolden mit zahlreichen kleinen weißen Blüten, die sich im Spätfrühling entfalten. Die Kerbelpflanze ist sehr dekorativ und Anziehungspunkt für Bienen, Wespen und Hummeln. Sie wächst am liebsten auf leicht schattigem, feuchtem Boden, aus dem sie den Rohstoff für die Synthese ihrer potenten Wirkstoffe saugt. Kerbel lässt sich in Gärten gut kultivieren, ebenso in Tontöpfen auf dem Balkon oder dem Fensterbrett. Er wächst aber auch gern wild, z. B. als Wiesenkerbel. Beim Sammeln ist allerdings Vorsicht geboten, da Kerbel leicht mit giftigen Artgenossen verwechselt wird, z. B. mit dem Schierling.

Achtung !

Kerbeltee sollte nicht in der Schwangerschaft eingenommen werden. Die starken, pflanzeneigenen Abwehrstoffe des Kerbels können bei empfindlichen Personen Reizungen auslösen.

Verbreitung

Kerbel hat einen sehr individuellen Duft und Geschmack. Die Blätter erntet man am besten, bevor die Blüten aufgehen. Sie können in der Küche frisch verwendet werden, man kann sie aber auch zum Trocknen aufhängen, anschließend im Kühlschrank einfrieren und hat dann lange ein äußerst aromatisches Gewürz, das beträchtliche Heilkräfte entwickelt. Der unvergleichliche Geschmack und auch die frische grüne Farbe gehen beim Kochen verloren, deshalb wird Kerbel am besten auf das fertige Gericht gestreut. Bei uns gilt Kerbel hauptsächlich als eines von vielen Küchengewürzen, in Asien dagegen ist er seit Jahrtausenden wegen seiner therapeutischen Wirkung bekannt. Im Mittelalter hatte das Gewürz auch in unseren Klostergärten eine große therapeutische Tradition.

Kerbel als Medizin

Kerbel ist enorm vielseitig, er hilft bei Verbrennungen, Infektionen, Entzündungen, Magen- und Darmstörungen, Sehschwäche und Kopfschmerzen, aber auch bei Albträumen. Außerdem ist Kerbel ein bewährtes Antioxidans gegen freie Radikale. Bereits kleine Mengen genügen, um die Immunkräfte zu stimulieren und Befindlichkeitsstörungen vorzubeugen, wie z. B. Erkältungen, Reizblase, Husten oder Nebenhöhlenentzündungen. Als Inhalation reinigt und desinfiziert Kerbel Atemwege oder hilft bei entzündeten Augen. Kerbeltee ist ein gutes Blutreinigungsmittel, er macht Blut dünnflüssiger, verbessert den Nährstofftransport zu den Körperzellen und beugt damit erhöhtem Blutdruck vor. Kerbel ist reich an Kalium, das Nährwasser in ausgetrocknete Zellen transportiert und auf diese Weise verjüngend wirkt, außerdem belebt Kerbel den Zellstoffwechsel, Voraussetzung für den Abbau von Fett bei Übergewicht.

Inhalts- und Wirkstoffe

Bioflavonoide . . . . *potenzieren die Immunkraft von Vitamin C*
Ätherische Öle . . . . *wirken desinfizierend*
Ungesättigte Fettsäuren . . . *wichtig für Gehirn- und Nervenzellen*
Eisen. . . . . *unterstützt die Sauerstoffversorgung des Körpers*
Alkaloide . . . . *wirken antibakteriell, antimikrobiell*

Vorbeugen & heilen mit Kerbel

- **Fördert die Verdauung bei Verstopfung, Blähungen und Durchfall**
- **Verbessert die Blutzirkulation**
- **Stimuliert die Energiegewinnung in Körperzellen, wirkt belebend**
- **Beruhigt die Nerven, hilft bei Schlafstörungen**
- **Beugt Entzündungen und Infektionen vor, kräftigt das Immunsystem**

Gewürz mit langer Tradition

Als der ägyptische Pharao *Tutenchamun* vor rund 3.500 Jahren starb, gab man ihm Kerbelsamen als Grabbeigabe mit auf den langen Weg ins Totenreich. *Plinius d. Ä.* beschrieb schon im ersten Jahrhundert nach Christus die Heil- und Würzkräfte des Kerbels, sein Zeitgenosse, der Arzt *Apicius,* empfahl das Gewürz bei Darmbeschwerden und bei Schluckauf. Kerbel passt praktisch zu allen Fisch-, Fleisch- und Geflügelgerichten, Eintöpfen, Suppen, Salaten und Rohkostplatten. Auch zu Quark- oder Eierspeisen lässt sich der Kerbel gut verwenden, z. B. als Abwechslung mit der eng verwandten Petersilie.

Rezepte

Kerbeltee

Kerbeltee ist entgiftend und entschlackend. Man nimmt einen Esslöffel getrocknete, zerhackte Kerbelblätter und überbrüht sie mit einem halben Liter kochendem Wasser. Nach dem Ziehen seiht man ihn ab. Den sehr aromatischen Tee kann man mit Zucker oder Honig süßen. Das köstlich duftende Getränk schmeckt auch aus dem Kühlschrank ausgezeichnet.

Essig und Öl

Die frischen, zerhackten oder zerriebenen Blätter kann man für das Ansetzen von Essig oder einer eigenen Ölvariante verwenden.

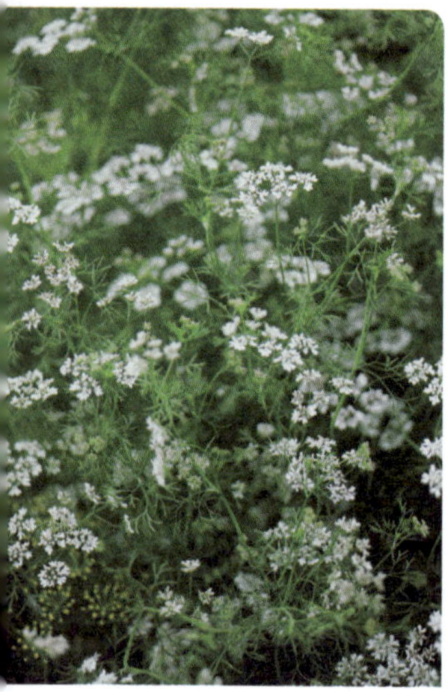

Koriander: Naturarznei aus Klostergärten

Achtung !

Allergiker reagieren möglicherweise empfindlich auf Koriander. Daher sollte man sicher sein, dass man Koriander verträgt. Im Zweifelsfall sollte man einen Arzt zurate ziehen.

Koriander

Beliebt seit 8.000 Jahren

Kennzeichen

Koriander ist ein Doldenblütler, dessen Früchte eine unvergleichliche Würz- und Heilkraft haben. Aus einer feinen Wurzel sprießen zierliche Stängel mit saftiggrünen Blättern und weißen Blüten. Das Kraut wird bis zu einem halben Meter hoch und blüht von Juni bis Mitte August. Essbar sind sowohl die Blätter als auch die Früchte, wobei die Blätter einen ganz anderen und weniger verführerischen Geschmack aufweisen. In Südasien werden mit Koriander Chutneys gewürzt, in der mexikanischen Küche Salsa, Guacamole oder andere Soßen bzw. Dips. Die Blätter werden zerhackt den Speisen beigegeben, weil die Koch- oder Brathitze ihren Geschmack zerstören würde. Vom Stängel abgetrennte Blätter verderben rasch, sie lassen sich auch nicht gut trocknen oder im Kühlschrank konservieren.

Verbreitung

Heimat des Korianders ist Nordafrika und Vorderasien. Erste Hinweise auf das Gewürz gibt es in Schriften aus dem sechsten Jahrtausend vor Christus. Heute ist Koriander auf der ganzen Welt zu Hause. Bei uns wurde er im Mittelalter in den Klostergärten kultiviert. Wegen des frischen, fruchtigen Aromas sind vor allem seine Früchte bzw. Samen begehrt. Die beiden Pflanzenterpene Linaool und Pinen verleihen dem Koriander einen zitrusartigen Geschmack. Die Samen kann man rösten oder in einer trockenen Pfanne erhitzen. Sie behalten dann ihren Geschmack. Geröstete Koriandersamen kann man als gesunde Snacks essen, sie eignen sich als pikanter Gewürzspender beim Backen von Brot oder als Gewürz in Wurstwaren. Die Korianderwurzeln sind auch essbar.

Koriander als Medizin

Das Gewürz ist ein potentes Antioxidans, kann Lebensmittel länger haltbar machen und kräftigt unser Immunsystem für die Abwehr von freien Radikalen, von Bakterien, Pilzen, Keimen und anderen Parasiten. In Persien wird Koriander seit Jahrhunderten als Volksmedizin gegen depressive Verstimmungen und als Vorbeugung gegen Diabetes angewendet. Nachgewiesen sind seine lipolytischen, fettschmelzenden Eigenschaften. Eine Reihe ätherischer Ölen wirkt gemeinsam antibakteriell, desinfizierend auf Schleimhäute des Rachen-, Atem- und Darmtrakts. Die enthaltenen Pflanzenschutzstoffe wirken blutreinigend, blutverdünnend und blutdrucksenkend.

Inhalts- und Wirkstoffe

Scopoletin, Decanol ..... *wirken fibrinolytisch, blutverdünnend*
Geranylacetat, Tridecen .. *sind antibakterielle Schutzstoffe*
Borneol, Umbelliferon .... *desinfizieren, schützen Schleimhäute*
Flavonoide .... *kräftigen das Immunsystem und beugen Infektionen vor*

Vorbeugen & heilen mit Koriander

- → **Senkt den Blutdruck**
- → **Fördert die Verdauung und wirkt gegen Verstopfung, Blähungen und Durchfall**
- → **Stimuliert den Blutfluss und verbessert die Nährstoffversorgung der Zellen**
- → **Hilft bei Atembeschwerden, Husten und lindert Asthmaanfälle**
- → **Beugt der Bildung von Pilzkolonien vor**
- → **Wirkt harntreibend und entwässernd, hilft bei Reizblase**
- → **Regt den Appetit an**
- → **Unterstützt Fatburning**
- → **Aktiviert den Gesamtstoffwechsel**
- → **Hilft gegen mentale Alterserscheinungen**

Koriander in der Küche

Die ätherischen Öle im Koriander wirken appetitanregend, sie stimulieren in Belegzellen der Magenschleimhaut die Produktion von Salzsäure und erhöhen somit den Säuregehalt des Magensafts. Dadurch wird proteinreiche Nahrung, wie Fleisch oder Fisch, besser vorverdaut, das Eiweiß also besser verwertet. Außerdem ionisiert Magensäure die Mineralstoffe Kalzium und Eisen und verbessert die Bioverwertbarkeit im Stoffwechsel. Daher wird Koriander in Medikamenten gegen Darmträgheit eingesetzt. Das Gewürz lässt sich mit salzbestimmten Speisen wie Suppen, Fleisch- oder Geflügelgerichten verwenden, ebenso in Desserts, Cremespeisen und Getränken.

Rezept

Koriandertee

Die Samen werden im Mörser zerstoßen und unmittelbar danach mit kochendem Wasser aufgebrüht, damit die Duft- und Aromastoffe nicht verloren gehen. Man nimmt dafür einen Teelöffel Samen auf einen halben Liter Wasser.

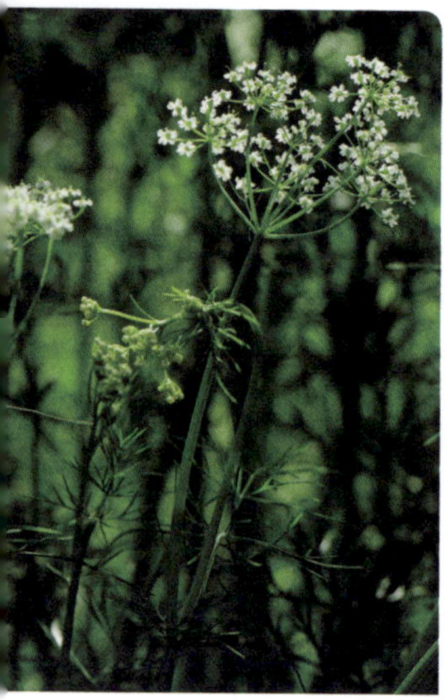

Kümmel: kleine weiße Blüten – heilsame, scharf schmeckende Samen

Achtung !

Kümmelsamen sollte man nicht zu ausgiebig kauen, sie können sonst gesundheitsschädliche Konzentrationen an halluzinatorisch wirkenden Substanzen entwickeln.

Kümmel

Der Küchenfavorit

Kennzeichen

Aus einer karottenartigen Wurzel sprießt ein schlanker, aufrechter Stängel mit zahlreichen feinen, spitz auslaufenden Blättern. Die zierlichen, in Dolden gruppierten Blüten leuchten weiß. Sie erscheinen im Spätsommer. Die Kümmelpflanze ist sonnenhungrig, die es gern warm mag. Auf nährstoffreichen Böden kann das Kraut über einen Meter hoch werden. Unter den Doldenblütlern, die uns so großzügig mit ihrem Aroma beschenken, ist der Kümmel eines der ältesten Gewürze überhaupt. Vor allem die Früchte bzw. Kerne sind seit Jahrhunderten bewährtes Volksheilmittel.

Verbreitung

Kümmel ist ein kräftiges, robustes Wild- und Wiesenkraut, das großflächig in Kulturen angebaut wird, aber auch an Weg- und Straßenrändern, Böschungen, an Bahngleisen entlang und am Rande von Schutthalden gedeiht. Er stammt ursprünglich aus Vorderasien und Nordafrika. Funde in Pfahlbauten beweisen, dass Kümmel bereits bei unseren Urahnen Verwendung fand. In Kochbüchern und Heilschriften der Römer vor rund 2.000 Jahren, zum Beispiel bei *Plinius d. Ä., Vergil, Apicius* oder *Dioskurides,* finden sich Eintragungen über dieses Gewürzkraut. Leider hat bei uns das gewöhnliche Kochsalz viele wertvolle Gewürze aus der Küche verdrängt. Der Kümmel eignet sich am besten zu schweren, fetten Speisen, weil seine Inhaltsstoffe die Produktion von Magensaft anregen und die Verdauung in Schwung bringen. Die fein-aromatischen Früchte lassen sich sehr vielseitig verwenden, z. B. in Brot und Backwaren, Wurst, Käse, vor allem auch in Suppen, Gemüse- und Eintopfgerichten. Kümmel lässt sich im Küchenregal gut lagern. Er konserviert sein unvergleichliches Geschmacksaroma viele Monate oder auch Jahre. Auch die Wurzeln sind essbar. Man kann sie wie Pastinaken oder Karotten kochen.

Kümmel als Medizin

Kümmelkraut ist reich an Vitamin C, dem wichtigsten Rohstoff für unser Immunsystem. Seine spezielle Komposition an ätherischen

Ölen wirkt desinfizierend bei Bakterien, Viren, Keimen und Pilzen auf den Schleimhäuten der Atem- und Rachenwege und im Darm. Kümmel regt den Appetit an und fördert die Durchblutung, er hilft beim Fatburning und senkt den Blutdruck. Äußerlich wurde er schon in den Klöstern im Mittelalter bei der Behandlung von Rheuma und Arthritis, entzündlichen Muskel- und Gelenkschmerzen und auch bei Zahnschmerzen angewendet.

Inhalts- und Wirkstoffe

Myrcen, Limonen . . . *bekämpfen unerwünschte Bakterien*
Cymol . . . . *wirkt als Bestandteil von Kümmel leicht euphorisierend*
Carveol . . . . *kann der Entwicklung von Brustkrebs vorbeugen*
Caryophyllen . . . . . . *wirkt beim Einatmen reinigend auf Atemwege*
Limonen, Carvon . . . *ist appetitanregend, entzündungshemmend*
Vitamin C . . . . *beugt Erkältungen und Infektionen vor*

Vorbeugen & heilen mit Kümmel

- → **Hausmittel gegen Blähungen, Durchfall und Verstopfung**
- → **Verbessert die Stimmungslage**
- → **Senkt den Blutdruck und stimuliert den Blutfluss**
- → **Hilft bei Husten und Atemwegsproblemen**
- → **Ist harn- und wassertreibend, wirkt desinfizierend bei einer Reizblase**
- → **Kräftigt das Immunsystem und beugt Infektionen vor**

Kümmel in der Küche

Das Gewürz ist nicht umsonst Favorit als Geschmacksspender bei deftigen Speisen wie Bratengerichten, fetten Soßen, schweren Eintöpfen, Wurstgerichten und Sauerkraut. Die Mischung aus ätherischen Ölen hilft, im Verdauungstrakt Fettstoffe zu binden und über den Stuhl auszuscheiden. Die Verdauung wird durch Kümmel verbessert, und es kommt dann nicht zu faulenden oder gärenden Nahrungsrückständen im Dickdarm. Kümmel passt sehr gut zu Äpfeln, Käse und alkoholischen Getränken. Er stimuliert die Speichelproduktion, reinigt beim Kauen die Mundhöhle und beugt einem unangenehmen Mundgeruch vor.

✓ Altbewährtes Kümmelsäckchen

Kümmelsäckchen galten schon im Mittelalter als lindernde und heilende Packungen bei Glieder- und Gelenkschmerzen. Kümmelfrüchte bzw. -samen werden in einem Baumwollsäckchen erhitzt und auf die betroffene Körperpartie gelegt. Dabei werden ätherische Öle frei, die tief in die Haut eindringen. Kümmelsäckchen eignen sich auch für die Balneotherapie. Damit erhält man ein aromatisch duftendes Heilbad, das die Durchblutung fördert, den Stoffwechsel anregt und mental und körperlich erfrischt und belebt.

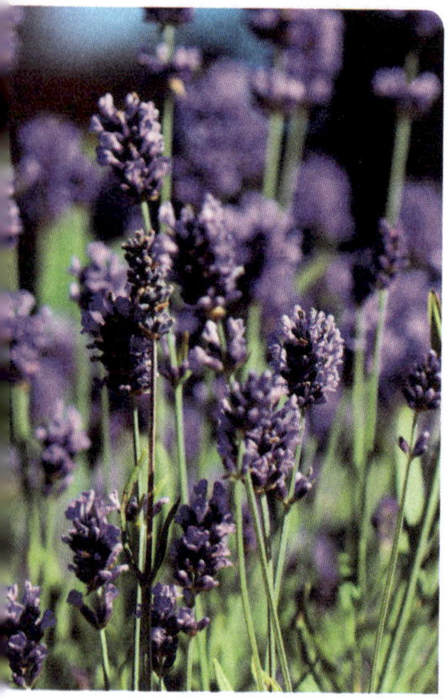

Lila Farbkraft und ein unnachahmlicher Duft

Lavendel

Das romantische Kraut

Kennzeichen

Lavendel ist ein stark duftender Strauch, der wegen seines intensiven Aromas von krankheitserregenden Mikroorganismen und anderen Schädlingen gemieden wird. Er wächst einen Meter hoch oder noch höher, hat aufrechte Stängel und reich verästelte Zweige. Der Lavendel blüht wunderschön in einem zarten Blaulila. Im Juli und August kann man oft wunderschöne lavendelfarbene Kulturfelder sehen, deren Blumen einen betörenden Duft verströmen. Er stellt keine großen Anforderungen an die Bodenbeschaffenheit und beschert uns das ganze Jahr über ein köstliches Gewürz für die Küche und ein mild wirkendes Hausmittel gegen allerlei Beschwerden.

Verbreitung

Lavendel wächst am besten auf trockenem, wasserdurchlässigem, sonnigem Grund. Das Kraut lässt sich aber ebenso gut in Töpfen anpflanzen. Der Lavendel stammt ursprünglich aus dem Mittelmeerraum, seine Würz- und Heilkraft ist bereits in antiken Schriften belegt. Er ist ein gutartiges Gartenkraut, die Wirkstoffe verwilderten Lavendels sind jedoch ungleich intensiver. Man erntet Lavendel, wenn die Blüten ihren höchsten Reifegrad erreicht haben. Dann bergen sie den höchsten Reichtum an ätherischen Ölen und anderen Substanzen. Die blühenden Triebe werden abgetrennt und an einem schattigen Ort zum Trocknen aufgehängt. Danach werden die Blüten abgenommen. Unter allen Küchenkräutern zeichnet sich Lavendel durch ein unvergleichlich verführerisches Aroma aus. Verantwortlich dafür ist eine spezielle Komposition an ätherischen Ölen. Kampher und andere Inhaltsstoffe tragen dazu bei, dass Lavendel intensive Düfte verströmt und damit Schädlinge fernhält.

Lavendel als Medizin

Die feinen Essenzen werden gerne in der Aromatherapie verwendet, speziell bei Reizungen und Entzündungen der Atemwege. Sie beugen Husten vor und lindern Asthma. Sie eignen sich auch als Badezusätze für belebende Wannenbäder, die den Stoffwechsel

Achtung !

Lavendelöle können bei empfindlichen Personen starke allergische Reaktionen auslösen und Haut- und Schleimhautreizungen verursachen, möglicherweise können sie auch die Synthese von Sexualhormonen hemmen. Kinder sollten keinen zu stark dosierten Lavendeltee trinken.

stimulieren, Haut und Schleimhäute desinfizieren, beruhigend auf Nerven- und Gehirnzellen wirken. Äußerlich angewendet wirken die Pflanzenschutzstoffe im Lavendel sanft antibakteriell gegen Hautunreinheiten, Pickel, Akne, Ekzeme und bei Neurodermitis. Die ätherischen Öle haben eine stark entzündungshemmende, desinfizierende Wirkung und werden deshalb sogar als Reinigungsmittel im Haushalt verwendet. Lavendel hilft zudem bei Kopfschmerzen, Migräne und Schlafstörungen. Schon im Mittelalter wurden Lavendelblüten in kleine Kissen eingenäht, damit das heilende Aroma den Übergang in die Schlafphase erleichtert.

Inhalts- und Wirkstoffe

Lavendel liefert appetitanregende Würzsubstanzen und antibakterielle Stoffe:

Linalool. . . . . *ist Basisstoff für anregende Duftstoffe*
Cumarine . . . *sind Antikoagulanzien, blutgerinnungshemmende Substanzen*
Sterole . . . . . *spielen für die Nervenreizübertragung eine bedeutende Rolle*
Kampher. . . . *ist ein Abwehrgift gegen Bakterien, Keime und Pilze*

Vorbeugen & heilen mit Lavendel

- **Ist antiseptisch und entzündungshemmend, z. B. bei Verletzungen**
- **Bewährtes Entspannungsmittel und Einschlafhilfe**
- **Hat karminative Effekte, hilft bei Verstopfung und Blähungen**
- **Wirkt belebend auf den Gesamtstoffwechsel**
- **Sorgt für mehr Magensäure, optimiert die Proteinverwertung**
- **Verdünnt das Blut und hilft gegen Bluthochdruck**
- **Bewährtes Mittel bei Hautunreinheiten und Schuppen**

In der Antike begehrt

Schon im Rom der Kaiserzeit wurde für frische Lavendelblüten ein hoher Preis bezahlt. Die Blüten galten als Schönheitsmittel. Ihre feinen, duftenden Blätter wurden zerrieben, mit Pflanzenöl vermengt und als Gesichtsmaske aufgelegt und sowie als Duftnote dem Badewasser beigegeben. Davon leitet sich auch der Name Lavendel ab: Lateinisch lavare (waschen).

☑ Lavendel in der Küche

Kaum ein anderes Gewürz lässt der Kreativität so viel Spielraum. Lavendel eignet sich als Geschmacks- und Aromaspender für Fleisch- und Fischgerichte ebenso wie für Süßspeisen, Desserts und Getränke oder auch zum Brotbacken und für Käsegerichte. Für den Tee überbrüht man einen Esslöffel Lavendelblüten mit einem Liter kochendem Wasser. Der Tee kann mit Honig oder Ahornsirup gesüßt werden.

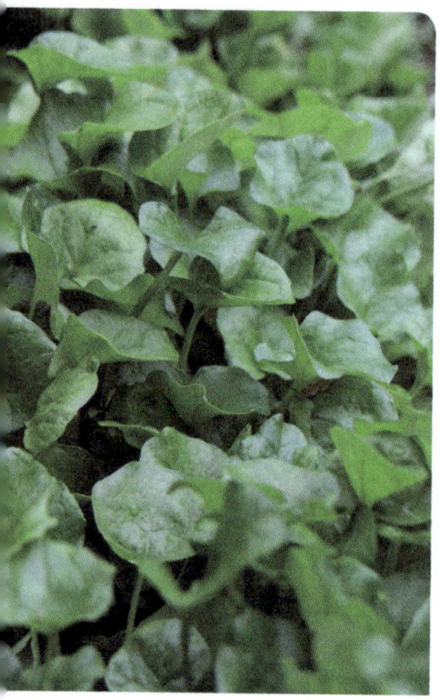

Löffelkraut: bescheiden und unscheinbar, aber voller Naturkraft

Achtung !

Je nach Standort kann das Löffelkraut hohe Konzentrationen an Senfölglykosiden synthetisieren, die bei empfindlichen Personen Haut- und Schleimhautreizungen auslösen können. Senföl darf nur kurz auf die Haut aufgelegt werden, da es sonst zu Verbrennungen kommen kann.

Löffelkraut

Zu Unrecht vergessen

Kennzeichen

Das Löffelkraut ist ein Korbblütler, der einen halben Meter hoch wachsen kann. Es ist robust, kräftig und widerstandsfähig gegen Wind und Wetter. Der Blütenstand des Löffelkrauts ist eine Ähre, der Samen ist klein länglich und braun. Seine Stängel sind kahl, die Blüten ohne rechte Farbkraft, eventuell Gründe dafür, warum dieses Kraut an Popularität verloren hat. Wenn Seeleute früher auf Fahrt gingen, schützten sie sich mit Löffelkraut gegen Skorbut, der durch Vitamin-C-Mangel entsteht. Die Blätter der Pflanze sind reiche Depots dieses Immunstoffs. Das Löffelkraut behütet damit selbst seine Venenwände gegen freie Radikale. Die Blätter lassen sich gut trocknen, ohne ihren Vitamin-C-Gehalt zu verlieren.

Verbreitung

Das Löffelkraut gedeiht am besten auf salzreichem Marschboden am Meer. Auf Strandwanderungen findet man das Löffelkraut am Fuß von Klippen, an Dünen, aber auch bei Spaziergängen fernab vom Meer in der Nähe von Salinen bzw. überall dort, wo die Ozeanbrise Salz und Jod weit ins Land hineingetragen hat. Kein anderes Kraut verträgt Salz so gut wie diese Pflanze. Es wächst auch in salzreichen Gegenden der Alpen und in der Tundra. Bei uns verbreitet sich das Kraut neuerdings durch das winterliche Salzstreuen auf den Straßen. Das Löffelkraut blüht früh im Jahr, es wird von Tieren aufgespürt, die mit den Blättern ihren lebensnotwendigen Salzbedarf decken. Die Blätter sind immergrün und können auch im Winter als heilendes Hausmittel oder als Küchengewürz gesammelt werden.

Löffelkraut als Medizin

Seinen bedeutenden therapeutischen Nutzen verdankt die Pflanze dem hohen Gehalt an Vitamin C, verbunden mit außerordentlichen Konzentrationen an Bioflavonoiden und sekundären Pflanzenstoffen, die das Vitamin in der Blutbahn vor freien Radikalen schützen. Dies verleiht dem Vitamin C im Löffelkraut eine bis zu 40-fach höhere Wirkung als chemisch-synthetisch hergestelltes Vitamin C.

Glucocochlearin und Isothiocyanat sind schwefelreiche Substanzen, die beim Zerbrechen der Blätter frei werden. Sie wirken mit ihren Aromastoffen belebend. Außerdem ist das Löffelkraut reich an Bitter- und Gerbstoffen, die antibakteriell und keimtötend wirken.

Inhalts- und Wirkstoffe

Vitamin C ..... *ist neben Glukose das einfachste Lebensmolekül*
Tannine....... *werden von Pflanzen zur Abwehr von Schädlingen produziert*
Flavonoide .... *sind kräftige sekundäre Pflanzenschutzstoffe*
Magnesium ... *ist wichtig für die Zellverjüngung und den Energiestoffwechsel*
Jod .... *ist Hauptbestandteil unserer lebenspendenden Schilddrüsenhormone*

Vorbeugen & heilen mit Löffelkraut

- **Stärkt die Abwehrkräfte des Körpers gegen Infektionen**
- **Wirkt entzündungshemmend**
- **Natürliches Hausmittel gegen Allergien, wie z. B. Heuschnupfen**
- **Wirkt belebend auf den Gesamtstoffwechsel**
- **Desinfiziert und schützt Schleimhäute vor Mikroorganismen**
- **Fördert die Verdauung und hilft bei Darmträgheit und Verstopfung**
- **Wirkt blutreinigend und blutverdünnend**

Löffelkraut: für den Garten entdeckt

Löffelkraut lässt sich gut im Garten anbauen, am besten an schattigen Plätzen. Ernten kann man die würzigen Blätter das ganze Jahr hindurch, auch im Winter. Löffelkraut hat ein ausgeprägtes Eigenaroma mit einem ähnlichen Geschmack wie Kresse. Die frisch gezupften oder abgeschnittenen Blätter schmecken besonders intensiv, eignen sich ausgezeichnet als Suppengewürz für Hausmannskost wie Kartoffel- und Eintopfgerichte, zum würzenden Garnieren von Salaten und Rohkostplatten, für Suppen, Soßen, Kräuterdips und Dressings, auch für Quark und Frischkäse. Aus den jungen Blättern kann man auch einen Salat zubereiten, der leicht salzig und bitter schmeckt.

Tipp

Ätherische Öle für die Aromatherapie

Man kann die Blätter des Löffelkrauts im Mörser zermahlen, mit etwas Pflanzenöl vermengen und dann die intensiven Duftstoffe einatmen. Sie wirken antibakteriell auf die Schleimhäute der Atemwege. Auch ein Tee kann man mit dem Löffelkraut zubereitet werden. Dazu überbrüht man einen Esslöffel Löffelkraut mit einem halben Liter kochendem Wasser, lässt ihn zehn Minuten ziehen und seiht ihn dann ab. Mit dem Sud wird die Haut eingerieben, als Mittel gegen Geschwüre, Pickel und Ekzeme.

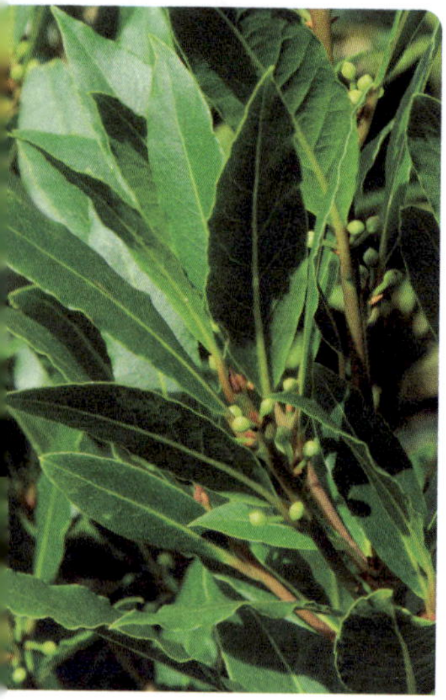

Heilsame Naturmedizin in üppigen grünen Blättern

Achtung !

Lorbeerblätter und -früchte sollten nicht in größeren Mengen verzehrt werden, da ihre antimikrobiellen Inhaltsstoffe Bewusstseinsstörungen und Magen- und Darmprobleme auslösen können. Personen mit empfindlicher Haut reagieren möglicherweise allergisch auf die enthaltenen Wirkstoffe.

Lorbeer

Immergrün für die Küche

Kennzeichen

Lorbeer ist ein im Mittelmeerraum beheimateter Baum, der mehr als zehn Meter in die Höhe wachsen kann, der aber ebenso als Topfpflanze im Haus gedeiht. Er treibt lederartige, feste Blätter, die zunächst ein frisches Grün aufweisen, im Alter aber dunkel werden. Die Blätter sind zunächst geruchsfrei. Erst wenn sie aufgebrochen oder aufgerieben werden, entströmt ihnen ihr typischer Geruch. Die Blätter sind reich an ungesättigten Fettsäuren, die sie abdichten, sodass sie auch in heißen Sommern nicht vertrocknen. Der im Freien wachsende Lorbeerbaum entwickelt gelbweiße hübsche Blüten und kleine schwarze Früchte. Beim Kochen bzw. Zubereiten der Speisen werden Lorbeerblätter zu Beginn zugefügt und später entfernt. Sie geben dem Gericht ein leicht herbes Aroma.

Verbreitung

In der Antike, in Rom oder in Griechenland wurden die Träger besonderer Leistungen mit Lorbeerkränzen geehrt, wie z. B. Sportler, Poeten oder Kriegshelden. Der Lorbeer hatte als Grabbeigabe mythologische Bedeutung. Roh verzehrte Lorbeerblätter schmecken scharf und bitter. Wenn die Blätter getrocknet werden, setzen sie mit der Zeit einen feinen blumigen Duft frei, der an Oregano und Thymian erinnert. Verantwortlich dafür sind hohe Konzentrationen der ätherischen Öle Eugenol und Myrcen. Lorbeer ist extrem widerstandsfähig gegen krankheitserregende Mikroorganismen, er synthetisiert einen enormen Reichtum antimikrobieller Substanzen. Deshalb werden die Blätter als Ganzes oder zerkleinert in Schränken und Speisekammern aufbewahrt, um Motten und Ungeziefer abzuhalten. Die therapeutisch wirksame antibakterielle Eigenschaft des Lorbeers macht ihn als Hausmittel sehr wertvoll.

Lorbeer als Medizin

Die Lorbeerfrüchte enthalten ein fettes Öl, das vorwiegend aus Laurinsäure besteht, einem kräftigen natürlichen Insektizid. Als Haus- und Volksmittel werden die Blätter traditionell seit Jahrhunderten gegen zu hohe Blutzuckerwerte bei Diabetikern, gegen Kopfschmerzen, Entzündungen und Infektionen des Magen-Darm-Trakts angewendet. Sowohl die Blätter als auch die kleinen Beeren wirken auf milde Weise abführend, adstringent bei Wunden und Verletzungen und wasser- und harntreibend. Sie helfen ferner bei Ödemen an Unterschenkeln oder Händen. Eine besondere Bedeutung hat Lorbeer aufgrund seiner Wirkung auf das Bauchspeicheldrüsenhormon Insulin, eine große Hilfe bei der Vorbeugung gegen Diabetes.

Inhalts- und Wirkstoffe

Blätter und Früchte bilden einen Schatz an aktiven Wirkstoffen:

Elemicin .... *ist ein stimmungsaufhellendes Phenylpropen*
Spathenulol ...... *ist ein antimikrobieller Duftstoff*
Eudesmol .... *ist ein natürlicher Insekten- und Bakterienkiller*
Laurinsäure ...... *ist ein Abwehrmittel gegen Zecken*
Eugenol, Myrcen .. *sind kräftige sekundäre Pflanzenstoffe*

Vorbeugen & heilen mit Lorbeer

- **Fördert die Verdauung und beugt Blähungen und Verstopfung vor**
- **Desinfiziert Schleimhäute der Atemwege und im Mund- und Rachenraum**
- **Bewährtes Hausmittel gegen Pilzbefall im Darm**
- **Neutralisiert den Blutzuckerspiegel**
- **Stärkt das Immunsystem**
- **Hat stimmmungsaufhellende Wirkung**

Lorbeer als Küchenkraut

In der französischen und italienischen Küche werden Lorbeerblätter oft zum Würzen von Eingelegtem verwendet, wie z. B. Gurken, Mixed Pickles, Fisch, aber auch für Essig, Dips, Marinaden und Soßen. Lobeer paßt sehr gut zu Gulasch, Ragout oder Eintöpfen und in kräftige Soßen. Grillfleisch kann man auch in eine Würzmischung aus Olivenöl, Knoblauch, Lorbeerblättern, Wacholderbeeren und Peperoni sowie Salz einlegen. Die Blätter sollten nicht mitgegessen werden, auch dann nicht, wenn sie zerschnitten oder zerhackt sind. Ihre harten, scharfen Ränder können Schleimhäute von Speiseröhre, Magen und Dünndarm schädigen. Dies gilt speziell für Kinder.

Tipp

Kraut gegen rheumatische Beschwerden

Wenn die Lorbeerfrüchte ausgepresst werden, erhält man eine scharf schmeckende und duftende Masse, die sich gut für Einreibungen bei Arthritis, entzündlich bedingten Schmerzen, bei Rheuma und Muskel- bzw. Gelenkproblemen eignet. Die Inhaltsstoffe, speziell die ätherischen Öle, dringen in tiefere Haut- und Gewebsschichten ein und fördern die Durchblutung. Das Lorbeermus eignet sich auch gut als Badezusatz.

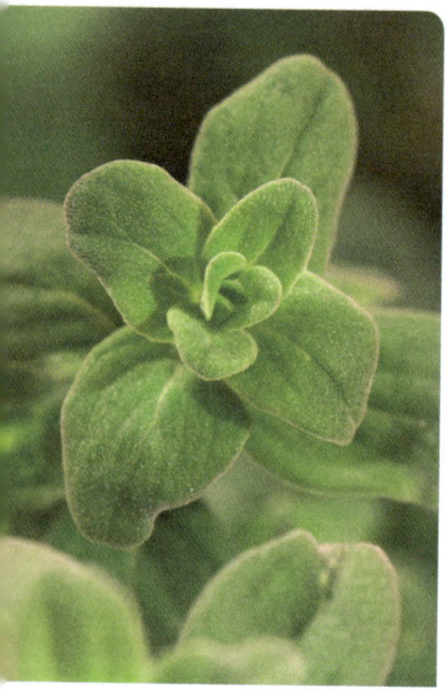

Geschenk der Natur: Majoran für Küche und Gesundheit

Achtung !

Bei der Verwendung als Küchenkraut ist Majoran unschädlich. Wenn das Kraut aber in selbst gefertigten Tees oder Salben in zu hohen Konzentrationen angewendet wird, können die enthaltenen ätherischen Öle zu Entzündungen, Hautreizungen und möglicherweise auch zu Nerven- oder Leberschäden führen. Für Kleinkinder ist der Tee ungeeignet, da er allergische Reaktionen auslösen kann.

Majoran

Gewürz für deftige Hausmannskost

Kennzeichen

Wegen seines herrlich-aromatischen Dufts war Majoran bereits im Altertum begehrt und sogar der Liebesgöttin *Aphrodite* geweiht, für die dieses Gewürz Sinnbild für Lebensglück war. Majoran gehört zu den Lippenblütlern und kann mit seinen zahlreichen kleinen Ästen und dem typischen vierkantigen Stängel bis zu einen halben Meter hoch werden. Seine meist rötlichen Sprossen sind von einem feinen Flaum behaart. Das unvergleichliche Aroma stammt von dem Reichtum an ätherischen Ölen. Die Gewürzpflanze wird auch als Wurstkraut, Bratenkräutel oder Badkraut bezeichnet.

Verbreitung

Ursprünglich stammt die Majoranpflanze aus dem Vorderen Indien. Sie hat sich aber bereits im ersten Jahrtausend vor Christus über Ägypten und die arabischen Länder bis in die Mittelmeerregion ausgebreitet. In sonnigen, warmen Gegenden blüht der Majoran besonders schön. In seiner Blüte von Juli bis September synthetisieren seine Pflanzenzellen auch am meisten duftende Pheromone. In unseren Gärten lässt sich Majoran ebenfalls gut anbauen, bevorzugt an windstillen Plätzen. Gegen Kälte und Frühjahrsfrost ist die Pflanze allerdings empfindlich. Die Pflanze stellt hohe Ansprüche: Sie ist nämlich nicht leicht im Garten zu halten, weil sie gut warme und humusreiche Böden bevorzugt.

Majoran als Medizin

Majoran ist mit der Gewürzpflanze Oregano verwandt, er enthält rund 800 aktive Substanzen. Das Gewürz entfaltet seine Heilkräfte als wohlschmeckenden Bestandteil von Mahlzeiten. Man kann aber auch einen Tee herstellen, indem man zwei Teelöffel Majoran mit einem viertel Liter heißem Wasser aufbrüht. Die schnell löslichen Öle helfen bei Entzündungen der Atemwege, bei Schnupfen, Niesreiz, Asthma und Verschleimungen, aber auch bei Entzündungen des Mund-Rachen-Raums. Für eine Majoransalbe wird das Gewürzpulver mit Weingeist übergossen, danach muss der Aufguss einige Stunden ziehen. Man mischt etwas Vaseline oder Butter unter, erhitzt die Masse im Dampftopf oder im Wasserbad etwa 20 Minuten lang und seiht sie anschließend durch ein Baumwolltuch. Nach dem Abkühlen hat man eine Salbe, die gegen Rheuma, Muskel- und Gelenkbeschwerden, Verstauchungen und Hautentzündungen hilft.

Inhalts- und Wirkstoffe

Majoran enthält Flavonoide, Gerbstoffe, Bitterstoffe, Glykoside und Ascorbinsäure. Die wichtigsten vorbeugenden und heilenden Wirkstoffe sind:

Carvacrol ..... *ist ein hochaktiver Bestandteil ätherischer Öle*
Borneol....... *ist seit Jahrtausenden Heilmittel in der traditionellen chinesischen Medizin*
Campher ..... *wirkt durchblutungsfördernd und schleimlösend*

Vorbeugen & heilen mit Majoran

- **Hemmt Entzündungen und beugt Infektionen vor**
- **Lindert Husten- und Asthmaanfälle**
- **Stimuliert die Gewichtsabnahme**
- **Kräftigt das Immunsystem**
- **Hilft bei rheumatischen Beschwerden, Muskel- und Gelenkschmerzen**
- **Desinfiziert Schleimhäute und ist natürliches Mittel gegen Parasiten**
- **Hilft bei Hautproblemen, z. B. bei Ekzemen und Pickeln**

Würzkraft aus der Naturapotheke

Majoran ist ideales Würzkraut für deftige Kartoffel- und Fleischgerichte, weil die in ihr enthaltenen ätherischen Öle und anderen Bestandteile für eine bessere Verdauung sorgen. Auch für das Verfeinern von Suppen eignet sich das beliebte Gewürz.
Den Beinamen Wurstkraut bekam der Majoran bereits im Mittelalter, da er damals schon Würzmittel beim Wursten war. In den Mittelmeerländern ist der Majoran seines herzhaft intensiv-aromatischen Geschmacks wegen populär, besonders für die Zubereitung von Pizzen, Tomaten- und Zucchinigerichten und für Fleischfüllungen. Majoran macht fette Speisen nicht nur schmackhafter, sondern auch bekömmlicher.

Tipps für Einkauf & Küche

Majoran wird am besten zu Beginn der Blütezeit geerntet, dann sind die Konzentrationen an Bitterstoffen, ätherischen Ölen und den darin enthaltenen Bestandteilen am höchsten. Die Stängel werden zum Trocknen in Bündeln aufgehängt. Die Blätter werden abgebröselt und können in geschlossenen Behältern viele Monate aufbewahrt werden. In der Küche lässt sich Majoran gut mit anderen Gewürzen mischen, ganz besonders mit Oregano, Thymian, Basilikum und Beifuß. Für einen Majoranaufguss gegen rheumatische Beschwerden werden drei Esslöffel getrocknetes Kraut mit einem halben Liter kochendem Wasser überbrüht, den man dann zehn Minuten ziehen lässt.

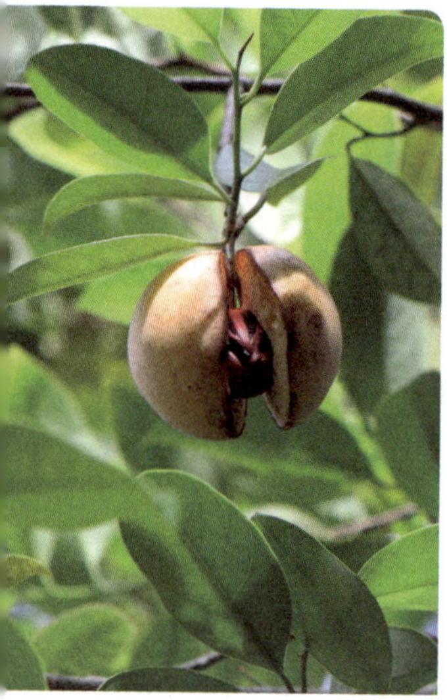

Der scharfe Exot: Power für unseren Stoffwechsel

Muskat

Tropische Gewürznuss

Kennzeichen

Ähnlich wie der Lorbeerbaum kann auch die Muskatpflanze mit ihren festen grünen Blättern bis zu zehn Meter hoch und höher werden. Ihre Blüten sind weißlich bis blassgelb. Die saftigen Früchte springen im Reifezustand auf und geben ihren Samen frei. Zweimal, mitunter auch dreimal im Jahr wird geerntet. Je nach Anbaugebiet liefert ein einziger Baum jeweils bis zu 500 Samen. Der Samenmantel wird als Muskatblüte, der Samen selbst als Muskatnuss bezeichnet.

Verbreitung

Muskat ist in tropischen und subtropischen Ländern zu Hause. In den Antillen ist er Hauptexportartikel, Grenada trägt die Frucht sogar offiziell in seinem Staatswappen.
Neben den Samen bzw. Nüssen liefert der Muskatbaum auch wertvolle ätherische Öle sowie die Muskatbutter, eine aus den Samen gewonnene halbfeste, rotbraune Masse, die weitgehend aus Trimyristin besteht, einer nahrhaften, gesättigten Fettsäure. Gemeinsam mit einem guten Dutzend pflanzlicher Wirkstoffe sind Muskatprodukte seit Jahrhunderten Volksmittel in der Bevölkerung der Anbaugebiete. Muskat ist ein gutes Beispiel dafür, dass Phytopharmaka vorwiegend im regionalen Umfeld wirksam sind, wo seit jeher überlieferte Heilpraktiken weitergegeben werden. Bei uns wird Muskat leider nur in geringen Quantitäten als Zusatzgewürz verwendet.

Achtung !

Muskat sollte in der Schwangerschaft nicht in größeren Mengen eingenommen oder Kindern verabreicht werden. Im Zweifelsfall sollte ein Arzt konsultiert werden.

Muskat als Medizin

In seinen heißen, schwülfeuchten Herkunftsgebieten muss sich der Muskatbaum gegen Fressfeinde, Schädlinge, krankheitserregende Parasiten usw. schützen. Deshalb sind Samen und Kerne bis zur Reifezeit fest in ihren Schutzmantel verpackt. Die Pflanze synthetisiert eine unvergleichliche Vielfalt an antimikrobiellen Abwehrstoffen, die genetisch über unsere Schleimhäute unmittelbar in die Schutzfunktionen auch unseres Immunsystems eingreifen. Weil diese Substanzen reich in Bioflavonoiden eingebettet sind, werden sie selbst vor freien Radikalen, Bakterien, Pilzen usw. geschützt.

Diese Defensivfunktion, wie sie unsere chemisch-synthetischen Medikamente nicht bieten können, ist ein Beispiel dafür, wie überlegen Arzneimittel aus der Naturapotheke sind. Mediziner wundern sich immer wieder darüber, wie selten Angehörige von Naturvölkern krank werden, die den überlieferten Heilmethoden vertrauen.

Inhalts- und Wirkstoffe

Herpineol .... *ein sehr aromatisches ätherisches Öl*
Safrol .... *ist ein Phenylpropen mit einer leicht euphorisierenden Wirkung*
Geraniol .... *hemmt die Vermehrung von Bakterien, Pilzen und Keimen*
Lykopene .... *zählen als Immunschutzstoffe zu den wichtigsten Karotenen*
Ungesättigte Fettsäuren ... *stecken in den Muskatblättern*
Vitamin C .... *schützt die empfindlichen Venen*
Macelignan.............. *wirkt antioxidativ, speziell im Nervengewebe*

Vorbeugen & heilen mit Muskat

- **Kräftigt die Immunabwehr gegen Bakterien und andere Parasiten**
- **Wirkt stimmungsaufhellend auf Gehirn- und Nervenzellen**
- **Bewährtes Hausmittel bei Venenerkrankungen, Krampfadern**
- **Fördert die Verdauung, hilft bei Blähungen und Verstopfung**
- **Desinfiziert Schleimhäute des Mund- und Rachenraums, der Bronchien und des Darms**
- **Unterstützt Fatburning und sättigt nahezu ohne Kalorien**

Im Mittelalter hoch begehrt

Nur Könige und Fürsten konnten sich das von weither importierte Gewürz- und Heilmittel leisten. Im achten Jahrhundert erlaubte der Heilige *Theodor* seinen Klostermönchen, das Muskatpulver über ihrem Erbsenbrei zu verreiben. Damals wurde Muskat erstmals von arabischen Kaufleuten nach Venedig gebracht, wo das Gewürz außerordentlich hohe Preise erzielte. Grund dafür ist die Gewürzsubstanz Myristicin, die in höheren Dosen als Monoaminooxidasehemmer wirkt, d. h., dass sie als natürliche Rauschdroge wirkt.

Tipp

Muskat in der Küche
Muskat lässt sich vielseitig verwenden, das zeigt auch seine Verwendung in vielen Ländern der Erde. In Indien werden süße Gerichte und Getränke mit Muskat gewürzt, im Mittleren und Nahen Osten besonders pikante Mahlzeiten, in Mitteleuropa Kartoffel- und Fleischgerichte, Gemüse, Rosenkohl, Blumenkohl, Bohnen, Suppen und Salate. Im Heimatland des Muskats, in Grenada, wird das Gewürz zum Verfeinern von Marmeladen, alkoholischen Getränken und Fruchtsäften verwendet.

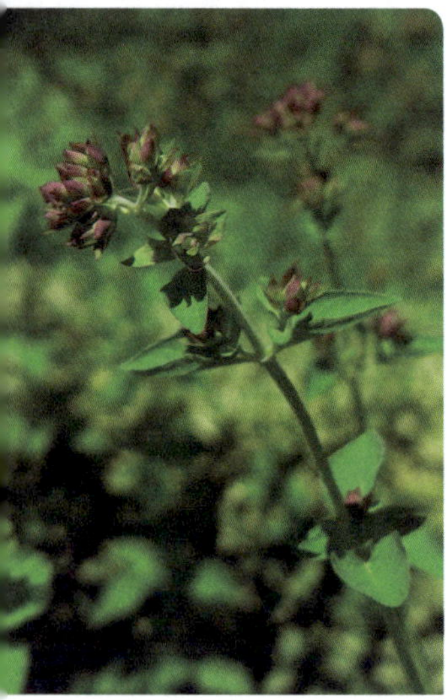

Oregano: Heilgewürz aus sonnigen Mittelmeerländern

Achtung !

Ein zu stark aufgebrühter Oreganotee kann bei empfindlichen Personen zu Schleimhautreizungen und allergischen Reaktionen im Mund-Rachen-Raum bzw. auch der Speiseröhre und des Magens führen.

Oregano

Mediterrane Köstlichkeit

Kennzeichen

Oregano liebt es sonnig und warm. Die Pflanze wird bis zu 80 Zentimeter hoch. Mitunter wird sie als wilder Majoran bezeichnet. Oregano wurde weltweit in den vergangenen Jahrhunderten in vielen Unterarten kultiviert, deshalb reicht seine Geschmacksvielfalt von würzig bis süßlich mit zahlreichen Zwischenstufen. Der in den Gärtnereien angebotene Oregano hat meist einen vergleichsweise faden Geschmack, ohne rechte Schärfe. Er eignet sich nicht für eine gewürzreiche Küche. Wilder Oregano hingegen ist ein Schatz unter den Gewürzen und Pflanzenheilmitteln.

Verbreitung

Das Wildkraut Oregano aus der Familie der Minzepflanzen ist ursprünglich in Vorderasien zu Hause. Oregano hat aber bald den Mittelmeerraum erobert. Das Kraut wächst gut auf trockenen Böden, so z. B. in lichten Wäldern, am Waldrand, an Straßen- oder Wegrändern oder auch an Bahngleisen. Im Gegensatz zu anderen Gewürzkräutern entwickeln getrocknete Oreganoblätter oft mehr Würzstoff als frische Blätter. Der Geschmack ist aromatisch und leicht bitter. Die besten Wildsorten haben eine intensive Würzkraft, die die Geschmacksknospen auf Zunge und Gaumenschleimhaut regelrecht betäuben. Das zeigt, dass sich das Kraut mit seinen üppigen purpurfarbenen Blüten mit erheblicher Widerstandskraft gegen Bakterien, Viren, Keime, Pilze und andere krankheitserregende Mikroben oder Parasiten, gegen Insekten und Kleinlebewesen wehren muss. Zu diesen Abwehrkräften gehören ätherische Öle, die auch unser Immunsystem kräftigen. Erstaunlicherweise hat Oregano, der sich an ein kühleres Klima angepasst hat, oft einen intensiveren Geschmack. Dabei spielt auch die Bodenbeschaffenheit eine Rolle.

Oregano als Medizin

Schon der griechische Arzt *Hippokrates,* Urvater der Medizin, nutzte vor 2.500 Jahren Oregano als Antiseptikum bei Verletzungen oder schlecht heilenden Wunden, außerdem zur Kur bei Magen-Darm-

Störungen oder bei Erkrankungen der Atemwege. Die im Oregano enthaltenen Phenole und Pflanzenschutzstoffe machen ihn zum idealen Mittel gegen freie Radikale und Parasiten aller Art. Die extrem hohen Konzentrationen kräftigen das Venensystem der Pflanze und festigen auch unsere Gefäßwände, speziell jene der verletzlichen Venen. Sie wirken demnach vorbeugend gegen Krampfadern und Besenreisern. Außerdem ist Vitamin C in der im Oregano enthaltenen Mischung mit Flavonoiden optimales Mittel für die Regeneration von Bindegewebe. Bei der Ernte werden die Stängel etwa zehn Zentimeter über dem Boden abgeschnitten und zum Trocknen aufgehängt.

Inhalts- und Wirkstoffe

Carvacrol .... *ist ein kräftiges Pflanzenschutzmittel*
Thymol .... *ist ein natürliches, bakterientötendes Biozid*
Limonen, Pinen ... *schenken dem Oregano sein unvergleichliches Aroma*
Ocimen.......... *ist ein stark duftender Kohlenwasserstoff*
Caryophyllen ..... *wirkt entzündungshemmend*

Vorbeugen & heilen mit Oregano

- **Beugt Infektionen der Schleimhäute vor und bekämpft Darmpilze**
- **Fördert die Durchblutung**
- **Senkt erhöhten Blutdruck**
- **Kräftigt die Abwehrfunktion des Immunsystems**
- **Desinfiziert Atemwege und lindert Husten und Asthmaanfälle**
- **Bewährtes Hausmittel für die Wundheilung**
- **Beseitigt Magen-Darm-Störungen wie Blähungen und Verstopfung**

Oregano in der Mittelmeerküche

In Italien, Frankreich und Spanien ist Oregano so etwas wie das Hausgewürz für Pizzen, Pasta, Fleisch- und Fischgerichte, für Salate und Rohkostplatten. Er ist unverzichtbar für das Anrichten von Dressings, Dips, Marinaden und Soßen. Oregano verbindet sich gut mit Tomaten und Käse, er lässt sich mit seinem mild-aromatischen Aroma vielseitig verwenden und verträgt sich gut mit Kümmel, Knoblauch, Zwiebeln und anderen Gewürzen.

Tipp

Oregano: beruhigend und entspannend

Ein Tee aus getrockneten Oreganoblättern - ein Teelöffel auf eine Tasse kochendes Wasser - wirkt stimulierend auf das parasympathische Nervensystem. Er beruhigt Herz und Kreislauf ebenso wie die Hirntätigkeit. Man kann die Blätter in Leinensäckchen einnähen und ins heiße Badewasser geben und erhält so ein belebendes, anregendes wie sedativ wirkendes Entspannungsbad.

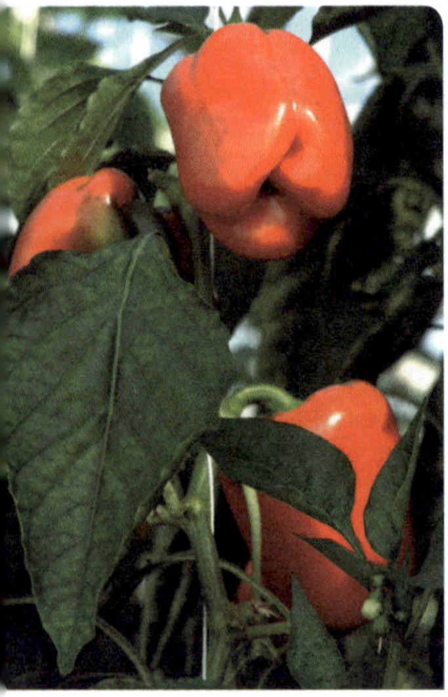

Naturkraft pur: prall, rot, saftig und kerngesund

Achtung !

Die grünen Bestandteile des Paprikas können giftig sein und Allergien auslösen. Im Zweifelsfall sollte ein Arzt oder ein Apotheker zurate gezogen werden.

Paprika

Scharf und gesund

Kennzeichen

Paprika ist ein Nachtschattengewächs mit dem einzigartigen Wirkstoff Capsaicin, der zu den schärfsten Gewürzangeboten der Natur zählt und das Kraut für die meisten Fressfeinde oder krankheitserregenden Schädlinge ungenießbar macht. Paprika wächst bis in eine Höhe von eineinhalb Metern, die Wurzeln reichen dementsprechend tief ins Erdreich. Weil die Pflanze gegen zu intensive Sonneneinstrahlung empfindlich ist, kann sie ihre Blätter mit Pigmenten dunkel oder violett verfärben, um UV-Strahlen abzuwehren. Erst im Stadium der endgültigen Reife synthetisiert der Paprika im Zellstoffwechsel ausreichend rote Karotene als Sonnenschutz. Die Blüten sind meist weiß, mitunter auch gelbgrün oder blassrosa. Die Früchte bzw. Schoten haben eine feste Schutzwand, die reich an wertvollen ungesättigten Fettsäuren ist, wichtige Aufbausubstanzen für unser Nervensystem und für unsere Gehirnzellen. Zu seinen engen Verwandten zählen Peperoni und Chili mit ihren jeweils unterschiedlichen Konzentrationen an gewürzaktiven Inhaltsstoffen.

Verbreitung

Paprika stammt ursprünglich aus den subtropischen Regionen Südamerikas. Er hat sich aber mittlerweile über die ganze Welt verbreitet. Gut geschützt im Inneren eingebettet sind die Samen. Die üppigen Früchte bilden auf den Tellern ein buntes Ensemble aus den Farben Grün, Gelb, Rot oder Orange. Paprika zählt zu den ältesten Nähr-, Gewürz- und Heilpflanzen. Je nach Herkunft schwanken Geschmack und Schärfe des Paprikas. Die Pflanze ist sehr empfindlich, sowohl Hitze wie Nässe schaden ihr. Im Garten angebaute Paprika sind weniger reich an Abwehrstoffen und werden deshalb oft von Bakterien, Viren oder Schädlingen befallen.

Paprika als Medizin

Seine Heilkraft verdankt die Pflanze vorwiegend dem Capsaicin, einem der wirksamsten Alkaloide, die die Natur hervorbringt. Die eigentlichen Wirkstoffe sind sogenannte Capsaicinoide, die in

Nozirezeptoren Schmerzreize auslösen und brennend wirken. Für den Paprika ist dies ein bedeutender Schutzfaktor gegen Schädlinge. Als Hausmittel lösen die Wirkstoffe in Gefäßwänden den Ausstoß spezieller Gewebshormone aus, die wiederum für einen verbesserten Blutfluss, einen erhöhten Blutandrang und damit zwangsläufig zu Rötungen und Schwellungen führen können. Diesem Effekt verdankt der Paprika seinen blutreinigenden, antibakteriellen und vor allem den Blutdruck senkenden Effekt.

Inhalts- und Wirkstoffe

Vitamin C	*kräftigt die Venengefäßwände der Pflanze*
Karotene	*syntioxidativ gegen freie Radikale*
Sekundäre Pflanzenstoffe	*hemmen das Eindringen von Bakterien*
Methoxypyracin	*ist ein therapeutisch aktiver Geschmacksspender*
Fruchtzucker	*ist Energienahrung für Nerven- und Gehirnzellen*

Vorbeugen & heilen mit Paprika

- **Senkt den Blutdruck**
- **Stimuliert die Blutzirkulation**
- **Hilft beim Abschmelzen von Fettpolstern**
- **Belebt den Stoffwechsel**
- **Hemmt Schmerzempfindungen**
- **Wirkt antibakteriell und antimikrobiell**
- **Bewährtes Hausmittel gegen Krampfadern und Venenleiden**
- **Stärkt das Immunsystem, speziell der Schleimhäute**

Seit 9.000 Jahren Nutzpflanze

In Mexiko machten Wissenschaftler die Entdeckung, dass Paprika schon vor 9.000 Jahren als Nutzpflanze kultiviert wurde, vermutlich bereits als Nähr- und Heilpflanze. Immerhin repräsentiert Paprika besonders anschaulich, dass naturbelassene pflanzliche Lebensmittel gleichzeitig satt und gesund machen. Im Laufe der Zeit entstanden dann neue Zuchtformen, z. B. Chili oder Peperoni. Inzwischen gehört Paprika zu den beliebtesten Speise- und Würzpflanzen. Pro Jahr werden weltweit rund 25 Millionen Tonnen geerntet.

Tipps für die Küche

Die meisten Sorten werden reif geerntet, andere grün bzw. unreif, was auf Geschmack oder Heilkraft weniger Einfluss hat. In Mittelamerika, Nordafrika und in heißen Regionen Asiens sind sehr scharfe Sorten beliebt, weil sie schweißtreibend wirken. Im 19. Jahrhundert erreichte das Paprikapulver als Gewürz im Küchenregal seine Popularität.

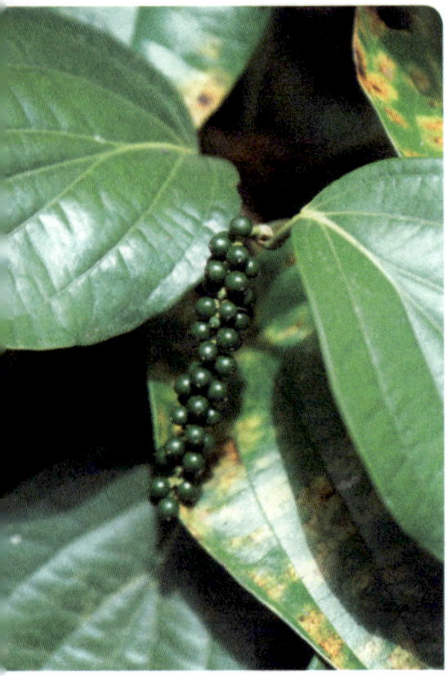

Kleine, scharfe Gewürzsamen stimulieren Nerven- und Körperzellen

Achtung !

Pfeffer ist nicht ganz unbedenklich. Zu hohe Konzentrationen können schaden. Der Inhaltsstoff Safrol kann beispielsweise zu Magenreizungen führen.

Pfeffer

Eine scharfe Sache

Kennzeichen

Pfeffer ist die Frucht des Pfefferstrauchs, einer Kletterpflanze, die sich etliche Meter an Bäumen hochwindet und kleine Blüten in langen Ähren ausbildet. Derlei extrem würzig-scharfe Früchte würden in unserem Klima genetisch gar nicht entstehen, reifen aber in erblich programmierten Mitosen auch hierzulande. Unter Pfeffer versteht man im Allgemeinen die schwarze, kurz vor der Reife geerntete Frucht. Der grüne Pfeffer wird vorzeitig geerntet, in Salzwasser konserviert oder getrocknet. Der weiße Pfeffer ist die aus der Schale geschälte Frucht, der rote Pfeffer stammt von reifen ungeschälten Früchten. Größtes Pfefferanbauland ist Vietnam mit etwa einem Drittel der gesamten Welternte.

Verbreitung

Der Pfefferstrauch stammt aus Indien, wo er sich im schwül-heißen Klima über die Synthese des extrem scharfen Alkaloids Piperin gegen Dauerangriffe von Schädlingen und Fressfeinden wehren muss. Während das weiße Kristallsalz Speisen einen stets einförmigen Geschmack aufprägt, lässt sich Pfeffer mit anderen Gewürzen sehr gut kombinieren. Dass Pfeffer und Salz fast immer gleichzeitig als Geschmacksspender auf dem Tisch stehen, hat keinen vernünftigen Grund.

Die noch grünen, unreifen Körner werden bei der Herstellung kurz in heißem Wasser gekocht, um sie für die Trocknung vorzubereiten. Durch die Hitze platzen die Zellwände, Enzyme färben dann die Frucht dunkelbraun bzw. schwarz. In der indischen Küche hat der Pfeffer seinen Platz bereits seit mehr als 4.000 Jahren. Aus der Region Malabar kam der Pfeffer im Mittelalter über die arabischen in die mediterranen Länder und schließlich zu uns. Die hochwirksamen Alkaloide im Pfeffer wirken stark antibakteriell und sind ein natürliches Konservierungsmittel. Lange nach dem Tod des ägyptischen Pharaos *Ramses II.* fanden Wissenschaftler bei Ausgrabungen in dessen Nasenflügeln Pfefferkörner. Pfeffer galt lange als *schwarzes Gold,* war sehr kostbar und gab Anlass für zahlreiche kriegerische Auseinandersetzungen.

Pfeffer als Medizin

Wie viele andere Kräuter und Früchte aus den subtropischen oder tropischen Ländern war Pfeffer seit jeher sowohl Geschmacksspender wie Heilmittel. Er wurde vor allem gegen Magen-Darm-Erkrankungen eingesetzt, aber auch gegen Ohrenschmerzen, Herzbeschwerden, Hautkrankheiten Entzündungen, Infektionen, Heiserkeit, Leberprobleme, Zahnweh, Rheuma, Insektenstiche, Heiserkeit und viele andere Beschwerden und Krankheiten, galt früher als universales Heilmittel. Auch heute noch wird Pfeffer therapeutisch bevorzugt angewendet, als wirksame Hilfe gegen jene Gesundheitsprobleme, die durch Bakterien, Pilze, Viren, Keime oder andere Mikroben hervorgerufen werden.

Inhalts- und Wirkstoffe

Pfeffer ist ein Powerpaket therapeutisch wirksamer Inhaltsstoffe:

Piperin .... *ist eines der wirksamsten Alkaloide in der Natur*
Sabinen .... *wirkt stark antibakteriell und desinfizierend*
Linalool........ *ist eine Alkoholsubstanz mit insektizider Wirkung*
Caryophyllen ... *ist ein entzündungshemmendes, sogenanntes Cannabinoid*

Vorbeugen & heilen mit Pfeffer

- → **Regt die Speichelsekretion und Drüsentätigkeit an**
- → **Bringt den Zellstoffwechsel in Schwung**
- → **Kräftigt das Immunsystem und bekämpft Bakterien, Viren und Pilze**
- → **Wirkt blutverdünnend und beugt damit erhöhtem Blutdruck vor**
- → **Hemmt Entzündungen und schützt vor Infektionen**
- → **Stimuliert die Verdauung**
- → **Wirkt mild euphorisierend und verbessert die Stimmungslage**

Pfeffer: populärstes Gewürz der Welt

Im indischen Kochi ist die internationale Pfefferbörse zu Hause, die jährlich weltweit einen Handel von mehr als 400.000 Tonnen des begehrten Naturprodukts registriert. Bedeutendste Exporteure nach Vietnam sind Indien, Brasilien und Indonesien.

Tipp

Pfeffer: vielseitig anwendbar

Kaum ein Küchengewürz lässt sich therapeutisch so umfassend nutzen wie Pfeffer. Allein der Hauptrohstoff Piperin ist Rohstoff für viele Anwendungsmöglichkeiten, z. B. als Pulver oder als Tinktur für Einreibungen. Weil Pfeffer die Wärmeproduktion im Organismus und den Zellstoffwechsel anregt und gleichzeitig die Blutzirkulation in Schwung bringt, hilft das unvergleichliche Gewürz optimal beim Fatburning. Pfeffer hält mental und körperlich fit, weil Pfeffer die Wirkung von Vitalstoffen wie Selen, B-Vitaminen, Karotenen und Curcumin im Körper potenziert.

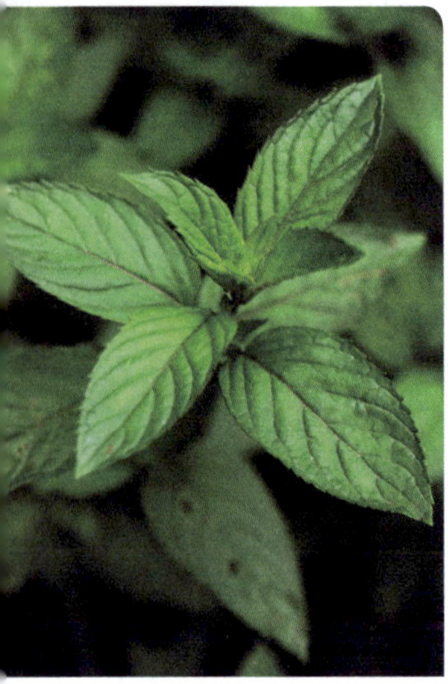

Grün, zart - und herrlich erfrischend

Achtung !

Pfefferminztee eignet sich nicht zur Dauerkur. Kinder sollten den Tee wegen seiner Giftstoffe nur in niedrigen Konzentrationen einnehmen. Im Zweifelsfall sollte man einen Arzt konsultieren.

Pfefferminze

Das Familienkraut

Kennzeichen

Die Pfefferminze ist eine Gewürzpflanze. Das zierliche Kraut mit seinen feinen Stängeln und Blättern kann bis zu einem Meter hoch wachsen. Ihr würzig intensiver Duft stammt von der hohen Konzen-tration an Menthol. Alle Minzengewächse sind robuste Wildpflanzen, die genetisch darauf programmiert sind, sich in freier Natur gegen Angriffe durch Mikroorganismen, Kleinstlebewesen oder Tiere zu wehren. Zu diesem Zweck synthetisieren sie in ihren Pflanzenzellen Alkaloide und andere Abwehrstoffe, deren molekulare Zusammensetzung unsere Pharmaindustrie nutzt, um Medikamente zu produzieren. Gesammelt und geerntet wird die Pfefferminze während der Blütezeit, wenn die Pflanze ihre hübschen kleinen rötlichen Blüten austreibt, nämlich zwischen Juli und September, dann werden die Blätter getrocknet und aufbewahrt.

Verbreitung

Die Pfefferminze mag schattige Plätze, sie verbreitet sich unterirdisch in langen Wurzeln. Kamille, Lindenblüten und Pfefferminze sind traditionell die volkstümlichsten Tee- und Aufgusskräuter: Die Minze ist einer der frischesten Aromaspender der Natur. Sie war deshalb schon vor 3.000 Jahren im alten Ägypten und bei den Assyrern beliebt. Sie ist eine der ältesten Heilpflanzen. Ihr Name stammt aus der griechischen Mythologie: Das Mädchen Mentha wurde wegen ihrer unkeuschen Liebe zu Hades, dem König der Unterwelt, in den Strauch Mintha verwandelt. Heute blüht die Pflanze überall, am wildesten im Mittelmeerraum. Die moderne Naturmedizin fußt bei der Verwendung der Pfefferminze weitgehend auf den Erkenntnissen der mittelalterlichen Klostermedizin.

Pfefferminze als Medizin

Die Pflanze produziert in ihrem emsigen Stoffwechsel rund ein Dutzend hochwirksamer Substanzen, die sowohl einzeln als auch in ihrer Gesamtheit lindernd und heilend wirken. Die volatilen Öle wirken kühlend auf Haut und Schleimhäuten, ebenso auch desinfizierend und antibakteriell. Die Pfefferminze ist seit Jahrhunderten beliebtes Hausmittel gegen Magen-Darm-Störungen aller Art, wie Verstopfung, Blähungen oder Durchfall. Ihre erfrischenden und belebenden Inhaltsstoffe regen den Hirn- und Nervenstoffwechsel an, sie wirken blutdrucksenkend, kräftigen das Immunsystem und wirken wasser- bzw. harntreibend. Außerdem stimulieren sie die Lipolyse, also die Fettverbrennung im Körper.

Inhalts- und Wirkstoffe

Menthon .... *ist ein wirksames natürliches Pestizid*
Menthol .... *wirkt schmerzlindernd und desinfizierend*
Menthylacetat .... *ist Bestandteil des ätherischen Minzöls*
Gerbstoffe .... *wirken antibakteriell und antimikrobiell*
Menthofuran, Pulegon .. *sind starke Geschmacks-, Geruchsstoffe*
Eucalyptol .... *ist ein erquickendes ätherisches Öl*

Vorbeugen & heilen mit Pfefferminze

- **Stimuliert die Gehirn- und Nervenfunktion**
- **Hilft bei Magen-Darm-Störungen wie Blähungen, Darmträgheit**
- **Hilft beim Abschmelzen von Körperfett**
- **Regt den Stoffwechsel an**
- **Desinfiziert Haut und Schleimhäute und wirkt antibakteriell**
- **Bewährtes Hausmittel gegen Hautunreinheiten und Wunden**
- **Lindert rheumatische Beschwerden**
- **Reinigt Atem und Rachenwege**

Blutreinigungs- und Entschlackungskur

Ein Tee aus frischen Minzeblättern wirkt wassertreibend, scheidet im Blut transportierte Schad- und Giftstoffe über die Nieren aus, säubert das Blutbild und sorgt für einen rascheren Blutfluss. Für einen Tee überbrüht man eine Tasse Minzeblätter mit einem Liter Wasser und lässt ihn zehn Minuten ziehen. So gewinnt man einen vielseitig verwendbaren Heiltee, den man z. B. bei Husten, Heiserkeit, mangelnder Speichelsekretion, Entzündungen oder Infektionen der Nasen-, Rachen- und Mundschleimhäute inhalieren kann. Einen stärkeren Aufguss kann man für Einreibungen oder Packungen gegen rheumatische Beschwerden oder auch gegen Ekzeme, Pickel und andere Unreinheiten der Haut herstellen.

Tipp

Inhalationen mit Pfefferminze
Die Schleimhäute nehmen die ätherischen Öle der Pfefferminze sehr rasch auf, sie bekämpfen bereits im Mund-Rachen-Raum Pilze, Keime, Viren, Bakterien und andere krankheitserregende Mikroben.
Für den Tee oder Aufguss kann man auch getrocknete Minzeblätter verwenden.

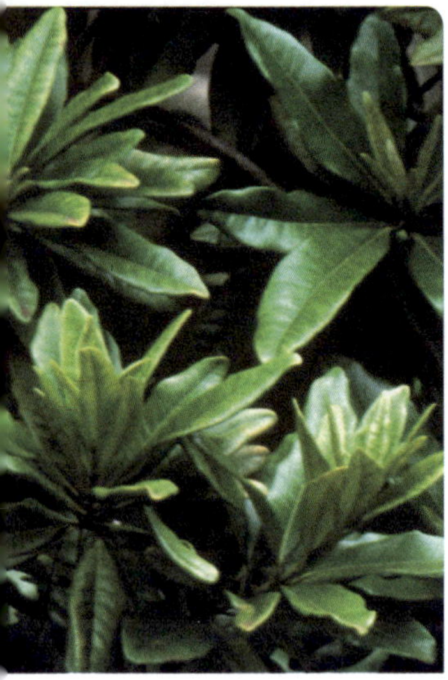

Hemmt Entzündungen: Heilgewürz aus fernen Ländern

Piment

Karibisch würzen

Kennzeichen

Piment ist eine Myrtenpflanze, die bis zu zehn Meter hoch wachsen kann. Sie wird auch Nelken- oder Wunderpfeffer genannt. Piment ist mit der Gewürznelke verwandt, entwickelt aber ungleich schärfere Inhaltsstoffe. Geerntet werden die unreifen Früchte, die zunächst getrocknet werden. Die Beeren verwöhnen mit einem extrem intensiven Aroma, das ein wenig an Zimt und Muskat erinnert.

Verbreitung

Die botanisch *Pimenta* genannte Gewürzpflanze ist in der Karibik zu Hause, es gibt sie inzwischen in vielen Variationen in vorwiegend subtropischen Regionen. Größte Anbauregion sind Jamaika und die Antillen, von denen *Christoph Kolumbus* den Piment nach Europa brachte, wo er sogleich seinen Platz in den Küchen der Fürstenhöfe fand.

Auf den Antilleninseln verwendet man die frisch gesammelten Blätter zum Räuchern von Fleisch oder Fisch und sogar das Holz der Wurzelstöcke, das beim Grillen noch einen zusätzlichen Geschmacksstoff beisteuert. Bei uns wird Piment vorwiegend bei der Wurstherstellung verwendet. Beliebt ist Piment aber auch als Gewürz im Weihnachtsgebäck.

Achtung !

Eine Behandlung von Ekzemen oder anderen Hautunreinheiten mit Piment kann bei empfindlichen Personen allergische Reaktionen hervorrufen.

Piment als Medizin

Alles, was scharf schmeckt, fördert die Durchblutung, macht das Blut dünnflüssiger und wirkt auf diese Weise blutdrucksenkend; gleichzeitig hilft es beim Abnehmen – so lautet die medizinische Erkenntnis. Piment ist mit seinen hohen Konzentrationen an Alkaloiden bzw. Terpenen ein vielseitig verwendbares Hausmittel gegen eine ganze Reihe von Befindlichkeitsstörungen und Beschwerden. Piment ist anderen Aroma- und Geschmacksspendern deutlich überlegen. Allein die hohen Anteile an Eugenol und Myrcen in den ätherischen Ölen macht ihn zu einer probaten Verdauungshilfe, und Cineol und Phellandren wirken entzündungshemmend auf die Schleimhäute. In der Mundhöhle stimulieren sie die Sekretion von Speichel mit den immunkräftigen Globulinen (z. B. gegen die Kariesbildung), im Magen sorgen sie für mehr Magensäure, sodass Eiweißanteile in der Nahrung besser vorverdaut werden. Dadurch kommt es auch nicht zu Fäulnissymptomen im Darm, wie Darmkollern oder Koliken. Generell kräftigt Piment das Immunsystem, wirkt entspannend auf das Nervensystem und unterstützt die körpereigene Synthese von stimmungsaufhellenden Neurotransmittern wie Noradrenalin, Dopamin oder Serotonin.

Inhalts- und Wirkstoffe

Eugenol .... *wirkt schmerz-, und entzündungshemmend*
Phellandren .... *ist ein die Schleimhäute desinfizierender Duftstoff*
Terpene .... *wirken neutralisierend gegen Bakterien, Pilze und Keime*
Ätherische Öle .... *reinigen und schützen Atemwege*
Sekundäre Pflanzenstoffe ... *kräftigen das Immunsystem*
Piment .... *aktiviert die körpereigene Abwehr gegen freie Radikale*

Vorbeugen & heilen mit Piment

- **Stimuliert den Blutfluss und wirkt blutdrucksenkend**
- **Lindert Husten- und Asthmaanfälle**
- **Bewährtes Mittel gegen Hautunreinheiten**
- **Beruhigt und entspannt das Nervensystem**
- **Sorgt für mehr Konzentration und beugt Gedächtnisschwäche vor**
- **Wirkt harn- und wassertreibend, entlastet Leber und Nieren**
- **Ist appetitanregend und aktiviert die Eiweißverdauung**

Qualitätsunterschiede feststellen

Frisch importierter Piment aus der Karibik, wo die Gewürzpflanze sich am wohlsten fühlt, ist qualitativ der beste. Im Handel sind auch getrocknete Beerenfrüchte aus Mexiko, Guatemala oder Honduras erhältlich, die jedoch meist nicht die Würz- und Heilkraft des Originals aufweisen. Die Beeren werden am besten erst kurz vor der Verarbeitung im Mörser zerstampft oder zerquetscht.

Tipp

Piment in der Küche

Piment eignet sich für alles Eingemachte, weil er auch konservierend wirkt. Er macht Beizen, Marinaden, Soßen, Dips und Dressings pikant und passt sehr gut zu Fisch und Meeresfrüchten. Eine besondere Geschmacksnote verleiht das Gewürz Wurstwaren und Pasteten, Suppen und Eintöpfen. So richtig gefragt ist Piment jedoch bei uns erst in der Weihnachtszeit, wenn es ans Backen duftender und wohlschmeckender Weihnachtsplätzchen geht.

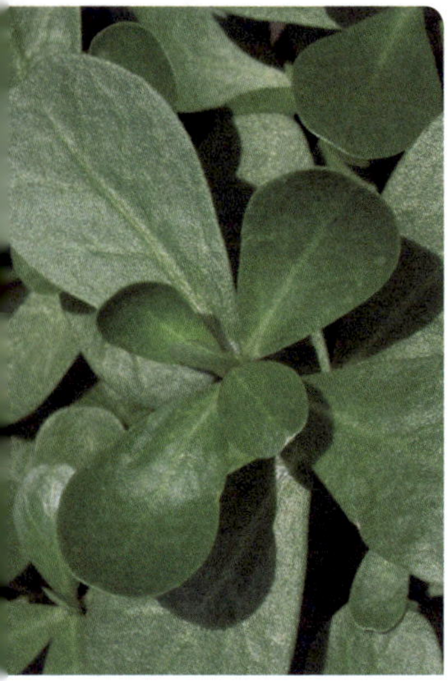

Portulak: kaum bekannt und doch so wirkungsvoll

Achtung !

Portulak sollte man nicht in zu großen Mengen konsumieren, da er Oxalate enthält, die leicht zu Nierensteinen führen können.

Portulak

Die Indianer-Arznei

Kennzeichen

Portulak ist eine niedrig wachsende Krautpflanze, die in gemäßigten Zonen weltweit verbreitet ist. Es gibt verschiedene Unterarten, die sich wild wachsend oder aus dem Kulturanbau entwickelt haben. Die Pflanze mag es nicht zu nass, wächst am liebsten im Halbschatten auf trockenem, lehmigem Boden. Sie ist robust und widerstandsfähig und beweist damit ihre eigenen inneren Heilkräfte. Die Samen nutzen noch die kleinste Mauer- oder Pflasterritze, um sich festzusetzen und zu keimen. In Gärten und auch auf Wildböden breitet sich der Portulak flächendeckend aus, schützt auf diese Weise das Erdreich vor Austrocknung und bietet einem äußerst lebendigen Biotop aus Mikroorganismen, Kleinstlebewesen und Kleintieren Schutz.

Verbreitung

Portulak gehörte traditionell zur Naturmedizin der Indianer. Die Indios in Mexiko und Mittelamerika kultivierten das Kraut, das dann bald auch in den weitläufigen Indianergebieten Nordamerikas heimisch wurde. Kiowa-, Cheyenne- und Iroquois-Indianer nutzten die frische Pflanze für ihren Lebensbedarf und getrocknet als Arznei. Portulak ist aber auch in China, Indien und anderen asiatischen Ländern als Heilmittel weit verbreitet. Bei uns ist Portulak inzwischen weitgehend in Vergessenheit geraten. Es ist eben einfacher, sich in der Arztpraxis ein Rezept gegen Blähungen und Durchfall verschreiben zu lassen. In Nordafrika wächst die Pflanze auch als Wasser-Portulak in Überschwenmungsgebieten. Portulak ist sowohl Gemüse-, Gewürz- als auch Heilpflanze. In babylonischen Schriften wurde Portulak erstmals als Medizin erwähnt, ehe er in arabischen Ländern, im Mittelmeerraum und in unseren Klöstern populär wurde.

Portulak als Medizin

In der chinesischen Medizin wird das Kraut gegen Infektionen und Entzündungen eingesetzt. Bei äußerlicher Anwendung hilft es gegen Ekzeme, Geschwüre und andere Hautleiden, gegen Verdauungsstörungen sowie als blutstillendes Mittel bei Verletzungen und auch zur Abwehr von Mücken und Moskitos. Dieselben inhaltlichen Heilsubstanzen helfen bei Entzündungen im Mund- und Rachenraum sowie krampflösend bei Husten und Asthma. Portulak ist ein in Landwirtschaft und Gartenbau gefürchtetes Unkraut, andererseits für die Heilbehandlung so erfolgreich. Das Kraut ist reich an Vitaminen und Mineralstoffen und damit eine wahre »Abwehrbombe« gegen Bakterien, Pilze, Keime und Viren. Außerdem enthält Portulak fettabbauende Wirkstoffe, natürliche Östrogene und Nervenaufbaustoffe.

Inhalts- und Wirkstoffe

Portulak enthält viel Vitamin C und Omega-3-Fettsäuren.

Sitosterin .... *bindet Fettmoleküle im Darm*
Betaxanthine .... *sind Alkaloidepigmente für das Immunsystem*
Cumarin .... *ist vielseitig aktiver sekundärer Pflanzenstoff*
Vitamin C .... *wichtigstes Basisvitamin für den Stoffwechsel*
Vitamin A .... *schützt die Schleimhäute vor freien Radikalen*
Alkaloide .... *wirken biozid als Abwehr gegen Bakterien*
Zink............ *ist bedeutendster Enzymstoff*
Glutaminsäure ... *ist Rohstoff für stimmungsaufhellende Neurotransmitter*

Vorbeugen & heilen mit Portulak

- → **Senkt Cholesterin- und Blutfettwerte**
- → **Hilft bei Blähungen, Durchfall, Verstopfung**
- → **Wirkt entspannend und sedativ auf Nervenzellen**
- → **Hemmt Entzündungen und Schmerzen**
- → **Desinfiziert Haut und Schleimhäute, hilft gegen Mückenstiche**
- → **Hilft beim nächtlichen Aufbau jugendlichen Bindegewebes**

Portulak: delikates Hausmittel

Mit seinem leicht säuerlichen, salzigen Geschmack ähnelt Portulak dem Spinat. Er eignet sich gut für Salate, Suppen und als Gemüsebeilage. Portulak enthält mehr wertvolle Omega-Fettsäuren als jedes andere Blattgemüse und ist deshalb bestes Nerven- und Gehirnfutter. Er schützt ferner die Haut vor Austrocknung. 100 Gramm frische Portulakblätter enthalten bis zu einem halben Gramm Alpha-Linolensäure, kostbarste, mehrfach ungesättigte Fettsäure. Portulak passt sehr gut zu Ziegen- und Schafskäse, Knoblauch und Zwiebeln.

✓ Rezept

Portulaktee

Für die Zubereitung eines Tees nimmt man einen Esslöffel getrocknete oder auch frische Portulakblätter und überbrüht sie mit einem halben Liter kochendem Wasser. Den Tee etwa 15 Minuten ziehen lassen.

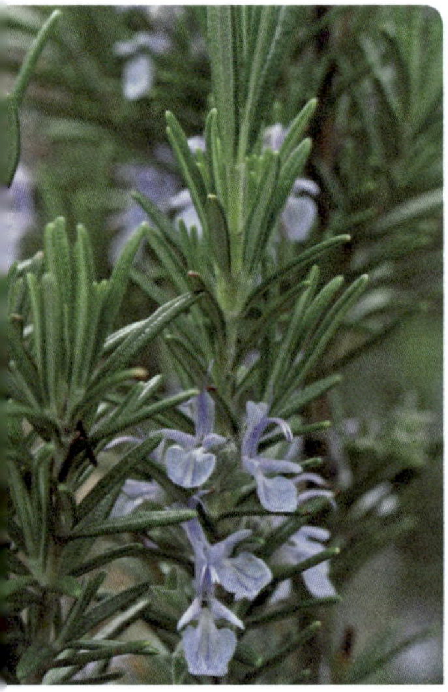

Hübsche Blüten, unvergleichlicher Geschmack

Rosmarin

Gewürz der Pharaonen

Kennzeichen

Rosmarin ist ein robustes, buschiges, immergrünes Kraut aus der Familie der Lippenblütler. Der Strauch kann bis zu zwei Metern hoch wachsen, je nach Standort leuchten seine Blüten das ganze Jahr über weiß, rosa, violett und blassblau. Rosmarin gedeiht auf trockenem Boden. An den Küsten des Mittelmeers bezieht die Pflanze ihr Wasser zeitweise aus der Seebrise oder dem Tau. Sie wird gern auf dürren Flächen angebaut, weil sie dort existenzfähig und widerstandsfähig gegen Schädlinge ist.

Verbreitung

Rosmarin ist ursprünglich in den Ländern rund ums Mittelmeer zu Hause, ist aber auch bei uns längst heimisch geworden ist. Die Pflanze hat mythische Bedeutung, zählte sie doch vor mehr als 3.000 Jahren zu den wenigen Grabbeigaben der ägyptischen Pharaonen. Bei den Römern und Griechen hatte sie ebenfalls Kultstatus. Der Dichter *Horaz* besang sie in seinen Versen, *Theophrast* oder *Dioskurides,* Ärzte des Altertums, verwendeten sie als medizinisches Allzweckmittel. Als attraktive und blütenreiche Pflanze ist sie bei Gärtnern sehr beliebt, kann aber ebenso in Töpfen auf Balkonen oder Fensterbrettern kultiviert werden. Auf diese Weise umhegt und umpflegt gedeiht sie zwar prächtig, entwickelt aber weitaus weniger aktive Vitalstoffe als ihre wild lebenden Geschwister auf den kargen Küstenbergen Portugals, Griechenlands oder des Balkans. Rosmarin kann das ganze Jahr über geerntet werden.

Achtung !

Empfindliche Personen können bei erhöhtem Dauerkonsum mit heftigen Allergien reagieren. Die verführerisch duftenden, essenziellen Rosmarinöle dürfen auf keinen Fall eingenommen werden. Im Zweifelsfall sollte man einen Arzt konsultieren.

Rosmarin als Medizin

Die Wertschätzung der Pflanze ist seit vielen Jahrhunderten ungebrochen. Sie gilt als Mittel zur Steigerung der Konzentrationsfähigkeit und Gedächtnisleistung. Die hoch angereicherte Camosinsäure schützt die Gehirnzellen vor freien Radikalen. Sie gilt selbst in der Schulmedizin als bewährte Naturarznei gegen Altersdemenz sowie vorbeugend gegen Schlaganfälle. Möglicherweise wirkt Rosmarin auch krebshemmend, die Pflanze synthetisiert eine Reihe antitoxischer Substanzen, wie Rosmarilinsäure, Kampher sowie Ursolin- und andere Phytosäuren, die sich aber – je nach Beschaffenheit bzw. Feuchtigkeitsgehalt des Bodens – in unterschiedlichen Konzentrationen anreichern. Rosmarin ist ein herrlicher Aromaspender in der Küche. Seine ätherischen Öle desinfizieren die Schleimhäute der Atemwege, bekämpfen Bakterien, Viren und Pilze und wirken anregend auf den Zellstoffwechsel. Kaum ein Gewürzkraut hat in jüngster Zeit das Interesse der Mediziner so geweckt wie dieser Strauch. Zu verdanken ist dies der genetischen Entschlüsselung entzündungshemmender Faktoren, z. B. der sogenannten COX-2-Hemmer gegen Entzündungen, die durch Prostaglandine (Gewebshormone) hervorgerufen werden.

Inhalts- und Wirkstoffe

Rosmanol . . . . *hemmt die Produktion von Entzündungsprostaglandinen*
Rosmaridiphenol . . *ist ein hochwirksames Antioxidans*
Camosinsäure . . . . *schützt Nerven- und Gehirnzellen vor Krankheitserregern*
Betulinsäure. . . . . . *hemmt das Bakterienwachstum und schützt vor Hautkrebs*
Kaffeesäure . . . . . . *weit verbreiteter sekundärer Pflanzenstoff*
Ursolinsäure. . . . . . *kräftiger natürlicher Entzündungshemmer*

Vorbeugen & heilen mit Rosmarin

- → **Hilft bei Rheuma, chronischen Gelenk- und Muskelschmerzen**
- → **Bewährt gegen Allergien, Neuralgien und Neurodermitis**
- → **Verjüngt Gehirn- und Nervenzellen**
- → **Kräftigt die Immunabwehr im Körper**
- → **Senkt den Blutdruck und belebt den Stoffwechsel**
- → **Desinfiziert Schleimhäute und hilft gegen Pilze und Keime**

Heilen mit Rosmarintee

Für einen Rosmarintee braucht man eine Handvoll getrocknetes, gehacktes Rosmarinkraut, das mit einem Liter kochendem Wasser überbrüht wird. Der Tee sollte nicht gegen den Durst getrunken werden, sondern über den Tag verteilt in kleinen Gläschen. Man kann ihn auch gegen Infektionen der Mundhöhle gurgeln.

Tipp

Baden in Rosmarin

Rosmarin, diese vielseitige Heilpflanze, eignet sich auch für ein Heilbad. Dazu füllt man ein kleines Leinensäckchen mit Rosmarinblättern und legt es als Badezusatz in die Badewanne für ein entspannendes, heilsames und aromareiches Vollbad.

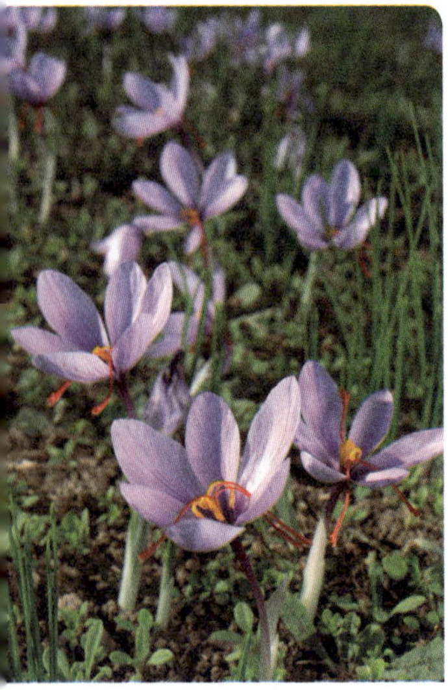

Blüten voller Anmut: Safran, das kostbare Gewürz

Safran

Grüße aus dem Orient

Kennzeichen

Safran ist eine Knollenpflanze aus der großen Krokusfamilie. Die Stängel bzw. die feinen Blätter wachsen bis zu etwa 40 Zentimetern in die Höhe. Die Pflanze blüht erst im Herbst. Wenn im Oktober dann alle anderen Pflanzen weitgehend verblüht sind, triumphiert er noch einmal mit der Kraft seiner großen, violetten Blüten. Safran entwickelt bis zum Zeitpunkt der Reife ein ganz eigenes Kollektiv an Inhaltsstoffen. Er schmeckt leicht bitter mit süßaromatischem Duft. Safran wird in Asien großflächig angebaut.

Verbreitung

Die Heimat von Safran ist Südwestasien. Das Gewürz ist - auf das Endgewicht bezogen - das teuerste der Welt. Safran mag ein warmes, aber nicht zu heißes und feuchtes Klima, viel Sonne, und er braucht die behutsame Pflege des Gärtners. Als wild wachsende Art ist er kaum lebensfähig, weil es viele natürliche Feinde auf seine Wurzeln, Blätter und Blüten abgesehen haben: Vögel, Kaninchen, Wühlmäuse, Fadenwürmer, Schnecken, aber auch Parasiten wie Pilze oder Bakterien. Die Pflanze synthetisiert mehr als 150 lösliche Substanzen, wie z. B. ätherische Öle und mindestens ebenso viele andere therapeutisch nutzbare Moleküle. Safran hat eine Blütephase von höchstens zwei Wochen, muss unverzüglich geerntet werden, weil die extrem empfindlichen Blüten schon über Nacht verwelken. Eine Blüte liefert nicht mehr als 30 tausendstel Gramm frischen Safran. Um zwölf Gramm handelsfähigen Safran zu gewinnen, benötigt man ein Kilo Blüten. Daher rührt letztlich der hohe Preis von zehn und mehr Euro pro Gramm Safrangewürz. Weltweit werden jährlich nur etwa 300 Tonnen Safran geerntet und gehandelt. Bedeutendster Produzent mit über 90 Prozent ist der Iran.

Safran als Medizin

Dominierende Bestandteile des Safrans sind Safranal und Picrocrocin, die dem Gewürz den feinbitteren Geschmack verleihen, gleichzeitig wirken diese stark keimtötend auf Bakterien und andere

Achtung !

Safran kann bei hoch konzentriertem Verzehr wegen seiner Bitterstoffe zu aller-gischen Reaktionen im Magen- und Darmtrakt führen.

krankheitserregende Mikroorganismen. Andere Saffrone verfeinern den Duft, sind aber äußerst empfindlich gegen Licht und Hitze und werden schnell enzymatisch abgebaut. Deshalb hat das bei uns erhältliche Safranpulver nie die Wirkkraft wie es frischer Safran hat. Der Inhaltsstoff Zeaxanthin ist ein Karotenoid in der Netzhaut unserer Augen. Safran kann deshalb auf natürliche Weise einer Sehschwäche vorbeugen. Er schützt die Augen bei grellem Licht vor einer Degeneration der Makula. Ein weiteres Karotenoid im Safran, Crocetin, wirkt vorbeugend gegen Krebs. Das Gesamtpaket an lindernden und heilenden Stoffen wirkt blutverdünnend, blutdrucksenkend, krampflösend und hilft beim Fatburning. Safran stimuliert den Stoffwechsel und wirkt leicht euphorisierend auf Gehirn- und Nervenzellen. Darüber hinaus gilt Safran in der Heilkunde als bewährtes Mittel gegen Verdauungsstörungen aller Art.

Inhalts- und Wirkstoffe

Crocetin . . . . . *ist eine psychoaktive, anregende Karotensäure*
Zeaxanthin . . . *ist eine der kräftigsten antibakteriellen Substanzen*
Safranol . . . . . *wirkt antioxidativ und kräftigt das Immunsystem*
Picrocrocin. . . *Abbauprodukt der Karotene mit Schutzfunktion*
Crocin. . . . . . . *vermittelt dem Safran seine goldgelbe Farbe*

Vorbeugen & heilen mit Safran

- → **Wirkt vorbeugend gegen Krebs**
- → **Aktiviert die Abwehrkräfte im Organismus**
- → **Schützt Gene und Chromosomen vor Mutationen**
- → **Reguliert die Magen- und Darmtätigkeit und hilft bei Blähungen und Durchfall**
- → **Wirkt stimmungsaufhellend auf Gehirnzellen**

Qualitätsnorm Safran

Weil Safran so teuer ist, werden in vielen Regionen der Welt verhältnismäßig minderwertige Gewürze auf den Markt gebracht. In Indien und Kaschmir wird billiger Safran oft mit qualitativ hochwertigen Sorten gemischt, um höhere Preise zu erzielen. Damit der Qualitätsstandard anspruchsvoll bleibt, werden Chargen des handelsfähigen Gewürzes nach ihren Konzentrationen an Crocin, Picrocrocin und Safranal bewertet.

✓ Safran in der Küche

Bestimmte internationale Gerichte werden durch spezielle Geschmacksnoten des Safrans bestimmt, z. B. eine Reihe toskanischer Risottogerichte, spanische Paella, Bouillabaisse, pikante Eintöpfe, Fischgerichte, aber auch Süßes und Gebäck.

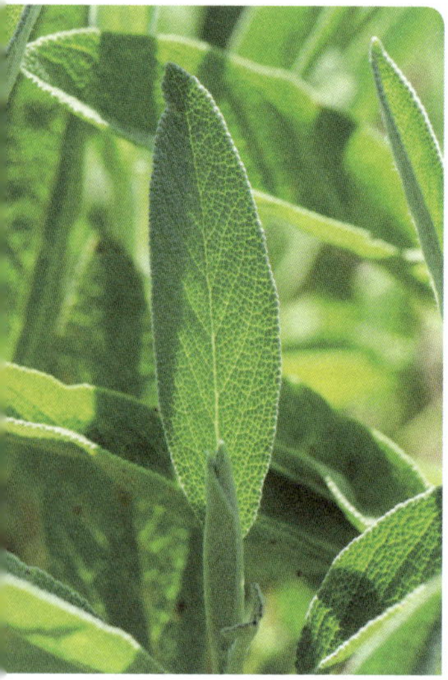

Salbei: derb, kräftig, aber reich in Geschmack und Heilkraft

Achtung !

Salbei hemmt die Bioverwertung von Eisen. Frauen sollten daher vor der Menopause Salbei nur sparsam anwenden. Im Zweifelsfall sollte ein Arzt oder Apotheker zurate gezogen werden.

Salbei

Das Duftkraut

Kennzeichen

Salbei ist ein Lippenblütler, der zu den ältesten Gewürz- und Heilpflanzen zählt und von dem es nahezu 1.000 verschiedene Arten gibt. Das Kraut duftet üppig-intensiv und verscheucht mit seinen Pheromonen ungeliebte Schädlinge. Salbei bildet buschige Halbsträucher, treibt hübsche Blüten in den Farben Blau bis Rot, Weiß oder auch Gelb. Die botanische Bezeichnung *Salvia* kommt vom lateinischen salvare, das *heilen* bedeutet, Hinweis darauf, dass Salbei bereits bei der Namensgebung eine lange Geschichte in der Volksmedizin aufwies. Salbei wird in unseren Gärten schnell heimisch, breitet sich aber in die Breite aus und verdrängt damit andere Pflanzen. Er mag es gern sonnig und gedeiht am besten auf leichtem, nicht zu nassem schwerem Erdreich.

Verbreitung

Im Ägypten der Pharaonenzeit war Salbei volkstümliches Allzweckheilmittel. Urärzte wie *Galen* und *Dioskurides* priesen seine Wirkkräfte, die über die ganze Welt verbreitet sind. Je nach Herkunft, Bodenbeschaffenheit oder Klima prägt der Salbei unterschiedliche Wirkstoffe aus, um sich jeweils gegen andere Pflanzen und auch gegen Schädlinge zu schützen. Blätter und Triebspitzen können laufend abgenommen werden. Die eigentliche Ernte aber setzt idealerweise unmittelbar vor der Blütezeit im Juni und Juli ein, wenn die Pflanze ihre höchsten Konzentrationen an Wirkkräften synthetisiert hat.

Salbei als Medizin

Wie alle aromatischen und würzkräftigen Pflanzen ist auch der Salbei eine »kleine Fabrik« für Naturheilmittel mit umfassenden Anwendungsmöglichkeiten. Die reiche Kombination an Inhaltsstoffen wirkt rigoros gegen Bakterien, Viren, Pilze und andere Parasiten, die sich auf Haut und Schleimhäuten breitmachen. Die Inhaltsstoffe des Salbeis haben eine adstringierende, also zusammenziehende Wirkung, sie unterstützen dadurch die Wundheilung. Außerdem wirken sie krampflösend, vor allem bei Husten. Von Bedeutung ist ferner der starke entzündungshemmende und schmerzlindernde Effekt. Salbei beugt Infektionen vor, bringt Stoffwechsel und Blutzirkulation in Schwung und hilft beim Abnehmen. Salbei wird als Küchengewürz, als Tee und für Einreibungen und Packungen verwendet.

Inhalts- und Wirkstoffe

Therapeutisch besonders wirkungsvoll sind Gerbstoffe und ätherische Öle:

Salviol........ *ist ein keimtötender Pflanzenschutzstoff*
Carnosol...... *wirkt antioxidativ und krebshemmend*
Tannine....... *schützen den Salbei vor Fressfeinden*
Fumarsäure ... *unterstützt den Aufbau einer gesunden Darmflora*
Cineol........ *wirkt desinfizierend und lindernd auf Atemwege*
Magnesium ... *ist Hauptbaustein im Zellstoffwechsel und wirkt verjüngend*

Vorbeugen & heilen mit Salbei

- **Wirkt entwässernd und harntreibend und entlastet die Nieren**
- **Desinfiziert und reinigt Schleimhäute der Mundhöhle und der Atemwege**
- **Fördert die Verdauung**
- **Stärkt die Abwehrkräfte gegen Bakterien, Keime und Pilze**
- **Regeneriert Zellkerne und stimuliert die Energiegewinnung im Stoffwechsel**
- **Macht das Blut dünnflüssiger und hilft gegen erhöhten Blutdruck**
- **Unterstützt die Wundheilung**

Beträchtliche Würzkraft

Mit seiner enormen Würzkraft ist Salbei in der Küche ein sehr guter Ersatz für das meist zu häufig verwendete Kochsalz. Die üppigen Blätter kann man ebenso frisch wie getrocknet verwenden. Salbei ist ein Küchengewürz, das allerdings sparsam eingesetzt werden sollte, weil es sonst sehr bitter schmecken kann. Salbei eignet sich für Fleisch- und Fischgerichte ebenso wie für Eintöpfe, Suppen oder Soßen, ganz besonders auch für einfache Kartoffelgerichte.

Tipp

Asthma und Rheuma behandeln

Äußerlich angewendet hat Salbei eine thermogenetische, also wärmeentwickelnde Wirkung. Eine Tasse Salbeiblätter wird mit einem Liter kochendem Wasser überbrüht. So gewinnt man einen kräftigen Aufguss, der ein wirksames Mittel zum Gurgeln oder auch für Einreibungen und Packungen darstellt. Als Badezusatz ergibt es ein belebendes Vollbad, das gegen entzündliche Hautunreinheiten hilft. Getrocknete Salbeiblätter gekaut, reinigen den Atem. Fein zerstoßen und auf die Zahnpasta gegeben, helfen die Wirkstoffe gegen Zahnfleischentzündungen und regen die Speichelsekretion an, eine wichtige Vorbeugung gegen Karies.

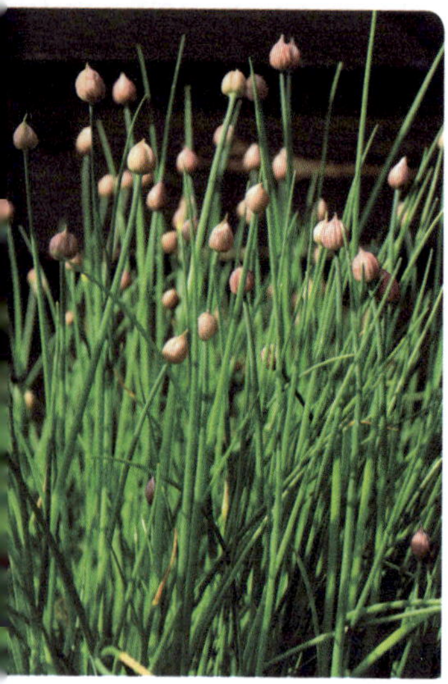

Hübsche Blüten an langen Blättern: beliebtes Küchen- und Heilkraut

Achtung !

Als Lebensmittel und als Gewürzspender ist der Verzehr von Schnittlauch gesundheitlich völlig unbedenklich.

Schnittlauch

Der Küchenklassiker

Kennzeichen

Schnittlauch ist eine Zwiebelart, die mit dem Bärlauch und Knoblauch verwandt ist. Schnittlauch kann mit seinen langen, schmalen Blättern bis zu einem halben Meter hoch werden. Zwischen Mai und dem Spätsommer (je nach Region und Standort) leuchten die hübschen, weißen oder rötlichen Blütenstände. Wo der Schnittlauch herkommt, wissen Botaniker nicht ganz genau, weil die Pflanze genügsam ist, wächst sie aber in gemäßigten Breiten auf der ganzen Welt und im Gebirge sogar bis in Höhen von mehr als 2.500 Metern. Schnittlauch ist eine gutartige Garten- und Topfpflanze. Sie gedeiht auf feuchten Wiesen und an Böschungen oder Wegrändern.

Verbreitung

Wegen seiner Würz- und Heilkraft war Schnittlauch schon vor rund 5.000 Jahren bei den Chinesen sehr beliebt. Bei uns ist er Basisrohstoff für die Geschmacksveredelung von Speisen. Man kann ihn frisch oder tiefgefroren kaufen. Er wird in unterschiedlichen Sorten in großen Gewächshäusern und Kulturen angebaut. Die Blätter werden jeweils abgetrennt, wachsen aber nach, was den Schnittlauch zu einer praktischen kleinen Gewürzfabrik auf der Terrasse, dem Balkon oder dem Fensterbrett macht. Mit seinem intensiven Aroma verscheucht der Schnittlauch im Garten viele schädliche Insekten und ist deshalb ein natürliches Pestizid, unter dessen Schutz andere Gartenkräuter oder Blumen umso besser gedeihen.

Schnittlauch als Medizin

Dass Schnittlauch nicht längst als potentes Naturheilmittel gerühmt wird, ist nur schwer verständlich. Schnittlauch strotzt nämlich geradezu vor Inhaltsstoffen mit hohem therapeutischem Wert. Es sind die gleichen Wirkstoffe, wie sie im Knoblauch enthalten sind, nur in geringerer Konzentration. Darin liegt aber auch der Vorteil, dass man Schnittlauch in größeren Mengen konsumieren kann. Schnittlauch erweitert Gefäße, senkt damit den Blutdruck und entlastet Herz und Kreislauf. Er reduziert die Blutgerinnung auf gesunde Werte, wirkt fettschmelzend, schleimlösend, kräftigt das Immunsystem und normalisiert Verdauungsstörungen. Bei fast allen diesen Mechanismen spielt der Hauptwirkstoff Allicin eine bedeutende Rolle, außerdem die Schwefelbestandteile Allylsulfid und Alkylsulfoxid. Hohe Konzentrationen an Vitaminen A und C kräftigen das Immunsystem, wirken auf den Blutzucker regulierend und senken schädliche Cholesterin- bzw. Homozysteinwerte im Blut.

Inhalts- und Wirkstoffe

Allicin . . . . *starke antibakterielle und biozide Wirkung*
Polysulfide . . . . *steuern den wichtigen Schwefel für den Zellstoffwechsel bei*
Vitamin C . . . . *ist bedeutender Enzymspender und Immunsubstanz*
Vitamin A . . . . *schützt Schleimhäute vor freien Radikalen*
Magnesium . . . . *ist wesentlich an der Zellenergieproduktion beteiligt*
Wasserstoffsulfide. . . *erweitern die Gefäße*

Vorbeugen & heilen mit Schnittlauch

- → **Beugt Arteriosklerose bzw. Herzbeschwerden vor**
- → **Schützt vor Husten und Schleimhautinfektionen**
- → **Stärkt die Immunabwehr und schützt die Zellen**
- → **Reguliert die Verdauung**
- → **Senkt den Blutdruck sowie Cholesterin- und Blutfettwerte**
- → **Natürliches Schönheitsmittel für Haut und Haare**
- → **Macht das Blut dünnflüssiger und hemmt Entzündungen**

Unverzichtbar in der Küche

Kaum ein anderes Gewürz lässt sich so vielseitig nutzen wie der Schnittlauch. In Frankreich zählt Schnittlauch zu den stets präsenten Gewürzkräutern der sogenannten »fines herbes«, zu denen auch Estragon, Petersilie und Kerbel gehören. Schnittlauch verfeinert mit seinem feinwürzigen Geschmack alle Fleisch-, Fisch- und Geflügelgerichte, Eierspeisen, Suppen, Soßen, Salate, Rohkost- und Käseplatten, Dressings, Majonäsen und Marinaden. Fein gehackt passt er in Quark- und Joghurtspeisen ebenso wie in Erfrischungsgetränke. Selbst ein Butterbrot mit Schnittlauch ist eine Delikatesse.

Tipp

Schnittlauch einfrieren und aufbewahren

Wenn das Angebot an Schnittlauch in den Sommermonaten zu groß wird, kann man die Blätter abschneiden und einfrieren. Für eine bessere Portionierung zerschneidet man sie am besten in kleine Stücke. Aufgetaut schmecken sie frisch und saftig, haben kaum etwas von ihrer Würzkraft verloren. Offen gelagert verliert Schnittlauch durch die Einwirkung von Luft und Licht einen Teil seiner Vitamine (z. B. Folsäure), erhitzt geht viel vom Vitamin C verloren.

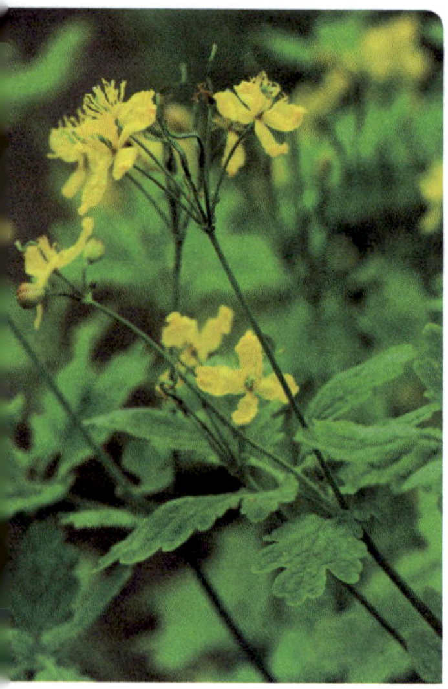

Anmutiges Gelb im satten Wiesengrün

Achtung !

Bei diesem mit toxischen Alkaloiden regelrecht aufgeladenen Heilkraut kann man nicht vorsichtig genug sein. Der gelbe Milchsaft hat es nämlich in sich: Schon die Berührung oder das Einatmen kann Allergien hervorrufen!

Schöllkraut

Uralte Naturmedizin

Kennzeichen

Schöllkraut ist eine hochwachsende Pflanze aus der Gattung der Mohngewächse, die man an Mauern, Straßenrändern, Schutthalden oder an feuchten Bahngleisen aufspürt. Zwischen Mai und Herbst entfalten sich ihre gelben Blüten in Dolden. Die schotenartigen Früchte enthalten die wirkstoffreichen dunkelbraunen oder schwarzen Samen. Vom Schöllkraut kann man die ganze Pflanze verwenden, also Wurzel, Stängel, Blätter und Blüten. Das Trocknen ist langwierig, weil Blätter und Stängel reich an dem gelborangefarbenen Milchsaft sind, der einerseits giftig ist, andererseits gerade die als medizinisches Hausmittel unverzichtbaren extrem aggressiven Alkaloide aufweist.

Verbreitung

Von unseren Breiten aus eroberte das Schöllkraut Vorderasien und später auch Nordamerika. Schon bald galt es als Universalheilmittel gegen die unterschiedlichsten Beschwerden und Krankheiten. Im ersten Jahrhundert nach Christus rühmten *Plinius d. Ä.* und der Arzt *Dioskurides* das Kraut als entgiftendes und entschlackendes, die Verdauung anregendes Mittel. Die Wurzel mit ihren scharf-bitteren Inhaltsstoffen wurde auch als Medizin gegen Zahnschmerzen gekaut. Sinti und Roma nutzten die Wirkstoffe zur Erfrischung für die Füße. In Russland behandelte man damit Warzen, Pickel und andere Unreinheiten der Haut. Schöllkraut wirkt beruhigend und lindernd bei Hustenanfällen und Asthma, es stimuliert den Gallefluss, kann Gallensteinen und -schmerzen vorbeugen.

Schöllkraut als Medizin

Erstaunlicherweise hat die Pflanze ihre Bedeutung als natürliche Volksmedizin bei uns weitgehend eingebüßt. Dies mag daran liegen, dass findige Laborchemiker bei Pharmafirmen die molekulare Struktur der Inhaltsstoffe entschlüsselt und nachgebaut haben. Deshalb finden sich heute in unseren Apotheken Tausende sündhaft teure Medikamente, die als Monopräparate Alkaloide enthalten, die wir in der Natur zum Nulltarif sammeln könnten, allerdings am besten unter Aufsicht eines erfahrenen Botanikers. Die Alkaloide im Schöllkraut können nämlich nicht nur einzeln giftig sein, die Kombination von rund einem Dutzend dieser toxischen Substanzen wirkt dann nicht nur heilend, sondern kann sogar schwere Allergien hervorrufen. Kräftigster Wirkstoff ist Coptisin, das mehr als ein Prozent der Trockenmasse in Blättern und Stängeln des Schöllkrauts ausmacht. In der Wurzel dominiert das nicht minder toxische, aber auch therapeutisch nutzbare Alkaloid Chelidonin.

Inhalts- und Wirkstoffe

Isoquinolin, Sanguinorin . . *sind stickstoffhaltige Abwehrstoffe*
Chelerythrin . . . . *ist bereits in geringsten Dosen wirksames Phytopharmakum*
Berberin . . . . *ist bewährtes Allheilmittel der inneren Medizin*
Kaffeesäure . . . . *kann krebshemmend wirken*
Vitamin C . . . . *dient als Hauptbestandteil des Immunsystems*
Ätherische Öle . . . . *verbessern die Stimmungslage und helfen bei Depressionen*

Vorbeugen & heilen mit Schöllkraut

- **Wirkt blutdrucksenkend und entlastet Herz und Kreislauf**
- **Hilft beim Fatburning und senkt die Cholesterinwerte**
- **Beruhigt und entspannt Gehirn- und Nervenzellen**
- **Fördert den Gallefluss, wirkt vorbeugend gegen Gallensteine**
- **Hemmt Entzündungen und lindert Schmerzen**
- **Reinigt Schleimhäute von Bakterien, Pilzen und Keimen**
- **Bewährtes Hausmittel gegen Warzen, Ekzeme und Akne**

Mit Schöllkraut gegen Rheuma

Die durch die Haut eindringenden Alkaloide fördern die Durchblutung und erzeugen Wärme im Unterhautgewebe, was sich lindernd auf Muskel-, Gelenk- und Rückenschmerzen auswirkt. Für die Behandlung zerstampft man im Mörser Schöllkraut zusammen mit Olivenöl, trägt die Masse dick auf ein Baumwolltuch auf, das man als Packung auf die betroffene Körperpartie auflegt.

Rezept

Leichter Schöllkrauttee

Man überbrüht einen Esslöffel getrocknete und zerhackte Schöllkrautblätter mit kochendem Wasser und lässt ihn zehn Minuten ziehen. Der Tee sollte nicht gegen den Durst getrunken werden, sondern in kleinen therapeutischen Dosen schluckweise über den Tag verteilt. Als bittere Geschmacksspender kann man getrocknete Schöllkrautblätter in Salaten, Suppen oder Soßen verwenden.

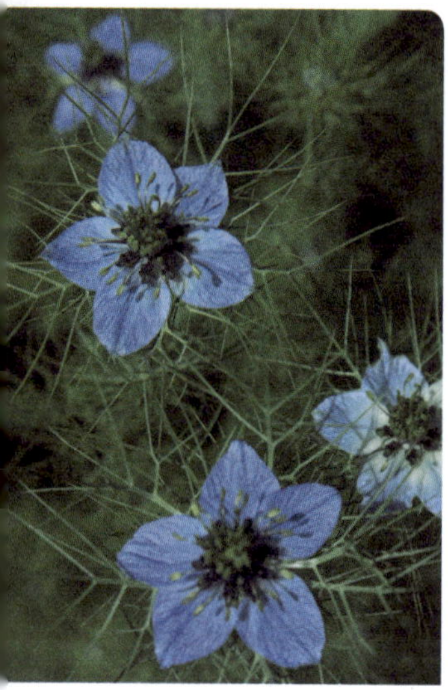

Graziöse Schönheit: blaue Blüten auf grünem Grund

Schwarzkümmel

Würzige Samen

Kennzeichen

Schwarzkümmel ist eine Pflanze der Hahnenfußgewächse, die nur etwa 30 Zentimeter hoch wird und ursprünglich in Süd- und Südostasien beheimatet ist. Die hübschen Blütenblätter sind zart weiß und blassblau. Man traut dem Kraut gar nicht zu, dass es so kompakte Kapseln mit unzähligen Samen hervorbringt, die wir als Schwarzkümmel für die Küche und auch als natürliches Therapeutikum nutzen können. Mit dem gewöhnlichen Kümmel, den wir als Küchengewürz kennen, hat der Schwarzkümmel wenig gemein. Der Schwarzkümmel hat einen scharfen, bitteren Geschmack und Geruch.

Achtung !

Der Inhaltsstoff Nigellon ist in höheren Konzentrationen toxisch und kann möglicherweise Allergien auslösen. Im Zweifelsfall sollte man einen Arzt konsultieren.

Verbreitung

Schwarzkümmel ist wegen seiner Schärfe besonders in arabischen Ländern und auf dem Balkan beliebt. In der Antike hatte Schwarzkümmel sogar mythische Bedeutung. Im alten Ägypten wurde er den Pharaonen als Grabbeigabe für die lange Reise ins Reich des ewigen Lebens mitgegeben. Älteste Beschreibungen finden sich bereits im Alten Testament. In den Ländern der aufgehenden Sonne wird Schwarzkümmel seit Jahrtausenden verwendet, um damit Brot und Fladen zu würzen. Sein Geschmack ist dem Sesam ähnlich, hat aber mehr Schärfe. Der Sage nach verwendete die ägyptische Königin *Nofretete* Salben und Tinkturen aus Schwarzkümmel als Schönheitsmittel für die Haut. Dabei spielte wohl die enorm hohe Konzentration von Gammalinolensäure (GLA) eine Rolle, einer ungesättigten Fettsäure, die neuerdings von Wissenschaftlern als Beautysubstanz gepriesen wird. In Nordafrika gilt Schwarzkümmel noch heute als Liebesdroge, das Gewürz wird gern gekaut, weil das im Speichel enthaltene Enzym Amylase die Wirkstoffe bereits in der Mundhöhle freisetzt.

Schwarzkümmel als Medizin

Schon *Paracelsus* nutzte das Heilkraut im 16. Jahrhundert gegen eine ganze Reihe von Beschwerden und Krankheiten. Nachdem Wissenschaftler mit modernen Hightech-Analysegeräten die Wirkung pflanzlicher Substanzen für die Gesundheit enträtseln, erlebt auch der Schwarzkümmel – wie zahlreiche andere Kräuter und Gewürze – eine Renaissance. Behandelt werden vor allem Atemwegsprobleme bis hin zu Husten, Bronchitis und Asthma, Verdauungsstörungen aller Art, Leber- und Nierenleiden, Entzündungen, Allergien, Herz-Kreislauf-Probleme und Hautkrankheiten, wie z. B. Ekzeme, trockene Haut, Pickel oder auch Neurodermitis. Schwarzkümmel enthält wirkkräftige antibakterielle Substanzen und Antioxidantien gegen freie Radikale. Aus der Ayurveda-Medizin und der Chinesischen Medizin ist Schwarzkümmel nicht wegzudenken.

Inhalts- und Wirkstoffe

GLA .... *ist wichtigstes Schönheitsmittel für die Nerven, das Wasser bindet*
Nigellon .... *wirkt krampflösend*
Alkaloide .... *starke keim- und pilztötende Wirkung*
Vitamine A, C....... *neutralisieren freie Radikale*
Schwarzkümmelöl ... *enthält rund 22 wirksame Gesundheitsstoffe*

Vorbeugen & heilen mit Schwarzkümmel

- → **Lindert Hustenanfälle und Asthma**
- → **Stärkt die Abwehrkräfte des Immunsystems**
- → **Fördert die Verdauung und hilft bei Verstopfung und Durchfall**
- → **Macht das Blut dünnflüssiger, hilft bei Kreislaufproblemen**
- → **Senkt Cholesterin- und Blutfettwerte**
- → **Bewährtes Hausmittel bei Hautbeschwerden aller Art**
- → **Wirkt beruhigend auf Gehirn- und Nervenzellen**
- → **Stimuliert Libido und Liebeskräfte**

Geheimtipp Schwarzkümmelöl

Schwarzkümmelöl ist nicht gerade billig, dafür aber ein wahres Allzweckmittel zur Regeneration und Verjüngung der Zellen, des Gewebes und der Chromosomen. Dies liegt an dem hohen Anteil an GLA, das vor Austrocknung schützt und damit den Zellstoffwechsel belebt. Das Pressöl aus Schwarzkümmelsamen enthält die wichtigsten Spurenelemente, wie Zink, Eisen, Mangan, Selen, Jod oder Kupfer, außerdem viel Magnesium für den Energiebedarf des Körpers, speziell der Herzmuskelzellen.

✓ Rezept

Schwarzkümmeltee

So wird der Tee zubereitet: Einen Teelöffel Samen im Mörser zermahlen, in eine große Tasse geben, mit kochendem Wasser aufbrühen, zehn bis 15 Minuten ziehen lassen und danach abseihen. Den Tee in kleinen Portionen über den Tag verteilt trinken. Der Tee fördert die Verdauung und wirkt blutreinigend.

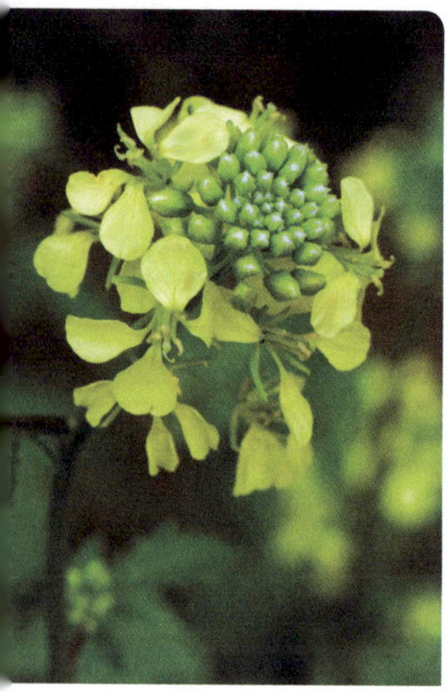

Senf: aus gelben Dolden wachsen dunkle Samen

Senf

Scharfe Samen

Kennzeichen

Senf wird aus weißen, braunen oder schwarzen Samenkörnern gewonnen. Er ist einer der populärsten Geschmacksspender überhaupt. Die botanische Bezeichnung für Senf lautet *Sinapis*. Senf gehört zur Familie der Kreuzblütler. Die krautige Pflanze wird bis zu 80 Zentimeter hoch, die Blüten leuchten gelb in der für die Kreuzblütler typischen vierblättrigen Struktur ihrer Dolden.
Senf ist bei uns eine Kulturpflanze, das Kraut kann man aber auch in freier Natur sammeln. Es wächst bevorzugt an geschützten Stellen an Böschungen, Bahngleisen, an Wald-, Weg- oder Straßenrändern oder an Mauern. Bei Heimgärtnern beliebt ist der schwarze Senf, der mit dem weißen Senf nicht direkt verwandt ist.

Achtung !

Als normale würzende Zutat zu Gerichten ist Senf unbedenklich. Als Pulver sollte es nicht länger als fünf Minuten auf die Haut aufgelegt werden, da die dabei entstehende Wärme zu Verbrennungen führen kann.

Verbreitung

Die alten Chinesen waren wohl schon vor 5.000 Jahren Feinschmecker, sie kultivierten nämlich den Senf für den Wohlgeschmack von Speisen, aber auch als Heilpflanze. Aus dem Fernen Osten gelangte das Gewürz im Laufe der Jahrhunderte über Vorderasien und die arabischen Länder in den Mittelmeerraum und schließlich zu uns. In Indien werden seine braunen oder schwarzen Samen in heißes Öl geworfen, sie platzen dann auf und setzen einen nussartigen Geschmack frei. Die Samen sind reich an Öl, das sich gut zum Zubereiten von Speisen eignet. In bestimmten Regionen ist der Senf nicht nur als Gewürz, sondern als Gemüse populär, so z. B. in Äthiopien, wo Stängel und Blätter gekocht werden und die Samen der Einfachheit halber auch gleich als pikantes Gewürz dienen. Bei uns wird vorwiegend der weiße und der braune Senf verwendet.

Senf als Medizin

Wie alle scharf schmeckenden Kräuter sind auch die unterschiedlichen Senfarten sowohl Aroma- und Gaumenkitzler als auch Heilmittel gegen eine Reihe von Befindlichkeitsstörungen und Beschwerden. Es ist immer wieder erstaunlich, mit welcher Mannigfaltigkeit die Natur in ihrer biologischen Evolution verschiedene Pflanzen mit ganz unterschiedlichen Kombinationen an Wirkstoffen ausgestattet hat. Beim weißen Senf dominiert Sinalbin, ein Molekül, das sich rasch abbaut und deshalb nicht die Würzkraft entwickelt wie das Glykosid Sinigrin im schwarzen Senf, das übrigens auch unseren Meerrettich so scharf macht. Das Enzym Myrosinase baut Senfsubstanzen zu Isothiocyanat ab, dem Senföl, das ebenfalls oft stechend scharf ist und zu Tränen reizt.

Inhalts- und Wirkstoffe

Mit scharfen Abwehrstoffen wehren sich Senfsamen gegen Schadstoffe und Fressfeinde:

Isothiocyanat .... *ist ein kräftiger sekundärer Pflanzenschutzstoff*
Sinigrin .... *ist ein wirkungsvolles natürliches Pestizid*
Gerbstoffe ...... *wirken blutverdünnend und antibakteriell*
Ätherische Öle ... *wirken desinfizierend*
Karotenoide ..... *sind antioxidative Farbstoffe*

Vorbeugen & heilen mit Senf

- **Hat starke keimtötende Wirkung**
- **Sorgt für einen besseren Blutfluss und beugt Herzproblemen vor**
- **Unterstützt das Fatburning und senkt Blutfett- und Cholesterinwerte**
- **Kräftigt das Immunsystem**
- **Schützt Schleimhäute vor Keimen, Pilzen und Bakterien**
- **Belebt den Gesamtstoffwechsel und stärkt die Nerven.**
- **Regt den Appetit an und sorgt für eine optimale Verdauung**

Würzen mit Senfsamen

Die kleinen Körnchen bestehen je nach Art und Herkunftsland zu einem Viertel oder einem Drittel aus dem gesunden und heilkräftigen Senföl, das für sich selbst bereits ein erstklassiges Heilmittel aus der Apotheke der Natur ist. Senfarten werden von Herstellern oft gemischt, um einen für die Kunden nachhaltig und dauerhaft gleichen Würzwert sicherzustellen. Oft sind die therapeutisch wirksamen Bestandteile fest in den Samenzellen eingekapselt, erst durch das Zermahlen und Schroten und den Zusatz von Öl oder Flüssigkeiten werden die scharfen Würzstoffe frei.

Tipp

Gesundes Würzmittel

Senf hat die Eigenschaft, andere Gewürze zu binden und zu potenzieren, also die spezielle Nuancenvielfalt, z. B. von Gemüse, Hülsenfrüchten, Kartoffeln, erst so richtig zur Entfaltung zu bringen. Senf eignet sich für alle nicht süßen Speisen, z. B. für Fleisch- und Geflügelgerichte, Würste, Eintöpfe, aber auch für Salate oder Rohkostplatten. Das Angebot im Handel ist sehr groß, es reicht vom sehr scharfen Senf bis hin zum milden, süßen Senf, der etwa in Bayern gerne zu Weißwürsten gegessen wird.

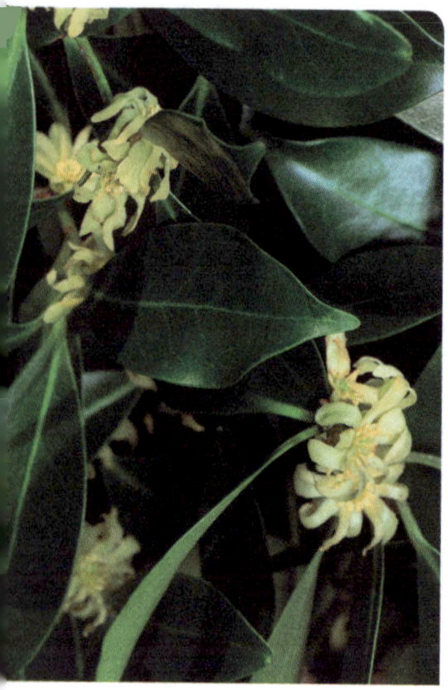

Auf immergrünen Bäumen locken exotische Blüten

Sternanis

Der etwas andere Anis

Kennzeichen

Sternanis ist ein immergrüner Baum, der subtropisches Klima liebt und bis über zehn Meter hoch werden kann. Seine Früchte haben die hübsche Form von Sternen, die ihm auch den Namen gegeben hat. Geruch und Geschmack sind dem Anis ähnlich, er ist jedoch süßer und milder. Die in festen Schalen verpackten Samenschoten werden bis zu drei Zentimeter lang, sind demnach sehr ergiebig. Die Früchte werden vor der Reifezeit geerntet und dann getrocknet. Sie werden entweder als Ganzes gehandelt, oft aber zermahlen und als rötlichbraunes Pulver in den Handel gebracht. Sie duften intensiv nach Lakritze, schärfer und strenger als der herkömmliche Anis.

Achtung !

Sternanis sollte stets nur in vernünftigen, besser in kleineren Dosierungen verwendet werden, da er sonst allergische Reaktionen auslösen kann.

Verbreitung

In China und anderen fernöstlichen Ländern ist Sternanis Standardgewürz bei der Zubereitung von Speisen aller Art. Nach Europa fand der Sternanis erst mit dem Ausbau der Schiffsrouten vor rund 400 Jahren. Sein durch Dampfdestillation gewonnenes, wundervoll duftendes Öl wird bei uns gerne als Anisersatz zum Würzen von Getränken verwendet. Der bei uns im Handel erhältliche Sternanis stammt vorwiegend aus Südchina. Er ist preisgünstiger als Anis. Bei uns wird Sternanis gern als Gewürz für Glühwein verwendet, speziell aber für das Weihnachtsgebäck.

Sternanis als Medizin

Alles, was in der Natur stark duftet oder auf unseren Tellern scharf schmeckt, hat therapeutische Wirkung bei der Behandlung von Krankheiten und Beschwerden. Dies gilt auch für den Sternanis, der in seiner subtropischen Heimat, bei Hitze und Feuchtigkeit, vom Wurzelgeflecht bis in seine stolzen Wachstumshöhen dem unablässigen Angriff von krankheitserregenden Mikroorganismen, Insekten oder Kleintieren ausgesetzt ist. Die Pflanze synthetisiert ihre ganz einfach in ihren Zellen enthaltenen Abwehrstoffe. Sein großartiges Aroma und den einzigartigen Geschmack produziert der Sternanis also nicht, um uns in der Weihnachtszeit eine Freude zu bereiten, sondern zur Selbstverteidigung. Die Inhaltsstoffe wirken harntreibend und entwässernd, sind bewährtes Hausmittel für Magen- und Darmbeschwerden, wirken blutverdünnend und blutdrucksenkend, helfen beim Abschmelzen von Körperfett, vor allem wirken sie stimmungsaufhellend auf Gehirn- und Nervenzellen. Äußerlich kann Sternanis für die Behandlung von Hautkrankheiten angewendet werden, ebenso zur Linderung von Entzündungen und Schmerzen.

Inhalts- und Wirkstoffe

Cineol .... *wirkt antibakteriell speziell in Schleimhäuten der Atemwege*
Anethol .... *ist hochpotenter Wirkstoff in ätherischen Ölen*
Shikimisäure .... *ist Zwischenprodukt bei der Synthese von Psychostoffen*
Safrol .... *ist stark duftendes natürliches, keimtötendes Mittel*
Phellandren, Terpineol... *wirken desinfizierend und antibakteriell*

Vorbeugen & heilen mit Sternanis

- → **Bewährtes Hausmittel bei Atemwegserkrankungen wie Husten und Asthma**
- → **Bekämpft Bakterien, Viren, Keime und Pilze im Körper**
- → **Hilft bei der Synthese von stimmungsaufhellenden Neurotransmittern**
- → **Ist aktiv am Eiweißstoffwechsel beteiligt**
- → **Hilft äußerlich bei rheumatisch bedingten Muskel- und Gelenkschmerzen**
- → **Reguliert die Verdauungstätigkeit von Magen und Darm**

Shikiminsäure – Wundermittel der Natur

Diese Substanz ist Rohstoff für die drei lebenswichtigen essenziellen Eiweißbausteine (Aminosäuren) Tryptophan, Tyrosin und Phenylalanin, aus denen unser Nervenstoffwechsel die Glückshormone Noradrenalin, Dopamin und Serotonin synthetisiert. Daraus resultiert die intensiv stimmungsaufhellende Komponente des Sternanis und belegt, weshalb gerade dieses Gewürz in asiatischen Ländern unverzichtbar ist.

Kochen mit Sternanis

In China, Indien und anderen asiatischen Regionen werden Speisen mit einer kreativen Vielfalt an Gewürzen komponiert, nicht nur mit Pfeffer und Salz, wie in vielen unserer Küchen. Kaum ein anderes Gewürz gibt dem Einfallsreichtum beim Zubereiten so viel Spielraum wie der Sternanis, nicht nur für süße Gerichte, sondern ebenso für Fleisch-, Fisch- und Geflügelgerichte, Reis- und Kartoffelspeisen, Eintöpfe, Suppen, Soßen, Marinaden und Dips. Sternanis ist also nicht nur in der Weihnachtsbäckerei einsetzbar.

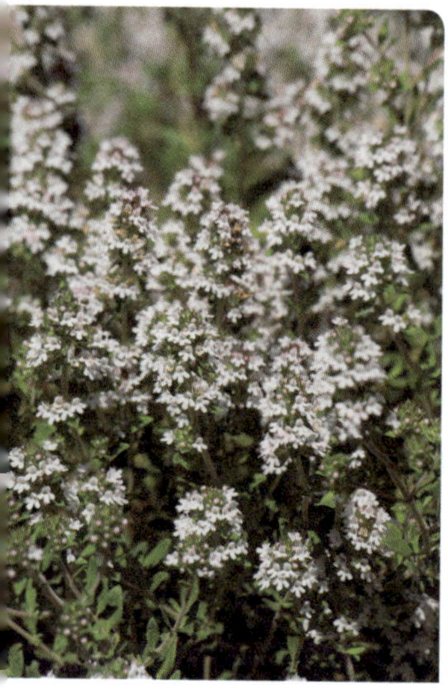

Thymian: großartige Fülle heller Duftblüten

Achtung !

Kindern sollten keinen zu stark konzentrierten Thymiantee einnehmen. Er könnte allergische Reaktionen auslösen. Im Zweifelsfall konsultiert man einen Arzt.

Thymian

Der Klassiker

Kennzeichen

Thymian ist ein niedriger, bis zu einem halben Meter hoher, verholzter Strauch, der in warmen Ländern Südeuropas zu Hause ist und schon seit Jahrtausenden als Heil- und Würzpflanze gerühmt wird. Die Blüten erscheinen meist weiß oder in sanftem Violett. Die Samen sind in festen Früchten eingekapselt und somit geschützt. Von der Gattung *Thymus* – so die botanische Bezeichnung – gibt es über 200 Arten, bei uns ist insbesondere der Echte Thymian von Bedeutung. Der römische Geschichtsschreiber *Plinius d. Ä.* erwähnte Thymian im ersten Jahrhundert nach Christus ebenso wie die Äbtissin *Hildegard von Bingen*. Als undurchdringliches, niedriges Gestrüpp ist die Thymianpflanze sehr robust. Sie verströmt einen intensiven Duft, der Krankheitserreger aller Art fernhält. Die im Verhältnis gleichwertige Qualität als Küchengewürz und medizinisches Hausmittel machen den Thymian seit vielen Jahrhunderten populär.

Verbreitung

Thymian verdankt seine tonisierende Wirkung vor allem seinem ätherischen Öl Thymol, einem besonders kraftvollen Schutzmolekül, das schon beim Einatmen Bakterien und Viren abtötet. Thymian wirkt so intensiv bakterienhemmend, dass er von den alten Ägyptern zur Mumifizierung von Leichen verwendet wurde. Das Kraut hat seine Heimat ursprünglich in Nordafrika, im vorderen Asien oder auch im Süden Europas, lässt sich aber in unseren Gärten gut kultivieren. Thymian mag es sonnig und trocken, er bevorzugt geschützte Plätze an Wegrändern, Böschungen, Bahngleisen, an Mauern oder entlang von Büschen. Das Kraut blüht im Hochsommer, beim Ernten werden die Triebspitzen eingesammelt, sie werden getrocknet und können lange gelagert werden, ohne wesentlich an Aroma und Heilsubstanzen zu verlieren.

Thymian als Medizin

Im Laufe seiner genetischen Entwicklung musste sich der Thymian zwei Lebensumständen anpassen: einerseits gegen die Konkurrenz anderer wild wuchernder Kräuter auf oft kargen Böden Griechenlands und der Balearen, wo er ausreichend Pheromone verschicken musste, um Insekten zur Bestäubung anzulocken, andererseits musste er unzählige Schädlinge abwehren. Dadurch war die Pflanze gefordert, besonders aggressive Schutzstoffe zu synthetisieren. Der Thymian schenkt uns einen unvorstellbaren Reichtum an Aroma, Geschmacksstoffen und therapeutisch nutzbaren Molekülen.

Inhalts- und Wirkstoffe

Thymol, Carvacrol . . . *sind äußerst wirksame ätherische Öle*
Borneol. . . . . *ist ein stark duftendes natürliches Pestizid*
Cymol. . . . . *desinfiziert als sekundärer Pflanzenschutzstoff Atemwege*
Glykoside . . . . *sind wichtige zuckerhaltige Substanzen für den Stoffwechsel*
Gerbstoffe . . . . *wirken antibakteriell und antimikrobiell*

Vorbeugen & heilen mit Thymian

- **Reinigt und entschleimt Atemwege und ist bewährtes Hausmittel gegen Husten**
- **Reguliert die Magen- und Darmtätigkeit**
- **Macht das Blut dünnflüssig, wirkt dadurch blutdrucksenkend**
- **Hilft beim Fatburning, senkt Cholesterin- und Blutfettwerte**
- **Kräftigt das Immunsystem, vor allem die Schleimhäute**
- **Wirkt belebend und verjüngend auf den Gehirn- und Nervenstoffwechsel**
- **Heilt, äußerlich angewendet, Hautunreinheiten**
- **Hilft bei nervösen Erschöpfungszuständen**
- **Hemmt Entzündungen und Schmerzen**

Ein vielseitiger Thymianaufguss

Für einen Aufguss nimmt man eine Tasse getrocknete und zerhackte Thymianblätter und überbrüht sie mit einem Liter kochendem Wasser. Danach lässt man ihn zehn Minuten ziehen, seiht ihn ab und gewinnt auf diese Weise einen kräftigen, duftenden Tee, den man nach Belieben mit Honig süßen kann. Schluckweise oder über den Tag verteilt getrunken, wirkt er blut- und darmreinigend und belebt den Stoffwechsel.

Tipp

Gegen Schmerzen und Entzündungen

Für eine heilende Packung verwendet man einen stärker konzentrierten Sud. Man kann Thymiankraut aber auch zerstampfen, mit Olivenöl vermengen und auf die betroffenen Haut- und Körperpartien auftragen. Für ein aromatisch duftendes Vollbad näht man eine Tasse Thymianblätter in ein Leinensäckchen ein, das man ins Badewasser legt.

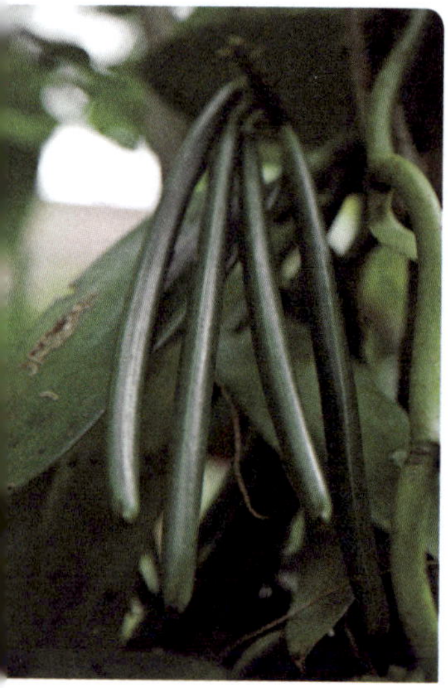

Vanille: zauberhafter Geschmack, Duft und wertvolle Inhaltsstoffe

Vanille

Köstliches Aroma

Kennzeichen

Vanille ist ein Produkt der Gewürzvanille, einer Pflanze, die auch als Bourbonvanille bekannt und in heißen, auch subtropischen Regionen wie dem Südpazifik, Mittelamerika, Mexiko oder der Karibik zu Hause ist. Geschmack und Aroma unterscheiden sich je nach Region etwas. Vanille bedeutet so viel wie *kleine Hülse*. Die Samen liegen geschützt in den langen, hülsenartigen Früchten. Die Pflanze rankt sich wie eine Rebe an Bäumen oder Pfählen unbeirrt aufwärts und wird deshalb immer wieder in der Höhe beschnitten, was das Ernten vereinfacht, aber auch Geschmack und Duft positiv beeinflusst. Die einzigartigen Geschmacksmoleküle entstehen in der Frucht als Folge der Befruchtung der herrlichen, orchideenartigen Blüten. Die Blüten können ausschließlich durch die Melipona-Biene befruchtet werden. Versuche mit anderen Bestäubern blieben erfolglos, weshalb zunächst Mexiko mehr als 300 Jahre lang das Monopol auf die Vanilleproduktion besaß. Erst spät wurde eine Technik des Befruchtens per Hand entwickelt, die inzwischen auch in dem ursprünglichen Heimatland Mexiko üblich ist.

Achtung !

Vorsicht beim Bezug von Vanille über das Internet aus unkontrollierten Quellen, z. B. direkt aus Mexiko. Diese Produkte können hohe, leberschädigende Konzentrationen von Cumarin enthalten.

Verbreitung

Überlieferungen zufolge hat der spanische Eroberer *Herman Cortes* um das Jahr 1520 sowohl die Vanille als auch die Schokolade aus Mittelamerika nach Europa gebracht. Wegen des aufwendigen landwirtschaftlichen Anbaus der Samenhülsen ist Vanille nach Safran das teuerste Gewürz der Welt. Dennoch – oder vielleicht auch gerade deshalb – ist die Vanille ein begehrtes und beliebtes Gewürz, sowohl für die Herstellung von Back- und Süßwaren als auch für die Aromatherapie und die Produktion von Kosmetika.
Die gewonnene Vanilleessenz wird in zwei Arten gehandelt. Der echte Samenhülsenextrakt ist eine extrem kompliziert aufgebaute Mischung aus mehreren Hunderten Natursubstanzen.
Die synthetisch hergestellte Essenz beruht auf der Basis von Ethanol, wird aus Phenolen (das sind sehr komplizierte Pflanzenstoffe) entwickelt, ist von großer Reinheit und deshalb auch entsprechend teuer.

Vanille als Medizin

Das Gewürz wird von Naturvölkern traditionell als Hausmittel gegen Infektionen, Entzündungen und Fieber verwendet, außerdem als Aphrodisiakum. Vanille wirkt nämlich vasodilatorisch (erweiternd) auf Blutgefäße und erhöht somit den Blutstrom in die Schwellkörper von Penis und Vagina, wodurch die Libido angeregt wird. Eine Sonderrolle erlangt Vanille durch ihre sogenannten Katecholamine, Inhaltsstoffe, die unsere körpereigene Produktion dieser stimmungsaufhellenden Eiweißstoffe, wie Noradrenalin, Dopamin oder Serotonin, anregt. Daraus erklärt sich der mild euphorisierende und auch süchtig machende Effekt der Vanille. In der Aromatherapie wie in der Balneotherapie wird die Vanille wegen ihres wundervollen Dufts gerne eingesetzt.

Inhalts- und Wirkstoffe

Vanillin ..... *ist ein sogenanntes Aldehyd, das keimtötend wirkt*
Piperonal ... *Aromastoff, der positiv auf das Gehirnzentrum wirkt*
Alkaloide ... *schützen die Vanille vor Krankheitserregern*

Vorbeugen & heilen mit Vanille

- **Lindert Angstzustände und depressive Verstimmungen**
- **Kräftigt das Immunsystem, stärkt die Abwehrmechanismen**
- **Wirkt belebend und anregend auf den Stoffwechsel**
- **Erweitert Gefäße und wirkt dadurch blutdrucksenkend**
- **Sorgt für eine bessere, libidosteigernde Durchblutung der Schamgefäße**

Vielseitiges Küchengewürz

Von der Vanille werden die Fruchthülsen, ein Pulver, das aus zerstoßenen Samenhülsen gewonnen wird (oft unter Zugabe anderer Begleitstoffe) und Extrakte in Alkohol- oder Glyzerinlösungen aus echten oder synthetischen Vanillesubstanzen verwendet. Aufgebrochene oder aufgeschnittene Hülsen setzen bei der Zubereitung von Speisen mehr Aroma frei. Natürliche Vanille kann ein Gericht bräunlich oder gelblich einfärben. Weil Naturprodukte aber relativ teuer sind, werden beim Backen und Kochen vorwiegend synthetisch hergestellte Gewürze verwendet.

Rezept

Vanilletee

Man schneidet Vanilleschoten zunächst in kleine Stücke und dann der Länge nach und brüht sie zusammen mit anderen Teesubstanzen (wie Schwarz- oder Kräutertee) auf. Vanilletee verströmt ein wundervolles Aroma, schmeckt vorzüglich und wirkt belebend und anregend auf den Stoffwechsel.

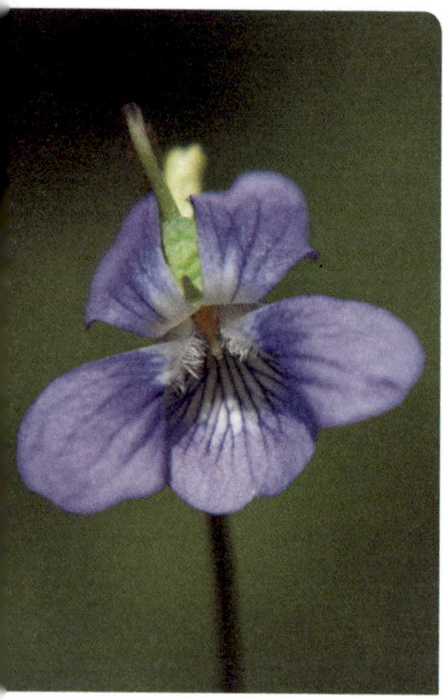

Unser Wiesenliebling schenkt Gesundheit und Wohlgeschmack

Achtung !

Kinder sollte man wegen der hohen Konzentrationen an Salicylaten in den Veilchen nicht über längere Zeit mit Veilchenarznei behandeln.

Veilchen

Duftende Schönheit

Kennzeichen

Das Veilchen ist eine Pflanze aus der Familie der Veilchengewächse. Es gibt etwa 600 verschiedene Arten von Veilchen, die allesamt Heilkräfte entwickeln. Doch nur das echte Veilchen oder Duftveilchen verzückt uns mit seinem unnachahmlich süßen Aroma. Veilchen werden nur bis zu zehn Zentimetern groß, entfalten nach dem Winter schon früh ihre pink bis violetten Blüten und sind deshalb mit ihrem verführerischen Lockaroma wichtige erste Energienahrung für die noch kleinen Bienen, Hummeln oder andere Insekten. Die Blumen entfalten fünf Blütenblätter, sie blühen von März bis Juni. Die Blumen werden in ihrer Vollblüte gesammelt, die Blätter zu jeder Zeit und die Wurzeln im Herbst. Getrocknet liefert das Veilchen dann den ganzen Winter über Heilkräfte aus der Natur-apotheke.

Verbreitung

Veilchen sind ursprünglich in Europa zu Hause, haben sich aber in klimatisch günstigen Zonen über die ganze Welt ausgebreitet. Weil Veilchen so klein und zart sind, wachsen sie am liebsten im Schutz von Hecken oder Gebüschen, an Wald- oder Wegrändern oder auch – gut behütet von achtsamen Menschen – in unseren Gärten. Emsige Ameisen verbreiten die Samen, und so kann es sein, dass im nächsten Frühjahr neue Veilchen ganz unerwartet im Garten sprießen, etwa an Zäunen, Hecken oder im Schutz von Mauerwerk. Klein, aber oho, kann man über das Veilchen sagen, denn es verwöhnt uns mit seinem Duft, seinem Wohlgeschmack und mit seinen Heilkräften. Essbar ist die ganze Pflanze, also Wurzeln ebenso wie Blätter und Blüten. Schon in der Antike rühmten Ärzte und Dichter die *Viola*, wie ihre botanische Bezeichnung lautet. Sie wurde zermahlen und als liebesfördernder Trank eingenommen. *Plinius d. Ä.* berichtete im ersten Jahrhundert nach Christus, dass Veilchenkränze ins Haar eingeflochten wurden, um Kopfschmerzen abzuwehren. Die Ärzte *Hippokrates* und *Dioskurides* empfahlen Veilchenkräfte gegen Magenverstimmungen, Bronchitis und andere Beschwerden.

Veilchen als Medizin

Ätherische Öle und Alkaloide helfen bei Sehschwäche, Verschleimungen der Atemwege, Magen-Darm-Problemen, nervösen Reizerscheinungen, Libidomangel, bei erhöhtem Blutdruck, chronischer Müdigkeit und bei rheumatisch bedingten Muskel- und Gelenkschmerzen sowie Ekzemen oder Hautunreinheiten. Außerdem ist das Veilchen einer der besten Verbündeten unseres Immunsystems, es liefert entzündungs- und schmerzhemmende Substanzen gegen Bakterien, Viren und Pilze sowie gegen freie Radikale.

Inhalts- und Wirkstoffe

Salicylate . . . *sind Entzündungshemmer; Bestandteil von Aspirin*
Jonone . . . . . *sind sehr wirkungsvolle sekundäre Pflanzenstoffe*
Odoratin . . . . *wirkt entzündungshemmend*
Saponine . . . *schmecken bitter, keimtötende, natürliche Biozide*
Karotene . . . *bilden wichtige Vorstufen für das Vitamin A*

Vorbeugen & heilen mit Veilchen

- → **Hemmt Schmerzen und beugt Entzündungen vor**
- → **Hausmittel gegen Atemwegsinfektionen, Husten und Asthma**
- → **Stärkt die Abwehrkräfte gegen Krankheitserreger**
- → **Regt die Produktion von Sexualhormonen an**
- → **Wirkt blutdrucksenkend, entlastet Herz und Kreislauf**
- → **Reguliert Verdauungsstörungen, wie Durchfall oder Verstopfung**
- → **Bewährtes Einreibemittel gegen Rheumaschmerzen aller Art**
- → **Hilft gegen Pickel, Akne und andere Hautbeschwerden**

Dekorativ und wohlschmeckend

Der Brauch, Gerichte mit Veilchenblüten oder -blättern zu schmücken, kommt ursprünglich aus England. Diese Zutaten verleihen Gerichten aber auch einen feinen, erfrischenden Geschmack, regen durch ihr Aroma die Verdauung an. Wer Veilchen im Garten hat, kann sie für Suppen, Soßen, Dressings, Dips oder als Garnierung für Salate und Rohkostteller verwenden. Veilchen werden aber auch für süße Speisen verwendet, wie z. B. für Desserts, Puddings, Cremespeisen, Kuchen, Torten oder auch für süße Erfrischungsgetränke.

✓ Tee und Aufguss

Man überbrüht einen Esslöffel frische oder getrocknete Veilchenblüten mit einem halben Liter kochendem Wasser, lässt ihn zehn Minuten ziehen, sodass sich die Heilkräfte entfalten können. Das ergibt einen lindernden und heilenden Tee, den man in kleinen Tassen über den Tag verteilt trinken kann. Man kann ihn aber auch gesüßt und gekühlt als Erfrischungsgetränk verwenden. Für einen stärkeren Sud oder Aufguss werden alle Pflanzenteile des Veilchens verwendet. Damit können Entzündungen der Haut oder auch – durch Packungen und Einreibungen – rheumatisch bedingte Entzündungsschmerzen behandelt werden.

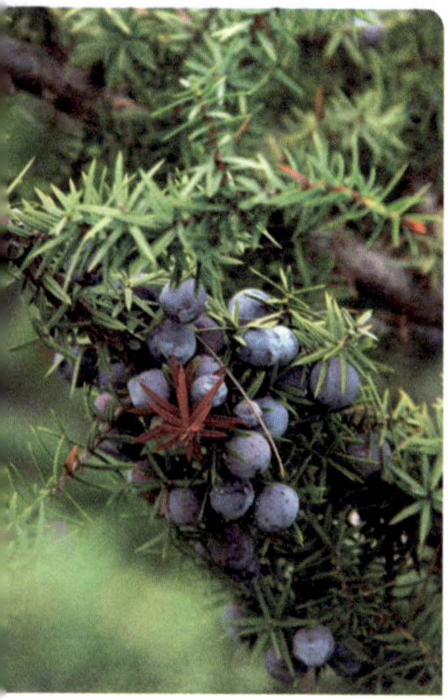

Prall-saftige Beeren helfen gegen Bakterien, Pilze und Keime

Wacholder

Heilende Beeren

Kennzeichen

Wacholder ist eine immergrüne Zypressenart, deren blaue bis schwarzbraune Beeren bzw. Früchte zu den besten Medikamenten der Naturapotheke zählen. Es gibt über 50 verschiedene Wacholderarten, die je nach Klima und Bodenbeschaffenheit in allen Erdteilen gedeihen. Wacholder wächst unterschiedlich hoch. Er wird bis zu 30 Metern hoch, breitet sich mitunter aber auch als Strauch in die Breite aus. Die Blätter sind nadelartig, hart und scharf. Das Sammeln der Beeren ist deshalb nicht immer ein Vergnügen.

Verbreitung

Wacholderbäume und -sträucher werden gern als Zierpflanzen genutzt und entsprechend beschnitten. In manchen Gegenden mit trockenen, heideartigen Böden gibt es weitflächige Wacholderwälder, so etwa im Westen Nordamerikas, in Asien oder in mediterranen Ländern. In prähistorischer Zeit suchten Menschen in verschiedenen Regionen der Welt die Nähe des Wacholderbaums, der ihnen Holz für Unterkünfte, Brennholz sowie Holz für die Herstellung von Werkzeugen und außerdem Nahrung bzw. wirkungsvolle Heilstoffe lieferte. Wacholder galt über Jahrhunderte hinweg als Symbol für Langlebigkeit, Fruchtbarkeit und Kraft. Die bis zu zwei Zentimeter großen Beeren werden im Laufe der etwa zweijährigen Reifezeit nach und nach bläulich bis schwarz. Sie schmecken bitter, Zeichen dafür, dass sie hohe Konzentrationen an Alkaloiden und Bitter- bzw. Gerbstoffen enthalten, mit deren Hilfe sich die Pflanze gegen mikrobielle Krankheitserreger und Fressfeinde schützt.

Wacholder als Medizin

Die Beeren sind wahrscheinlich die ältesten Naturheilmittel gegen Wasseransammlungen im Körper. Sie wirken harntreibend und helfen dadurch der Bildung von Nierensteinen vorzubeugen. Der römische Naturkundler und Chronist *Plinius d. Ä.* empfahl schon im ersten Jahrhundert nach Christus in seinen Behandlungstipps Wacholder bei Beschwerden im Atmungstrakt, wie z. B. Husten,

Achtung !

Personen mit Nierenproblemen sollten keinen Wacholdertee trinken. Er kann allergische Reaktionen hervorrufen. Im Zweifelsfall sollte man einen Arzt zurate ziehen.

Bronchitis oder Asthma, bei Verstimmungen im Magen-Darm-Trakt und vorbeugend gegen Infektionen und Erkältungen. Die Wirkstoffe sind entzündungs- und schmerzhemmend, sie reinigen das Blut, machen es dünnflüssiger und helfen dadurch vorbeugend gegen zu hohen Blutdruck. Sie unterstützen das Abnehmen und kräftigen das Immunsystem. Die Beeren werden in voller Reife geerntet, solange sie noch Aroma und therapeutische Inhaltsstoffe enthalten. Aber auch die Blätter und die Rinde der Wacholderbäume bzw. -sträucher werden als natürliche Heilmittel genutzt.

Inhalts- und Wirkstoffe

Cymen, Camphen .... *keimtötend gegen Bakterien und Pilze*
Geijeron .... *ist ein neu entdecktes Terpenoid, ein Pflanzenschutzstoff*
Resine .... *kräftigen das pflanzliche und menschliche Immunsystem*
Catechine.............. *sind Rohstoff für antibakterielle und antimikrobielle Gerbstoffe*
Ungesättigte Fettsäuren .. *(Beerenschale) beruhigen Nerven*
Vitamin C.............. *ist wichtigste Basissubstanz für alle Stoffwechselvorgänge*

Vorbeugen & heilen mit Wacholder

- → **Bewährtes Mittel für den gesamten Verdauungsapparat**
- → **Wirkt entwässernd und harntreibend, entlastet die Nieren**
- → **Hilft gegen Ermüdungs- und Erschöpfungserscheinungen**
- → **Gutes Blutreinigungsmittel, stimuliert die Blutzirkulation**
- → **Lindert Verschleimungen und Entzündungen der Atemwege**
- → **Natürliches Kräftigungsmittel für das Immunsystem**
- → **Beruhigt und entspannt Gehirn und Nerven**

Wacholder im Sauerbraten

Weil die Beeren eine ausgeprägte antibakterielle Wirkung aufweisen, werden sie traditionell als Konservierungsmittel verwendet, z. B. als Zusatz zu Pökellage oder zum Haltbarmachen von Sauerkraut, Wild, Fleisch, Fisch, Schinken usw. Auch zum Räuchern werden die Beeren verwendet, weil sie ein feines Aroma beisteuern. Wacholder ist das einzige Küchengewürz aus der Gattung der Nadelhölzer.

Tipp

Belebendes Wacholderbad

Als es noch keine Auswahl an duftenden Badezusätzen gab, freute man sich auf die Ernte der kleinen blauschwarzen Beeren. Denn dann gab es wieder die erfrischenden und gleichzeitig beruhigenden Wannenbäder mit Wacholderzusatz. Dazu zerdrückt man im Mörser eine Tasse Beerenfrüchte und gibt die Masse in ein Leinen- oder Baumwollsäckchen, das ins Badewasser gelegt wird. Mit dieser Packung kann man auch rheumatische Beschwerden, Muskel- oder Gelenkschmerzen behandeln. Für einen Wacholdertee überbrüht man einen Esslöffel zerdrückte Wacholderbeeren mit einem Liter kochendem Wasser und lässt ihn zehn Minuten ziehen.

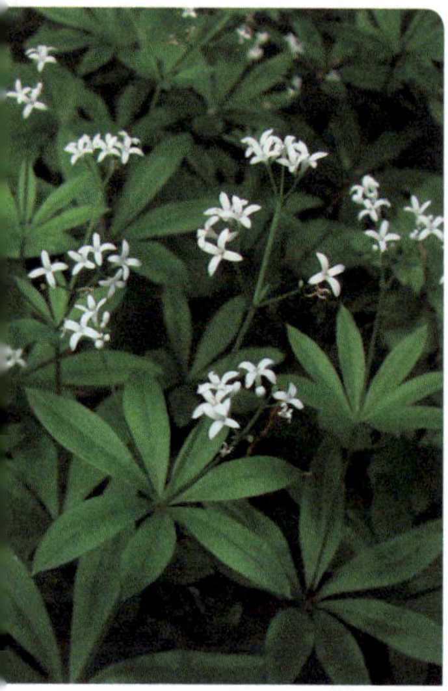

Waldmeister: versteckt im Schatten feuchter Wiesen

Waldmeister

Grüne Verführung

Kennzeichen

Waldmeister ist ein niedrig wachsendes, aromatisch duftendes Kraut aus der Familie der Labkräuter. Mit seinen lanzenförmigen Blättern und den kleinen, nur halbzentimetergroßen weißen Blüten wirkt es bescheiden. Die Früchte sind zweigeteilt und mit feinen hakenförmigen Borsten besetzt, die sich im Fell von Tieren oder dem Gefieder von Vögeln festkrallen und so für die Weiterverbreitung sorgen. Die Pflanze liebt vollen Schatten und feuchten Boden. In trockenen Sommern muss sie im Garten ausreichend bewässert werden. Sie eignet sich gut als Bodendecker oder zur Begrenzung von Beeten. Die Blütezeit ist zwischen April und Mai.

Verbreitung

Waldmeister ist ursprünglich in Nordamerika und in Asien zu Hause, inzwischen aber auch im Mittelmeerraum und in unseren Breiten, wo sich der Waldmeister in lichten oder schattigen Eichen- oder Buchenwäldern oder auch im Unterholz am wohlsten fühlt. Der Waldmeister verdankt dem sekundären Pflanzenstoff, dessen Derivate in der Pharmakologie als Blutgerinnungshemmer nachgeahmt werden, sein einzigartiges Aroma. Kaum ein anderes Kraut enthält so viel Cumarin. Beim Waldmeister macht der Pflanzenstoff ein Prozent der Trockenmasse aus. Cumarin ist allerdings toxisch, in zu hohen Konzentrationen kann es Kopfschmerzen, Übelkeit, Erbrechen und Schwindelgefühle auslösen. Deshalb sind typische Waldmeistergetränke, wie eine entsprechende Bowle, Maiwein, Berliner Weiße oder Waldmeistertee mit Vorsicht zu genießen. Der typische Waldmeisterduft und -geschmack bildet sich in den Pflanzenzellen in der Phase des Welkens, hält sich aber danach lange Zeit, wenn das Kraut getrocknet wird. Früher wurde es gerne als Mottenmittel und zur Abwehr von Ungeziefer in Kleider- und Wäscheschränke gelegt.

Achtung !

In niedrigen Konzentrationen ist Waldmeister gesund, in höheren gesundheitlich bedenklich. Waldmeistersubstanzen können allergische Reaktionen hervorrufen. Dies gilt speziell für Kinder, in deren niedrigerem Blut- und Gewebsvolumen sich Cumarin in weitaus höheren Konzentrationen anreichert als bei Erwachsenen.

Waldmeister als Medizin

Cumarin ist der therapeutisch wirkungsvollste Stoff im Waldmeister. Weil er das Blut dünnflüssiger macht, sorgt er für eine verbesserte Zirkulation und Nährstoffversorgung der Zellen. Außerdem wirkt Cumarin blutdrucksenkend, hilft vorbeugend gegen Arteriosklerose und gegen Taubheitsgefühle und Kribbeln in Händen und Füßen. Waldmeisterextrakte sind harn- und wassertreibend, helfen gegen Ödeme und Beschwerden beim Wasserlassen. Außerdem beruhigen und entspannen sie bei stressbedingter Nervosität und Schlafstörungen. Waldmeistersubstanzen schützen Leberzellen, wirken entzündungshemmend, helfen bei Verdauungsstörungen und unterstützen Fatburning. Sie kräftigen darüber hinaus das Immunsystem.

Inhalts- und Wirkstoffe

Die kleine Pflanze muss ordentlich Abwehrstoffe synthetisieren, um Schädlinge fernzuhalten:

Cumarinhaltige Pflanzen . . . *werden von Fressfeinden gemieden*
Monotropein . . . . *ein keimtötendes sogenanntes Indoid*
Asperulosid . . . . *kräftigt das Immunsystem und wirkt stark antibakteriell*
Glykoside . . . . *sekundäre, herzstärkende Pflanzenstoffe*

Vorbeugen & heilen mit Waldmeister

- **Entlastet Herz und Kreislauf, beugt einer Herzschwäche vor**
- **Regt den Stoffwechsel an**
- **Wirkt euphorisierend und stimmungsaufhellend**
- **Reguliert Verdauungsstörungen**
- **Bekämpft Bakterien, Viren, Keime und Parasiten**
- **Entwässert und ist bewährt bei Wasseransammlungen**
- **Hemmt Entzündungen und Schmerzen**

Tipps zum Sammeln

Waldmeister wird auch als Maikraut oder als Maitee bezeichnet, weil man um diese Zeit gern auszog, um im Wald, am Waldrand oder im Unterholz nach der begehrten Pflanze zu suchen. Waldmeister wurde im Mittelalter in Klöstern kultiviert. Die stark antibakteriellen Duftstoffe wurden zum Konservieren von Lebensmitteln oder auch als Giftbarriere für Schädlinge im Haus verwendet. Den gleichen Zweck erfüllt der Waldmeister als Randbepflanzung von Blumen- oder Gemüsebeeten im heimischen Garten.

Rezept

Waldmeisteraufguss

Für einen Aufguss nimmt man einen Esslöffel getrocknetes Kraut und überbrüht es mit einem halben Liter kochendem Wasser und lässt ihn anschließend zehn Minuten ziehen. Den Tee sollte man wegen des hohen Cumarinanteils nicht gegen den Durst, sondern in kleinen Portionen über den Tag verteilt trinken. Ideal ist es, wenn man die ganze Pflanze verwendet, und zwar, wenn sie erblüht ist und sich gerade im Welken befindet. Einen stärkeren Sud kann man gegen Hautunreinheiten oder auch als entzündungshemmendes Hausmittel gegen Rheumabeschwerden verwenden. Getrocknetes Waldmeisterkraut, in ein Baumwollsäckchen eingenäht, ergibt einen herrlich belebenden und duftenden Badezusatz.

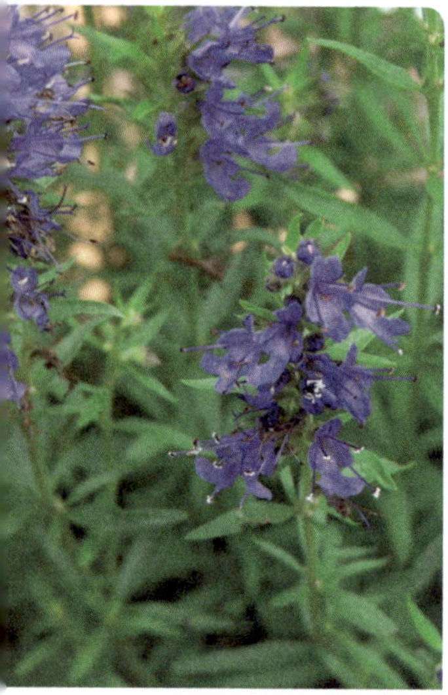

Ysop: farbiger Blickfang im üppigen Wiesengrün

Ysop

Das heilige Kraut

Kennzeichen

Ysop ist eine Pflanze aus der Familie der Lippenblütler, die mit Thymian eng verwandt ist und auch Josefskraut genannt wird. Das immergrüne Kraut wächst kerzengerade und wird über einen halben Meter hoch. Ysop hat kleine Blätter und sehr hübsche blaue bis violette Blüten. Er wächst und gedeiht wild auf kalkigen, trockenen und auch felsigen Böden. Die Blüten entfalten sich zwischen Juni und Oktober, das Kraut ist extrem widerstandsfähig, verträgt Hitze und Sonne gut und entwickelt sich kraftvoll zu niedrigen Buschformen. Mit seinem strengen, kampherartigen Duft lockt das Ysopkraut Bienen und andere Bestäuberinsekten an. Das Aroma ist angenehm, der Geschmack der Blumen jedoch bitter. Ysop blüht zweimal im Jahr, einmal im Frühjahr und einmal im frühen Herbst. Geerntet werden die frischen Blüten.

Achtung !

Für Kinder und empfindliche Erwachsene ist Ysoptee wegen seines starken, möglicherweise berauschenden Thujongehalts nicht geeignet.

Verbreitung

Ysop ist ursprünglich im mediterranen Raum zu Hause, hat sich dann aber in klimatisch ähnliche Regionen ausgebreitet, z. B. nach Asien und Mittelamerika. Der Name Ysop kommt aus dem Griechischen und bedeutet so viel wie *heiliges Kraut.* Ysop hat eine lange mythologische Vergangenheit: Die Pflanze wurde in der Antike für die Reinigung von Gräbern und Kultstätten verwendet. Im Neuen Testament wird berichtet, dass ein auf einem Ysopzweig aufgespießter Schwamm, in Essig getaucht, Jesus am Kreuz dargeboten worden sei. Die Stiele werden abgeschnitten und dann an einem schattigen Ort zum Trocknen aufgehängt. Die getrockneten Bestandteile können über ein Jahr aufbewahrt werden, ohne wesentlich an Geschmack oder Aroma zu verlieren.

Ysop als Medizin

Das Kraut mit seinen Bestandteilen ist ein exzellentes Hausmittel gegen Verschleimungen der Atemwege, gegen Husten und Asthmaanfälle. Die Inhaltsstoffe Phenol und Thujon wirken keimtötend und reinigend auf das zarte Epithelschleimhautgewebe in

Mund-, Rachenraum und Bronchien. Thujon hat außerdem eine starke Wirkung auf Nerven- und Gehirnzellen, kann euphorisierend wirken, bei zu hohen Konzentrationen aber auch Halluzinationen hervorrufen. Darin dokumentiert sich die Abwehrkraft dieses Moleküls. Bakterien, Keime oder Pilze werden dadurch in ihrem Stoffwechsel gelähmt, auf Schädlinge wie Kleinstlebewesen oder Tiere wirken die Pflanzenschutzstoffe abschreckend. Wegen seiner antiseptischen Wirkung wurde der Ysop schon im Mittelalter für Mundspülungen und Augenwaschungen verwendet. Er gilt als Hausmittel bei Verdauungsstörungen.

Inhalts- und Wirkstoffe

Thujon .... *ist eine pflanzliche Rauschdroge, die z. B. auch im Absinth enthalten ist*
Phenol .... *Ausgangsstoff für Medikamente, z. B. Aspirin*
Isopinocamphon .. *wirkt auf Neuronen und hemmt Entzündungen*
Gerbstoffe .... *keimtötend gegen Bakterien und Parasiten*
Vitamin C .... *spielt im Stoffwechsel eine bedeutende Rolle*

Vorbeugen & heilen mit Ysop

- **Bewährtes Hausmittel bei Verstopfung, Blähungen, Darmkollern und Durchfall**
- **Kräftigt die Abwehr gegen freie Radikale und Mikroben**
- **Hemmt Entzündungen, z. B. bei Hautunreinheiten**
- **Leicht stimmungsaufhellende und euphorisierende Wirkung**
- **Lindert Schmerzen und desinfiziert Schleimhäute im Körper**
- **Wirkt krampflösend bei Husten und Asthma**
- **Bewährtes Mittel für Mundspülungen**
- **Sorgt für sauberen Atem**

Köstliches Küchengewürz

Sowohl die Blüten als auch die Blätter werden genutzt, um Speisen und Getränke schmackhaft zu machen. Ysop ist besonders geeignet für süße Speisen, wie Desserts, Cremespeisen, Backwaren und Erfrischungsgetränke, ebenso für Suppen, Soßen, Dips, Dressings oder Marinaden, für Fisch- oder Fleischgerichte. Während bei uns das Salz dominierender Geschmacksspender ist, werden in asiatischen Ländern exotische Gewürze, wie z. B. Ysop, in der Küche verwendet.

Rezept

Ysoptee

Ysoptee ist leicht zuzubereiten. Man nimmt einen Esslöffel getrocknetes Ysopkraut und überbrüht es mit einem halben Liter kochendem Wasser, lässt den Tee zehn Minuten ziehen und seiht ihn dann. Gekühlt und mit Honig gesüßt ergibt dies einen köstlichen Tee. Einen stärkeren Sud bzw. Aufguss kann man für Packungen und Einreibungen verwenden, so etwa als Hausmittel gegen Ekzeme, Pickel, trockene, rissige Haut, aber auch gegen rheumatisch bedingte Gelenk- und Muskelschmerzen.

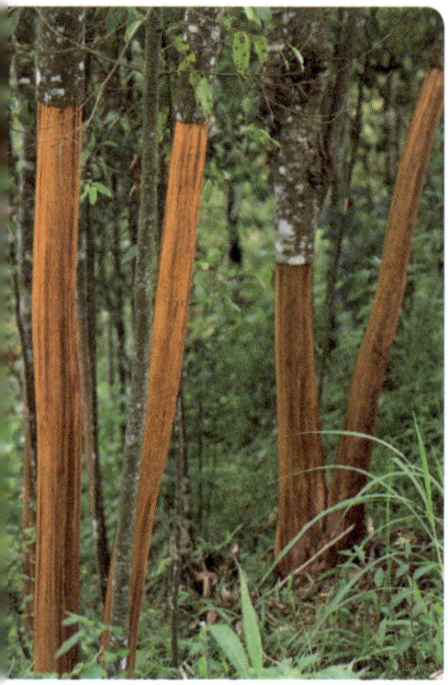

In Zimtstangen steckt der ganze Reichtum der Natur

Zimt

Uraltgewürz aus China

Kennzeichen

Zimt ist ein Duft- und Geschmacksstoff aus der inneren Rinde des Zimtbaums. Eigentliche Aromasubstanz ist Zimtöl, ein ätherisches Öl, mit dem sich der Baum gegen Kriechschädlinge und auch gegen Bakterien, Keime und Pilze schützt. In China wurde Zimt bereits vor 4.500 Jahren als Gewürz verwendet, er gelangte dann über den Vorderen Orient und über arabische Länder auch zu uns, wo er bald zum begehrten, kostspieligen Geschmacksspender reicher Fürstenhäuser wurde. Im Handel befindet sich der Echte Ceylon-Zimt oder der preisgünstigere Cassia-Zimt, der jedoch eigentlich kein echter Zimt, sondern ein zimtartiges Gewürz ist. Zimt ist aufwendig zu ernten, er wird in komplizierten Verfahren aus der Baumrinde gewonnen. Man kann ihn dann als Zimtpulver kaufen oder in Form von Zimtstangen, das sind zusammengerollte feine Rindenstückchen.

Verbreitung

Zimt ist in Südostasien beheimatet. Er unterliegt verschiedenen Qualitätskategorien, die den Weltmarktpreis von Zimt bestimmen. Begehrt ist die hauchfeine Zwischenschicht zwischen äußerer Borke und innerer Rinde, die herausgetrennt und - solange sie noch feucht ist - zusammen mit mehreren weiteren Schichten zu Röhrchen geformt und dann getrocknet wird. Je feiner die Zimtschicht, desto köstlicher das Aroma. Einmal getrocknet, verliert der Zimt seinen Geschmackswert dann für lange Zeit nicht mehr. In unseren Küchen wird vorwiegend das rötlichbraune Zimtpulver verwendet, das den Röhrchen geschmacklich ebenbürtig ist. Beliebt ist Zimt bei uns für die Zubereitung süßer Speisen, während in Asien mit Zimt auch Fleisch-, Fisch- und Geflügelgerichte gewürzt werden.

Achtung !

Die im Zimt enthaltene Substanz Cinnamaldehyd wird zu Styren abgebaut und kann bei besonders empfindlichen Personen allergische Reaktionen, wie Reizungen der Atemwege und der Augen, hervorrufen, aber auch zu Hautentzündungen führen.

Zimt als Medizin

Das Gewürz gilt traditionell als Heilmittel gegen Erkältungen, Durchfall sowie andere Erkrankungen des Verdauungstrakts und als starkes Antioxidans gegen freie Radikale. Zimt wirkt keimtötend gegen Bakterien, Viren, Pilze und andere krankheitserregende

Mikroben. Er wurde deshalb auch über viele Jahrhunderte hinweg als Konservierungsmittel für Lebensmittel verwendet. Nach neuen Erkenntnissen senkt der im Zimt enthaltene Gerbstoff Cinnamtannin B1 Blutzucker und hilft bei Diabetes Typ 2. In vielen Ländern wurde und wird Zimt als Mittel gegen Zahnschmerzen und Mundgeruch angewendet. Die Substanz Cinnamaldehyd stimuliert in Schleimhautzellen des Dickdarms den schützenden, sogenannten nrf2-Faktor, der der Entwicklung von Darmkrebs vorbeugt. Möglicherweise hat dieser Faktor die gleiche Wirkung gegen Melanome, also gegen Hauttumore.

Inhalts- und Wirkstoffe

Caryophyllen .... *wirkt gegen Entzündungszytokine im Körper*
Cinnamat .... *ist ein keimtötender Aromastoff*
Chavicol .... *ist ein potenter sekundärer Pflanzenschutzstoff*
Cinnamaldehyd .. *ist Hauptbestandteil der Zimtrinde*
Linalool......... *ist als Alkohol Teil ätherischer Öle*

Vorbeugen & heilen mit Zimt

- **Hilft bei Verdauungsstörungen**
- **Hemmt Entzündungen und Schmerzen**
- **Kann der Entwicklung eines Diabetes Typ 2 und Hautkrebs vorbeugen**
- **Keimtötendes Mittel gegen Bakterien und Pilze**
- **Bewährtes Mittel gegen Schleimhautinfektionen**
- **Beugt Erkältungskrankheiten vor**

Begehrtes Industriegewürz

Von Zimt sind viele Großproduzenten von Süßigkeiten, wie Schokolade, Desserts, Gebäck, Cereals, Früchte (speziell Äpfel), oder auch von Getränken aller Art abhängig. Die Zimtrinde zählt zu den wenigen Gewürzen, die roh verzehrt oder gekaut werden können, so etwa, um einen reineren Atem zu erhalten, aber auch wegen seiner leicht euphorisierenden Wirkung. Zimt wird auch zur Insektenabwehr eingesetzt. In tropischen und subtropischen Ländern ist Zimt probates Mittel gegen die lästigen Moskitos. Verantwortlich dafür sind die Inhaltsstoffe Cinnamaldehyd und Eugenol, das sich in Blättern des Zimtbaums anreichert. Bei uns gehört Zimt unverzichtbar zu den typischen Weihnachts- und Adventsgewürzen.

Rezept

Zimttee

Man übergießt einen Esslöffel zermahlene Zimtstangen mit einem halben Liter kochendem Wasser und lässt ihn 20 Minuten ziehen. Den Tee kann man mit Honig, Ahornsirup oder Zucker süßen. Gekühlt ist er ein erfrischendes Sommergetränk. Mit der doppelten Menge Zimt kann man einen kräftigeren Sud herstellen, der sich für Einreibungen gegen Hautunreinheiten eignet.

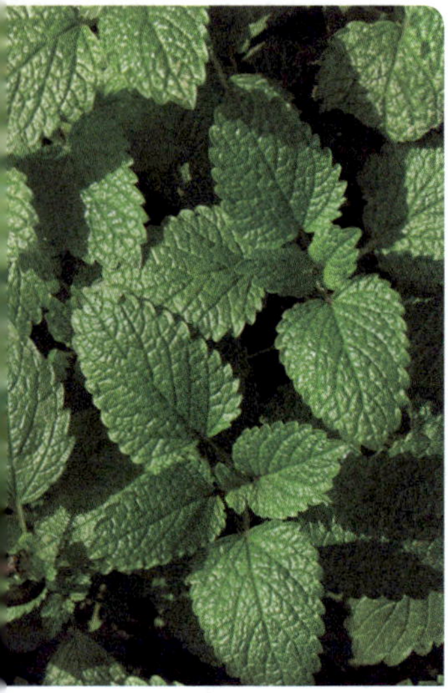

Zarte grüne Blätter voller Aroma und Heilkraft

Achtung !

Personen mit Schilddrüsenproblemen sollten den Tee nicht trinken. Er kann die Thyroxinaufnahme hemmen. Den Tee nicht über einen längeren Zeitraum einnehmen.

Zitronenmelisse

Erfrischend duftig

Kennzeichen

Zitronenmelisse ist ein Kraut aus der Familie der Lippenblütler. Sie wird auch einfach nur als Melisse bezeichnet. Ihr Name kommt von griechisch *Melissa,* was *Honigbiene* bedeutet. Die Zitronenmelisse wächst bis zu einem Meter hoch, ihre Blätter haben einen sehr feinen Zitronenduft, der auch an Minze erinnert. Im Sommer öffnet sich eine Fülle weißer bis rötlicher nektargeladener Blüten, die Bienen und andere Insekten zum »Tanken« einladen.

Verbreitung

Zitronenmelisse ist in Südeuropa und im Mittelmeerraum beheimatet und dort als heilende Gewürzpflanze außerordentlich beliebt. Sie wird im gesamten vorderen Orient angebaut, verwildert allerdings leicht, als sehne sie sich nach ihrem ursprünglichen Biotop in den trockenen Küstenregionen rund ums Mittelmeer. Obwohl die Melisse inzwischen ihren festen, behüteten Platz in unseren Gärten hat, synthetisiert sie unter dem Gebot ihrer kraftvollen Gene immer noch einen Reichtum an duftenden und keimtötenden Abwehrstoffen. Bei Wanderungen kann man das feine Kraut an Wald-, Weg- und Straßenrändern finden, an Bachläufen, Bahngleisen oder auch am Rand von Schutthalden. Eingesammelt werden im Juni und Juli die Blätter und die Spitzentriebe mit ihren Blüten. Die *Melissa officinalis* – so die botanische Bezeichnung – galt schon in der Antike als bewährtes Heilkraut und wurde von den berühmten Ärzten *Nicandros, Serapion, Avicenna* oder *Paracelsus* als Standardmedizin gegen eine ganze Reihe von Beschwerden und Krankheiten angewendet.

Zitronenmelisse als Medizin

Die Abwehrkräfte der Zitronenmelisse hemmen den Stoffwechsel von Schädlingen und wirken auch bei Menschen beruhigend und blutdrucksenkend auf den Organismus. Melisse ist ein ausgezeichnetes Mittel zur Blutreinigung und -verdünnung. Es reguliert die Magen-Darm-Tätigkeit, sorgt für Magensäure und potenziert die Eiweißverwertung, außerdem die Bioverwertbarkeit der lebenswichtigen Mineralstoffe Kalzium und Eisen. Melisse liefert dem Immunsystem kräftigende Substanzen, wirkt wasser- und harntreibend, entschlackend und entgiftend. Ihre Wirkstoffe haben sich für die Behandlung von Herzleiden bewährt, von nervösen Störungen, Einschlafproblemen und depressiven Verstimmungen. Insgesamt ist die Zitronenmelisse Tonikum für den gesamten Organismus.

Inhalts- und Wirkstoffe

Citronellal. . . . . *ein wirksames, beruhigendes Aldehyd*
Citral, Neral, Geranial . . . *sind hoch potente Aromastoffe*
Caryophyllen . . . . *hemmt die Vermehrung von Bakterien und Viren*
Gerbstoffe . . . . *wirken antibakteriell und antimikrobiell*
Thymol . . . . *wirkt desinfizierend auf Schleimhäute*
Gerbstoffe . . . . *kräftigen das Immunsystem*
Vitamin C . . . . *festigt Gefäße, beugt Infektionen und Entzündungen vor*

Vorbeugen & heilen mit Zitronenmelisse

- **Wirkt blutdrucksenkend und blutverdünnend**
- **Wirksames Mittel gegen Verdauungsstörungen**
- **Senkt Cholesterin und hilft beim Fatburning**
- **Allgemein anregende Wirkung auf den Gesamtstoffwechsel**
- **Natürliches Sedativum für Nerven, gutes Einschlafmittel**
- **Wirkt entwässernd auf Ödeme, hilft bei nervöser Reizblase**
- **Entschlackt und entgiftet Blut und Bindegewebe**

Aufbaumittel nach Krankheiten

Mit seiner tonisierenden Wirkung auf Nerven- und Körperzellen eignet sich Zitronenmelisse gut zur Regeneration nach Krankheiten oder auch bei anhaltenden, stressbedingten Erschöpfungszuständen. Bestimmte Inhaltsstoffe, wie z. B. die Rosmarinsäure, hemmen den Abbau stimmungsaufhellender Neurotransmitter wie GABA, und haben deshalb einen angstlösenden Effekt. Verantwortlich dafür ist die unmittelbare Wirkung auf Muskarin- und Acetylcholin-Rezeptoren an den Nervenzellen. Zerstoßene Blätter und Blüten wirken als Abwehrmittel gegen Insekten, Einreibungen helfen bei Hautunreinheiten.

Rezept

Zitronenmelissentee
Man nimmt einen Esslöffel zerhackte, blütenbesetzte Spitzentriebe und überbrüht sie mit einem halben Liter kochendem Wasser. Danach lässt man den Tee zehn Minuten ziehen. Den Tee kann man in kleinen Portionen über den Tag verteilt trinken. Er wirkt anregend und belebend. Man kann ihn auch mit Honig oder Zucker süßen. Zitronenschalen, Gewürznelken oder auch Zimt harmonieren gut mit der Zitronenmelisse.

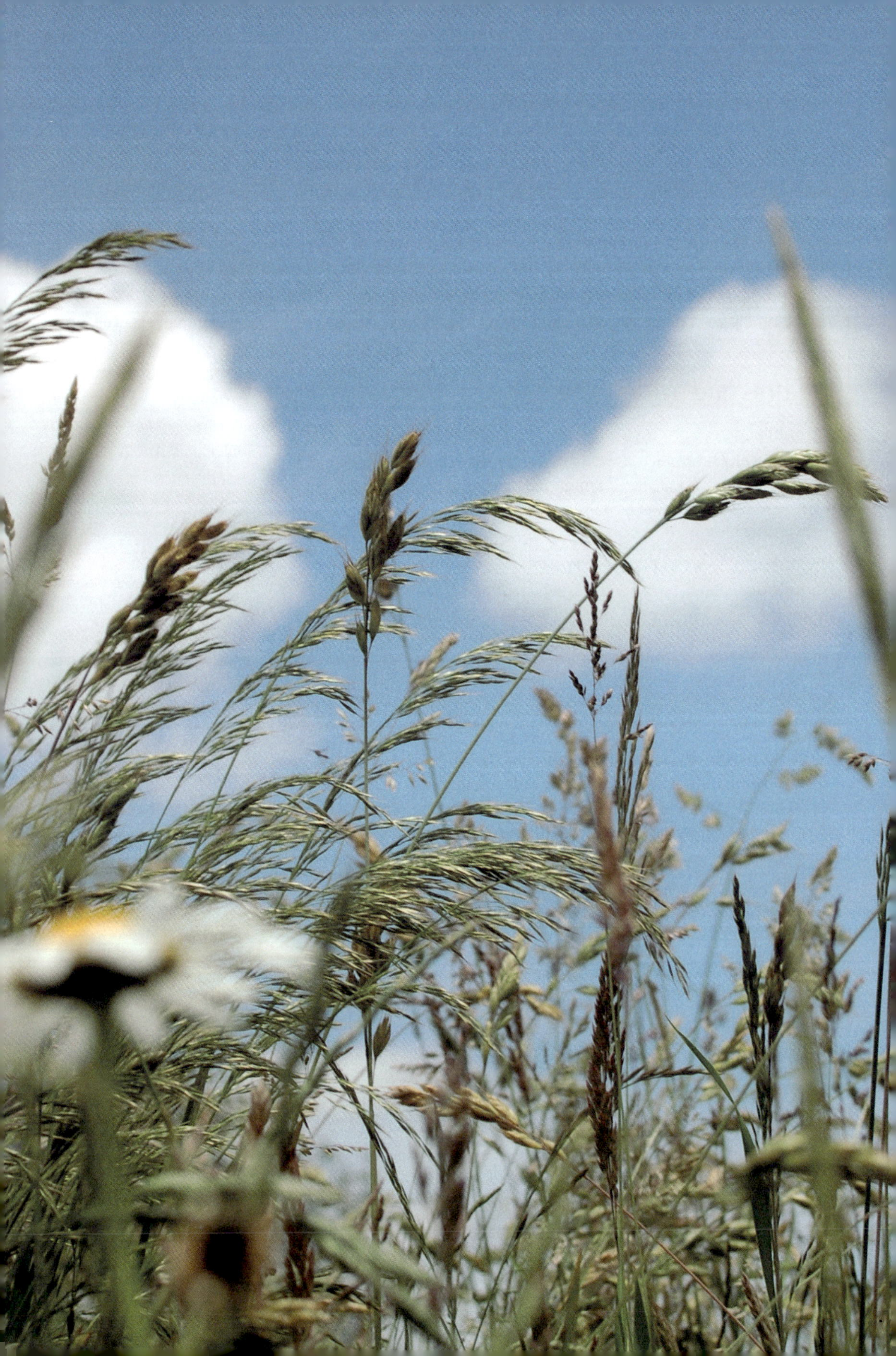

Lang bevor Pillen und Tabletten entwickelt wurden, waren Pflanzen bereits Heilmittel aus der Apotheke der Natur. Tiere suchen instinktiv nach bestimmten Wurzeln, Stängeln, Blättern oder Blüten, um Infektionen und Entzündungen zu bekämpfen, Verdauungsstörungen zu heilen oder um Vitalkräfte aufzubauen. Mehr als vier Fünftel unserer typischen Apothekenmedikamente haben ihre Vorbilder in pflanzlichen

Beschwerden und Krankheiten

Wirkstoffen. Typisches Beispiel ist Aspirin, dessen Wirksubstanz Acetylsalicylsäure von vielen Kräutern synthetisiert und schon seit Urzeiten von Tieren und später von Menschen als Heilmittel genutzt wird. Im folgenden Abschnitt wird gezeigt, wie Beschwerden und Krankheiten entstehen, welche Symptome sie ausprägen und wie wir diese mit Kräutern und Gewürzen lindern und heilen können.

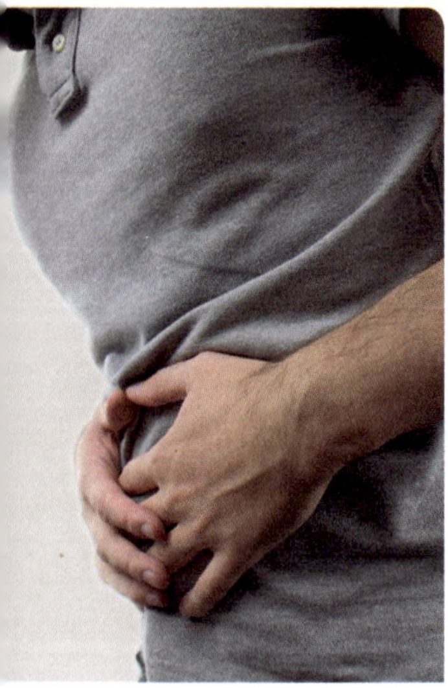

Viele Speisen verursachen Blähungen. Ernährung und reichlich Flüssigkeit können die Beschwerden deutlich verbessern.

Blähungen

Beschreibung

Bei Blähungen handelt es sich um Aufblähungen und Dehnungen des Magen-Darm-Trakts, die durch übermäßige Gasbildung bedingt sind. Chronische Blähungen sind oft auf eine gestörte Darmflora zurückzuführen. Sie sollten von einem Arzt behandelt werden.

Symptome

- **Blähbauch**
- **Darmkollern**
- **Koliken**
- **Mitunter unkontrollierter Abgang von Winden**
- **Unangenehmer Stuhlgeruch**
- **Völlegefühl**
- **Spannungen im Bauchbereich**
- **Neigung zu spontanen Durchfällen**

Ursachen

Ursachen sind Fehlernährung mit zu viel fettreichen und süßen Speisen oder Getränken oder auch durch helle Mehlprodukte wie Weißbrot und Nudeln etc. Wenn dann noch die unverzichtbaren Verdauungsenzyme aus der Bauchspeicheldrüse fehlen (Amylase für Kohlenhydrate, Lipasen für Fett, Proteasen für Eiweiß und Nukleasen für Nukleinsäuren), bleiben Teile des Nahrungsbreis unverdaut. Sie werden von Darmbakterien aufgespalten, wobei Gase freigesetzt werden. Verantwortlich sind fast immer schnell lösliche Kohlenhydrate (in hellen Mehlprodukten, weißem Reis) oder unverdaute Proteine (durch übermäßigen Fleisch- und Wurstkonsum). Gase entstehen auch beim Abbau von Kohl und Hülsenfrüchten; die nicht bereits im oberen Dünndarm verdaut werden.

! Viele Menschen reagieren auch auf die Laktose in Milchprodukten mit Blähungen. Auch Speisen aus Hefeteig können Blähungen verursachen. Gewürzkräuter tragen zur besseren Nahrungsverwertung bei und beugen der sogenannten Flatulenz vor.

Behandlung

Ernährung umstellen auf naturbelassene Lebensmittel wie Gemüse, Kartoffeln, Vollkornprodukte usw. Diese Nahrungsmittel enthalten selbst natürliche Enzyme, die bei der Verdauung mithelfen, außerdem eine kräftige Magen- und Darmschleimhaut aufbauen und die Bauchspeicheldrüse trainieren. Dadurch wird Nahrung besser zersetzt, die Nährstoffe optimal dem Blut und damit den Zellen zugeführt. Außerdem wird im Dickdarm das physiologische Gleichgewicht der Darmflora neu kultiviert. Als Folge davon drängen weniger anaerobe (ohne Sauerstoff lebende) Bakterien in höher gelegene Darmbereiche, wo sie am Aufbau von Pilzkolonien beteiligt sind und wo Blähungen und Darmgase häufig entstehen. Fenchel zum Beispiel ist ein altbewährtes Mittel gegen Blähungen. Ein besonderer Vorteil von Fenchel: In der Regel vertragen ihn auch Babys sehr gut. Auch Kümmel eignet sich sehr gut zur Behandlung von Verdauungsstörungen und Blähungen.

! Besonders wichtig ist es, die Darmschleimhaut durch gesunde Kost leistungsfähiger zu machen und damit auch das physiologische Gleichgewicht einer gesunden Darmflora wieder herzustellen.

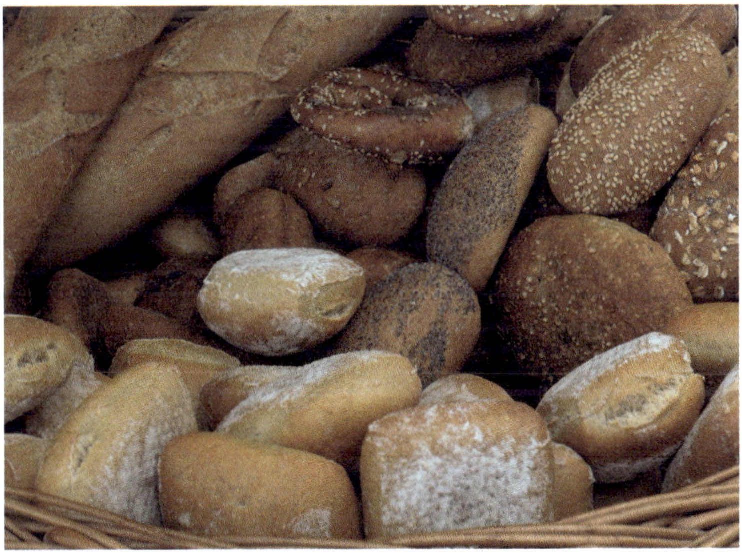

Wenn Brot und Brötchen, dann auf jeden Fall Vollkornprodukte. Auch dabei sollte man darauf achten, dass das Mehl aus kontrolliert biologischem Anbau stammt.

Kräuter und Gewürze, die helfen

- → Bohnenkraut
- → Brennnessel
- → Brunnenkresse
- → Eisenkraut
- → Fenchel
- → Fingerhut
- → Gänseblümchen
- → Petersilie
- → Schafgarbe
- → Anis
- → Basilikum
- → Ingwer
- → Kümmel
- → Koriander
- → Petersilie
- → Pfeffer
- → Thymian

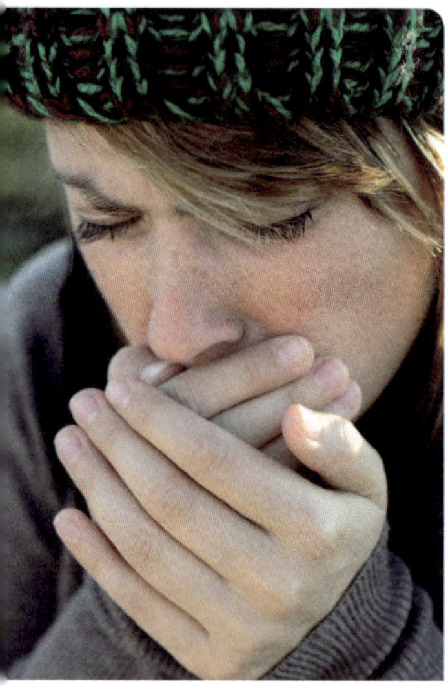

Mit der Bronchitis ist in der Regel schmerzhafter Husten und schleimiger Auswurf verbunden.

Bronchitis

Beschreibung

Bronchitis ist eine ernst zu nehmende Entzündung der fein verästelten Luftwege der Lunge, häufig auch der Luftröhre.
Die Bronchien zählen zu unseren empfindlichsten Körperteilen, sie sind enorm reizanfällig gegenüber Bakterien, Viren, Keimen, Schad- und Giftstoffen.

Symptome

- → **Beginn meist mit Hüsteln**
- → **Trockener, später schleimiger Husten**
- → **Oft von Fieber bzw. erhöhter Körpertemperatur begleitet, Fieber steigt, es kommt zu Schüttelfrost**
- → **Brennende Brustschmerzen nach jedem Hustenanfall**
- → **Auch Druckschmerzen im Brustbereich**
- → **Das Atmen fällt schwer**
- → **Atem geht keuchend**
- → **Schleim ist verdickt und lässt sich nicht ausreichend aushusten**
- → **Allgemeines Schwächegefühl**

Ursachen

Eine gesunde Ernährung mit reichlich Obst und Gemüse enthält vorbeugende Schutzstoffe für Schleimhäute wie Vitamin C, insbesondere aber Karotene, aus denen unser Stoffwechsel das Schutzvitamin A herstellt. Wenn diese körpereigene Abwehr fehlt, potenzieren sich sehr schnell entzündungserregende Bakterien. Aus 1.000 solcher Mikroben können binnen einer Stunde zehn Milliarden werden. Dies liegt daran, dass eine Bakteriengeneration - ganz anders als bei uns Menschen - nicht 20 Jahre, sondern nur rund 20 Sekunden dauert.

! Viren, Bakterien, Keime und andere Parasiten nutzen jede noch so geringe Schwäche im Immunsystem für ihr aggressives Eindringen in Schleimhäute, was dann zwangsläufig zu Entzündungsprozessen führt.

Behandlung

Besorgniserregende Bakterieninfektionen werden in der Arztpraxis meist mit Antibiotika behandelt, um eine Bronchitis in den Griff zu bekommen und womöglich eine bedrohliche Lungenentzündung zu verhindern. Die Ernährung muss biologisch gesund sein. Der Patient benötigt Bettruhe und feuchte Atemluft. Heiße Duschen oder Aromavollbäder mit ätherischen Kräuterölen können helfen, ebenso Wickel, heiße Packungen, Inhalationen mit Heilkräutern wie Kamille oder Pfefferminze und Einreibungen mit durchblutungsfördernden Kräutern. Risiken einer Ansteckung müssen vermieden werden. Die Behandlung der Bronchitis wird unterstützt, wenn lautes Sprechen, Schreien sowie übermäßiges Lachen vermieden wird, weil dies häufig einen Hustenreiz auslöst. Auch Temperaturschwankungen sollte man vermeiden.

Achtung:
Vor allem Säuglinge und Kinder gehören schon bei ersten beunruhigenden Anzeichen in ärztliche Behandlung.

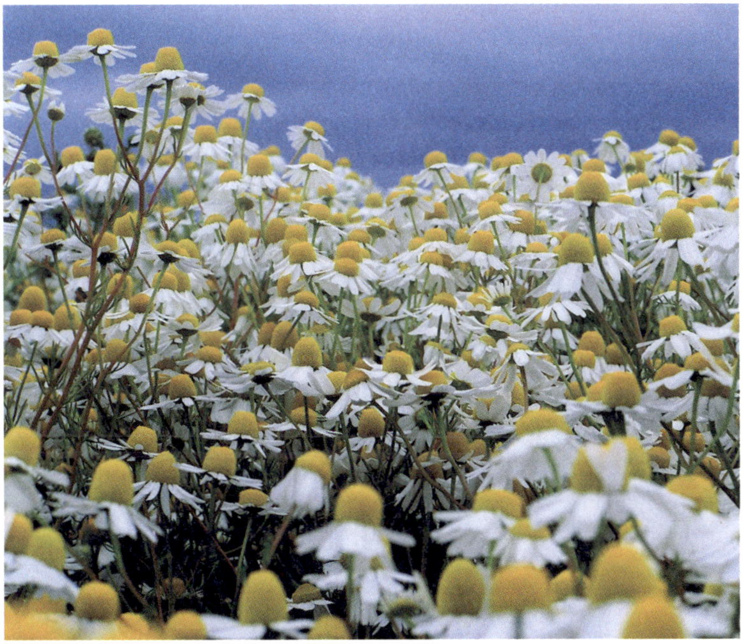

Kamille ist mit ihren ätherischen Ölen ein wichtiges Hausmittel, das bei Bronchitis als Tee und Inhalationsmittel bewährt ist.

Kräuter und Gewürze, die helfen

- → **Kamille**
- → **Pfefferminze**
- → **Anis**
- → **Thymian**
- → **Gewürznelke**
- → **Ingwer**
- → **Brennnessel**
- → **Sanddorn**
- → **Zitronenmelisse**
- → **Ampfer**
- → **Frauenmantel**
- → **Distel**

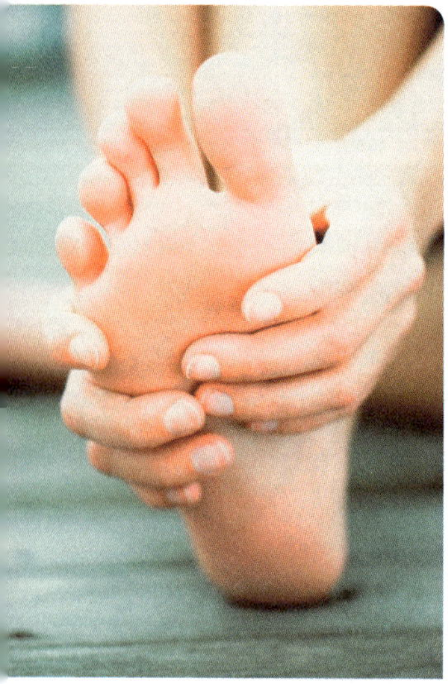

Kalte Finger, Zehen oder auch taube Hände sind erste Warnzeichen für Durchblutungsstörungen.

Durchblutungs-störungen

Beschreibung

Durchblutungsstörungen sind eine mangelhafte Blutzirkulation in Arterien und Venen, die unterschiedliche Erscheinungsformen haben können. Sowohl die verminderte Blutzufuhr als auch eine Beeinträchtigung im Abfluss des Blutes bedingen die Durchblutungsstörung.

Symptome

→ **Zunächst werden äußere Gliedmaßen, wie Finger oder Zehen, kalt. Es kommt zu Kribbeln und Taubheitsgefühlen, zu mentalen und körperlichen Schwächeempfindungen, Übergewicht, Herzproblemen oder auch zu Atemnot.**

Ursachen

Damit unser Blut durch die insgesamt rund 100.000 Kilometer größerer Adern und feinster Kapillaren fließen kann, darf es nicht durch Schad- und Giftstoffe, Schlacken, Säuren, Cholesterin und Blutfette zu sehr verdickt sein. Schließlich sind die Arteriolen z. B. in den Zehen so dünn, dass sich gerade noch ein rotes Blutkörperchen »hindurchquetschen« kann. Mediziner unterscheiden zwischen arteriellen und venösen Durchblutungsstörungen. Durch Arterien fließt nährstoff- und sauerstoffreiches Blut ins Gewebe, verbrauchtes Blut durch die Venen wieder zum Herzen zurück.
Arterielle Störungen sind oft Folgen verengter Gefäße, z. B. durch Nikotin, Kaffee, Salz oder andere Genussgifte. Arterielle Plaques (Anhaftungen von Cholesterin oder Kalzium an Gefäßinnenwänden) hemmen die Fließgeschwindigkeit des Blutes. Bei Venenproblemen sind meist die Gefäßwände zu schwach.

! Es können sich Krampfadern und Besenreiser bilden, dann produziert der Organismus als Schutzreaktion Fibrin-, also Gerinnungsstoffe zur Abdichtung, wodurch der Blutfluss gehemmt wird.

Behandlung

Alles, was scharf schmeckt, macht das Blut dünnflüssiger und lässt es wieder besser zirkulieren. Dazu zählen zahlreiche Kräuter und Gewürze.
Naturbelassene Kost löst Fibrine auf und kann langfristig auch arteriosklerotische Veränderungen abbauen. Dabei spielen insbesondere die Vitamine C und E eine Rolle, außerdem die Spurenelemente Selen und Mangan. Eine Rolle spielt dabei der Wasserreichtum in der Nahrung. Obst und Gemüse bestehen bis zu 85 bzw. 90 Prozent aus Wasser (z. B. Beeren, Weintrauben, Gurken, Zucchini, Melonen, Tomaten). Entscheidende Bedeutung hat bei der Behandlung der Durchblutungsstörung eine gesunde, cholesterinarme Ernährung.

! Das größte Gift für unser Gefäßsystem ist Salz (chemisch: Natriumchlorid), das Adern nicht nur verengt, sondern auch Wasser bindet, sodass das Blutvolumen erhöht wird und der Blutdruck steigt. Die Gefahr steckt dabei nicht im Salzstreuer auf dem Esstisch, sondern in den oft extrem salzreichen fest verpackten Lebensmitteln aus dem Supermarkt.

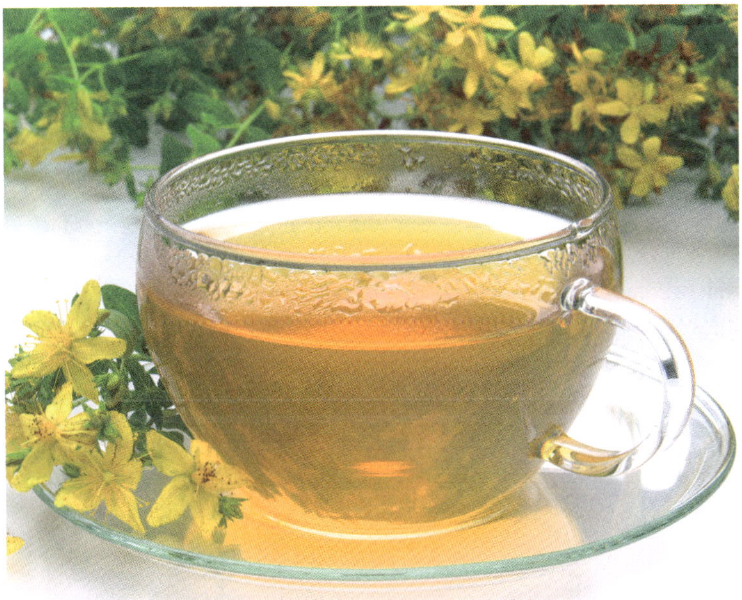

Johanniskrauttee wirkt unterstützend, Teemischungen aus Knoblauch, Brennnesseln und Schachtelhalmkraut fördern die Durchblutung.

Kräuter und Gewürze, die helfen

- → Curry
- → Ingwer
- → Paprika
- → Pfeffer
- → Bärlauch
- → Knoblauch
- → Zwiebeln
- → Fenchel
- → Muskat
- → Salbei
- → Senf
- → Thymian
- → Kerbel
- → Giersch
- → Schachtelhalmkraut

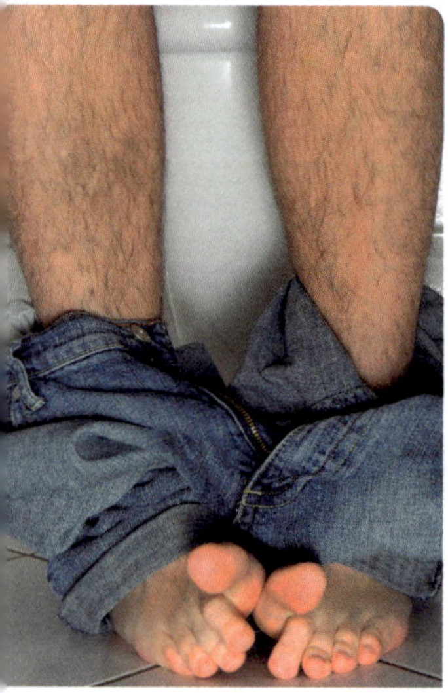

Vielfach sind Lebensmittelunverträglichkeiten Auslöser von Durchfall.

Durchfall

Beschreibung

Durchfall ist wässriger, ungeformter Stuhl, der zudem häufig in Wellen auftritt. Medizinisch bezeichnet man Durchfall als Diarrhö. Der griechische Begriff bedeutet durch und fließen. Durchfall kann Symptom für viele Erkrankungen sein, von Infektionen über Nahrungsmittelvergiftungen bis hin zu Tumoren. Daher empfiehlt es sich, die Krankheit von einem Arzt abklären zu lassen.

Symptome

- **Mangelnde Stuhlkontrolle**
- **Blähungen, mitunter mit unkontrolliertem Stuhlabgang**
- **Unangenehmer Stuhlgeruch**

Ursachen

Wenn sich im Darm Schad- oder Giftstoffe, Fäulnis- oder Gärungssubstanzen befinden, versucht der Organismus, diese über den Stuhl auszuscheiden. Zu diesem Zweck leitet er viel Wasser in das Darmlumen, das dann zum Durchfall führt, einem wichtigen Schutz- und Entgiftungsmechanismus. Verursacht werden Durchfälle z. B. durch infektiöses Material, also durch Bakterien, Keime, Viren, Pilze oder andere Parasiten in Lebensmitteln. Typisch dafür sind Allergien nach dem Verzehr ungenügend konservierter und in Fäulnis übergegangener Nahrungsmittel. Viele Menschen leiden an Milchzuckerallergien, oder sie vertragen bestimmte andere Lebensmittel nicht. Alkohol entzieht dem Körper Wasser, daher sollte man bei Durchfall keinen Alkohol trinken.

! Häufig kommt es zu Infektionen mit Durchfall auf Reisen, bevorzugt in südliche Länder, wo Lebensmittel und Getränke nicht immer keimfrei angeboten werden. Gegen den massiven Befall durch Kolibakterien sind wir nicht immun, es kommt dann zu oft drastischen Flüssigkeitsverlusten, zwangsläufig begleitet von Kreislaufstörungen und anderen Symptomen.

Behandlung

Wenn Durchfall von Darmkrämpfen begleitet wird, können heiße Packungen oder Kompressen Linderung schaffen, auch eine Wärmflasche oder Heizdecke auf dem Bauch kann helfen. Um den Flüssigkeitsverlust auszugleichen, eignet sich eine leicht gesalzene Gemüse- oder Hühnerbrühe oder auch milde Kräutertees, wie z. B. Kamille oder Pfefferminze. Wichtig ist es, mit gesunder Ernährung Entzündungen im Darmtrakt abzubauen, am besten sind kompakte Mahlzeiten mit Gemüse, Kartoffeln, Vollkornprodukten und Naturreis. Ideale erste Mahlzeit am Tag ist ein warmes Haferflockenmüsli mit nicht zu saurem Obst und etwas Sahne. Wenn der Durchfall nach zwei Tagen nicht abklingt und mit Bauchschmerzen oder auch Fieber verbunden ist, sollte ein Arzt konsultiert werden. Dies gilt bevorzugt bei Kindern.

! Anhaltender Durchfall ist immer mit Elektrolytverlusten verbunden. Dabei gehen dem Stoffwechsel Mineralien wie Natrium, Magnesium und Kalium verloren. Für einen Ausgleich sorgt Gemüse- oder Tomatensaft mit einer Prise Salz.

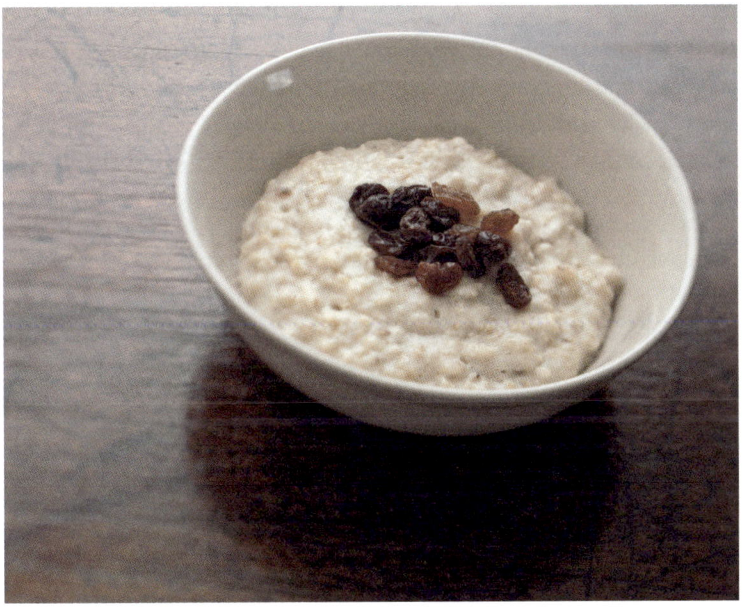

Als dauerhafte Vorbeugung gegen Durchfall sind Vollkornprodukte ideal, zum Beispiel ein Porridge.

Kräuter und Gewürze, die helfen

- Kamille
- Pfefferminze
- Baldrian
- Hopfen
- Vanille
- Veilchen
- Basilikum
- Huflattich
- Salbei

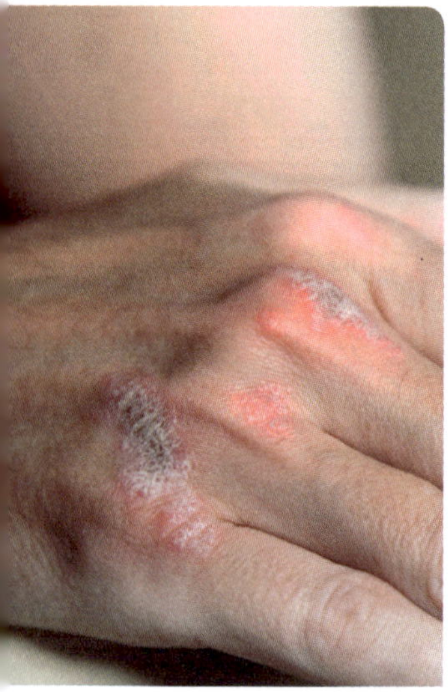

Ekzeme sind nicht durch Bakterien, Viren oder Pilze ausgelöst und daher auch nicht ansteckend.

Ekzem

Beschreibung

Unter Ekzem versteht man einen Hautausschlag bzw. eine Juckflechte, hervorgerufen durch meist nicht infektiöse Einflüsse auf die Haut, wie z. B. Modeschmuck oder Umweltgifte.

Symptome

- **Beim sogenannten Hausfrauen- oder Abnutzungsekzem ist die Haut meist trocken, rissig oder auch teilweise verhornt. Das allergische Kontaktekzem prägt oft großflächige Hauterscheinungen mit Rötungen, Schwellungen oder Ausschlägen aus.**
- **Beim bakteriell bedingten Ekzem kommt es meist zu enger begrenzten, runden, juckenden, nässenden und verkrusteten Herden.**

Ursachen

Unsere Haut ist nicht nur empfindlich, sondern auch Tag und Nacht Angriffen von sogenannten Xenobiotics (Fremdsubstanzen) ausgesetzt. Dagegen schützt ein eigener Hautfilm aus ranzigem Cholesterin, abgeschilfertem Eiweiß, Säuren und guten Schutzbakterien. Wenn aber Seifen und andere Reiniger zu scharf oder ätzend sind, wird dieser Schutzfilm zerstört. Dies geschieht auch durch die im Haushalt üblichen schadstoffbelasteten Spül- und Reinigungsmittel, Sprays oder Desinfektionsmittel.

! Kontaktekzeme entstehen beim Umgang mit Möbelpolitur, Farben, Lacken etc. oder durch Schmuck mit Anteilen von Nickel oder Chrom. Bakterielle Ekzeme werden begünstigt, wenn die Haut zu trocken und das Immunsystem geschwächt ist.

Behandlung

Zunächst muss vor allem der Kontakt mit den, das Ekzem auslösenden Seifen, Reinigern, Farben, Polituren usw. vermieden werden.

Hautneutrale Seifen, Duschlotions etc. sollten vorzugsweise in der Apotheke gekauft werde. Die Haut sollte man nach dem Waschen nicht zu kräftig trocken rubbeln, besser mit einem sauberen Handtuch abtupfen. Hände und Gesicht auch nicht zu häufig waschen, weil sonst der schützende natürliche Hautfilm geschwächt wird. Beim Abspülen oder beim Zubereiten von Speisen sollte man Schutzhandschuhe tragen.

! Auf Modeschmuck verzichten, ebenfalls auf Schaumbäder, aggressive Shampoos, Haarsprays, Rasierwasser, Deos usw. Sonneneinwirkung oder künstliche UV-Bestrahlung im Solarium können die Symptome verschlimmern.

Kinder mit Ekzemen oder Neurodermitis sollten möglichst Baumwollkleidung tragen, weil Wolle oder Polyester den Juckreiz verstärken können. Keine farbige Unter- oder Bettwäsche, die meist hohe Konzentrationen an giftigen Azofarben enthalten. Wenn Ekzeme mit Eiterausschlag, Furunkeln, Fieber oder Schmerzen einhergehen oder wenn sich das Ekzem nicht innerhalb von zehn Tagen zurückbildet, muss ein Arzt konsultiert werden.

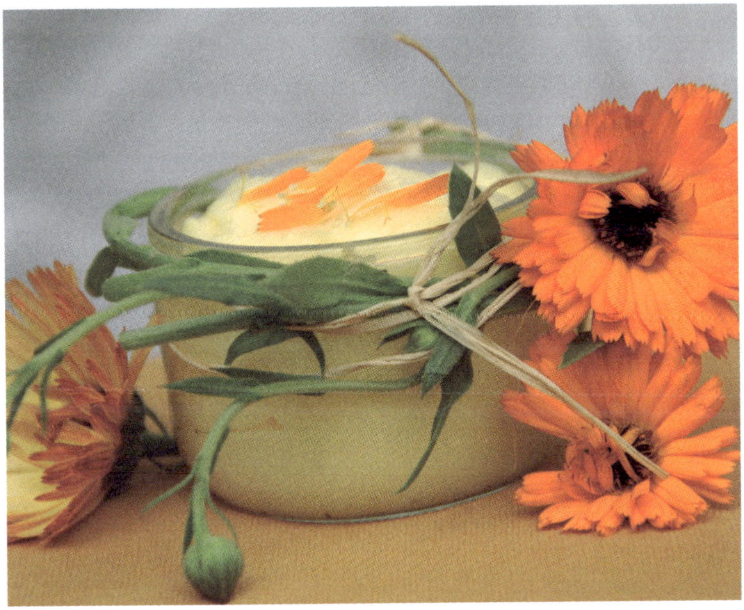

Ringelblumencremes, auch Calendula genannt, haben sich bei Ekzemen als Hausmittel bewährt. Auch Kamille- oder Lavendelumschläge können helfen.

✓ Kräuter und Gewürze, die helfen

- → **Nachtkerze**
- → **Borretsch**
- → **Kamille**
- → **Lavendel**
- → **Ringelblume**

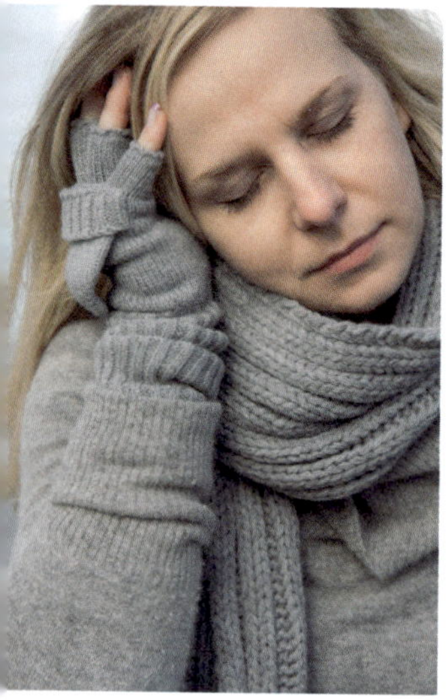

Eine Erkältung sollte spätestens nach zwei Wochen überstanden sein.

Erkältung

Beschreibung

Eine Erkältung ist meist eine bakterielle oder virusbedingte Infektion der oberen Luftwege. Erkältung ist die umgangssprachliche Bezeichnung für eine Infektion der Schleimhaut von Nase und Nebenhöhlen.

Symptome

- **Die Schleimhäute von Mund- und Rachenraum sind entzündet, ebenfalls oft Hals und Nebenhöhlen. Heiserkeit, Niesreiz und Husten gesellen sich dazu, meist ist die Temperatur erhöht, weil der Organismus versucht, Krankheitserreger durch eine erhöhte Körpertemperatur abzutöten.**
- **Erstes Anzeichen für eine Erkältung ist häufig Frösteln eine Reaktion des Immunsystems auf eine Infektion.**
- **Begleitsymptome sind oft Gliederschmerzen, Schüttelfrost, Müdigkeit oder Antriebsschwäche.**

Ursachen

Die Ursachen für die Erkältung sind ein aggressiver Befall durch Mikroorganismen, die sich in Schleimhäuten festsetzen und als Immunantwort heftige entzündliche Abwehrreaktionen des Körpers hervorrufen. Begünstigt wird eine Erkältung durch eine vorangegangene Auskühlung, die das Immunsystem schwächt. Es gibt mehr als 300 Erreger, die eine Erkältung auslösen können.

! Kinder sind häufiger betroffen als Erwachsene, weil sie mit jeder fiebrigen Erkältung eine genetische Abwehrblockade gegen spezielle Erregertypen aufbauen. Infektionen, die zu Erkältungen führen, werden häufig über die Atemluft, Händeschütteln oder andere Kontakte übertragen.

Behandlung

Eine Erkältung klingt im Allgemeinen nach fünf bis zehn Tagen von allein ab. Der Heilungsprozess kann aber unterstützt und beschleunigt werden. Schwitzkuren und heiße Bäder mit heilenden Aromazusätzen wie Lavendel, Lindenblüte, Zitronenmelisse, Kamille oder Pfefferminze mit anschließender Bettruhe helfen dabei, ebenfalls Wärmepackungen und Inhalationen mit Kräuterextrakten. Der Patient muss viel trinken, weil der Flüssigkeitsverlust durch Fieber und Schwitzkuren meist hoch ist. Man muss Sorge dafür tragen, dass der Patient kein Familienmitglied ansteckt. Erleichterung kann ein Raumluftbefeuchter schaffen. Kälte und Stress müssen ebenso gemieden werden wie Genussgifte wie Nikotin, Alkohol oder Kaffee. Heilsam sind hingegen alkaloidhaltige Kräutertees. Wenn Symptome nicht innerhalb weniger Tage abklingen oder wenn Schüttelfrost oder Fieber länger anhalten, muss ein Arzt zurate gezogen werden. Dasselbe gilt, wenn sich Kopf- oder Ohrenschmerzen einstellen. In China zum Beispiel schätzt man vor allem Ingwer zur Abwehr von Erkältungskrankheiten.

! Besonders wachsam muss Fieber bei Kindern kontrolliert werden! Aus einem zunächst harmlos erscheinenden Bakterien- oder Virenbefall kann nur zu leicht eine ernsthafte Infektion, eine Bronchitis oder Lungenentzündung entstehen.

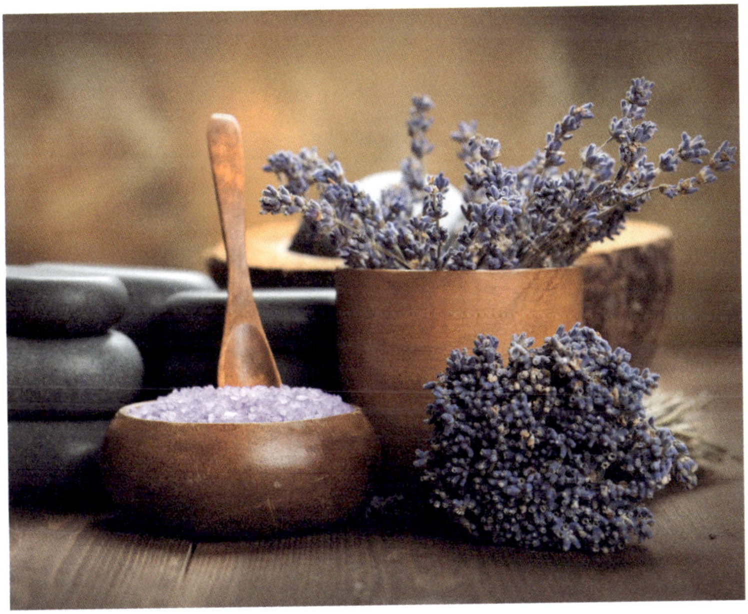

Warme Bäder mit verschiedenen Kräutern oder Kräutersalz sind bei einer Erkältung ausgesprochen wirkungsvoll.

Kräuter und Gewürze, die helfen

- → Anis
- → Ingwer
- → Kamille
- → Lavendel
- → Pfefferminze
- → Salbei
- → Zitronenmelisse
- → Baldrian
- → Beinwell
- → Distel
- → Fingerhut
- → Hirtentäschel
- → Johanniskraut
- → Schlehe

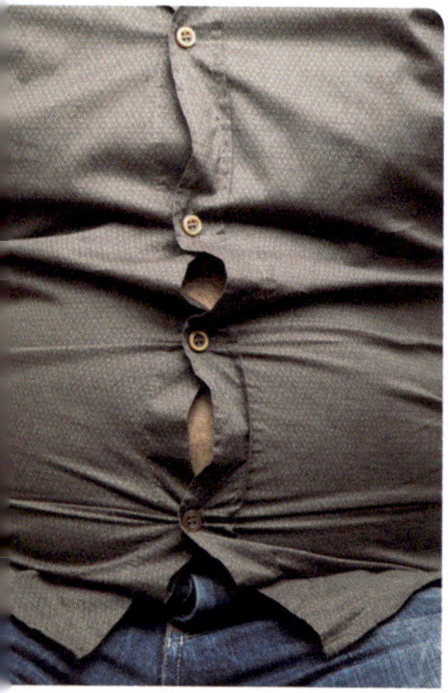

Von Fettleibigkeit spricht man ab einem Body-Mass-Index von 30 kg/qm.

Fettleibigkeit

Beschreibung

Bei Fettleibigkeit sind krankhaft übermäßige Fettdepots im Körper. Der lateinische Begriff für Fettleibigkeit ist Adipositas (adeps = Fett).

Symptome

- **Schwabbelpolster an Bauch, Hüften, Po und Oberschenkeln.**
- **Oft spürt der Betroffene einen Heißhunger, speziell auf Süßes und fette Speisen.**

Ursachen

Erhöhte Lipogenese (Fetteinbau) von Triglyzeriden in Adipozyten (Fettzellen). Ein Zuviel wird zum erheblichen Teil in Fettdepots eingelagert, gemäß dem Sparsamkeitsprinzip der Natur, die für eventuelle Hungerzeiten Vorsorge treffen möchte. Überschüssiges Fett wird unmittelbar dem Fettgewebe zugeleitet, ein Zuviel an Kohlenhydraten in der Leber zu Fettmolekülen umgebaut. Die schlimmsten Dickmacher sind schnell lösliche Kohlenhydrate in hellen Mehlprodukten, Pasta, weißem Reis, in Süßem und süßen Getränken.

Wenn die Lipolyse (Fettfreisetzung) nicht optimal funktioniert, steigen die Fettkonzentrationen ständig an. Das Problem dabei ist, dass Fettzellen praktisch unbegrenzt Triglyzeride aufnehmen können und bis zum Hundertfachen ihrer ursprünglichen Größe aufquellen.

Behandlung

Im Grunde geht es darum, mehr Fett ab- als neu aufzubauen. Die Ernährung muss auf naturbelassene Lebensmittel umgestellt werden, also vorwiegend auf Obst, Gemüse und Vollkornprodukte. Äpfel, Beeren, Spinat, Hülsenfrüchte oder Getreideprodukte enthalten viel Wasser, das unter Mitwirkung der hohen Kaliumanteile in die Zellen transportiert wird und den Zellstoffwechsel ankurbelt, eine unerlässliche Voraussetzung für die Fettverbrennung. Sämtliche Kräuter und Gewürze sind ausnahmslos lipolytisch und seit jeher bedeutende Fatburner der Natur. Sie stimulieren die Produktion von Magensäure und von Verdauungsenzymen der Bauchspeicheldrüse, wodurch Nahrung besser gespalten und optimal verwertet wird, ohne in Fettdepots zu landen. Daneben ist Bewegung in sauerstoffreicher Luft, z. B. bei Spaziergängen oder Wanderungen im Wald, wichtig.

! Sauerstoff hilft bei der Fettverbrennung in Mitochondrien, den winzigen Energiebrennkammern der Zellen. Fettleibigkeit ist die Ursache für viele andere Beschwerden und Erkrankungen. Daher ist ihre Behandlung so wichtig.

Stress sollte man abbauen und für mehr Schlaf sorgen, der ebenfalls beim Abnehmen hilft. Die Fettfreisetzung aus Adipozyten ist unter Stress gedrosselt, im Ruhezustand hingegen werden unsere rund 70 Billionen Körperzellen mit Nährstoffen aufgepäppelt. Sie werden dadurch leistungsfähiger und verbrennen mehr Triglyzeride zu Zellenergie.

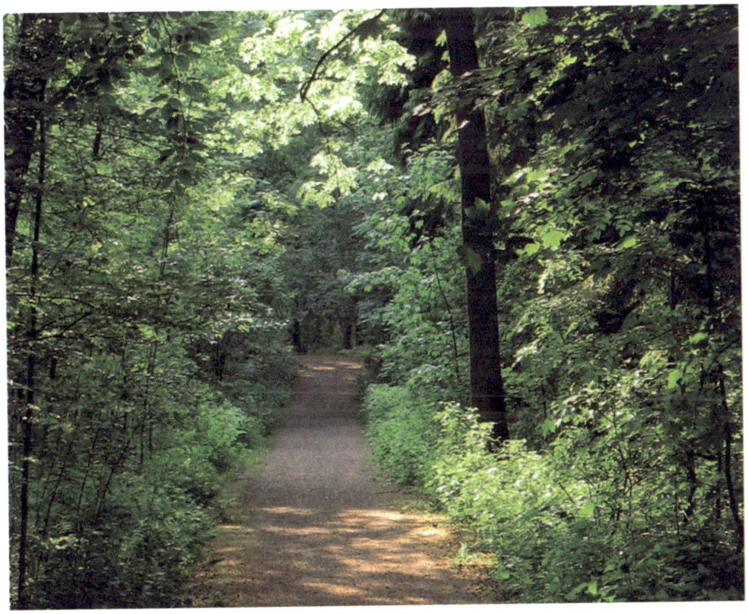

Neben der Ernährungsumstellung und den Essgewohnheiten sollte auf regelmäßige Bewegung in frischer Luft geachtet werden.

✓ Kräuter und Gewürze, die helfen

- → Ingwer
- → Curry
- → Paprika
- → Zwiebeln
- → Knoblauch
- → Bärlauch
- → Pfeffer
- → Senf
- → Majoran
- → Muskat
- → Salbei
- → Bohnenkraut
- → Löwenzahn
- → Sanddorn
- → Berberitze
- → Eisenkraut

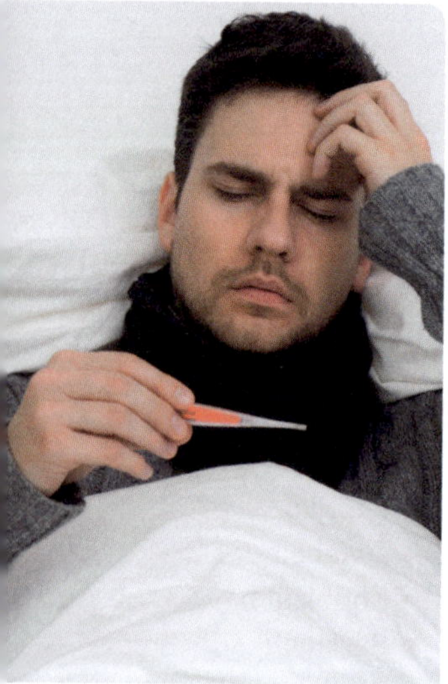

Fieber ist lediglich eine Begleiterscheinung zahlreicher anderer Erkrankungen.

Fieber

Beschreibung

Fieber ist eine Schutzfunktion des Körpers gegen Bakterien, Viren und andere krankheitserregende Mikroben. Fieber ist die Hitze des Körpers im Abwehrkampf gegen eingedrungene Feinde.

Symptome

- **Erhöhte Körpertemperatur über dem Normalwert von 37 °C (im After gemessen 37,5 °C). Der Organismus versucht auf diese Weise, wärme- oder hitzeempfindliche Mikroorganismen abzutöten. Fieber ist demnach keine eigentliche Krankheit, sondern deutliches Symptom für Befindlichkeitsstörungen im Körper.**
- **Begleitsymptome sind Müdigkeit, Abgeschlagenheit, Schüttelfrost, Glieder- oder Kopfschmerzen und Schwindelgefühle.**

Ursachen

Ursache von Fieber ist fast immer eine Entzündung oder Infektion, die durch aggressive Fremdsubstanzen entsteht, neben Bakterien und Viren auch durch Keime, Pilze, sehr häufig aber auch durch Schadstoffe oder Umweltgifte, wenn das Immunsystem kein ausreichendes Bollwerk gegen diese sogenannten Xenobiotics aufbauen kann. Eigentliche Verursacher sind Pyrogene, entzündliche Substanzen, die im Körper selbst produziert werden (wie z. B. Interleukine) oder von außen in ihn eindringen, wie z. B. Giftstoffe.

! Eine Körpertemperatur bis zu 38,5 °C wird als mäßiges Fieber, über 39 °C als hohes Fieber bezeichnet.

Behandlung

Wichtig ist es, die Selbstheilungskräfte des Fiebers nicht unnötig mit Medikamenten zu unterdrücken und zu drosseln, sie müssen sich entfalten können, auch wenn sich zunächst belastende Begleitsymptome einstellen. Grundsätzlich also sollte das Fieber nicht zu stark bekämpft werden, da es ja der Vorbote oder der Begleiter der eigentlichen Krankheit ist. Zu empfehlen sind Bettruhe und Wärme, der Patient muss viel trinken, um den Flüssigkeitsverlust durch Schwitzen auszugleichen.

Die Ernährung darf nicht zu schwer sein. Ideal sind bei Appetitmangel Gemüsebrühen oder auch dicke Suppen, ansonsten eine leichte Schonkost aus Obstmüsli (morgens) und Kombinationen aus kurz gegartem Gemüse, Kartoffeln oder Naturreis. Kräutertees regen den Appetit, die Verdauung und auch die Selbstheilungskräfte an. Wenn das Fieber nicht nach zwei Tagen abklingt, muss der Arzt zurate gezogen werden, weil dann möglicherweise ernstere Ursachen zugrunde liegen.

! Die Körpertemperatur von Säuglingen, Kleinkindern und Kindern muss aufmerksam beobachtet werden. Bei starkem Frösteln oder Schmerzen sowie bei Fieber über 39 °C muss ebenfalls ärztliche Hilfe in Anspruch genommen werden.

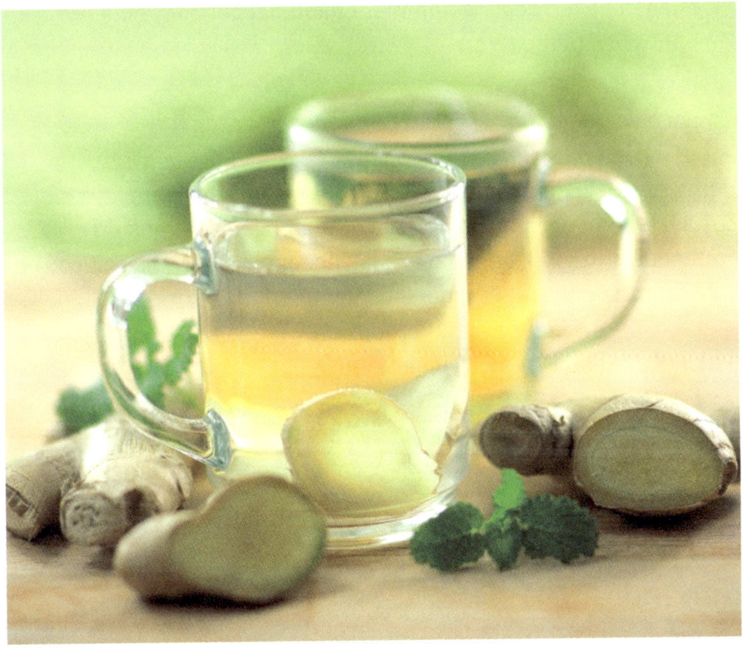

Ingwer gehört zu den besten Bakterienkillern. Das in ihm enthaltene Cineol wirkt darüber hinaus desinfizierend.

Kräuter und Gewürze, die helfen

- Kamille
- Gewürznelken
- Zitronenmelisse
- Pfefferminze
- Ingwer
- Vanille
- Arnika
- Sanddorn
- Johanniskraut
- Schafgarbe
- Hahnenfuß
- Hirtentäschel

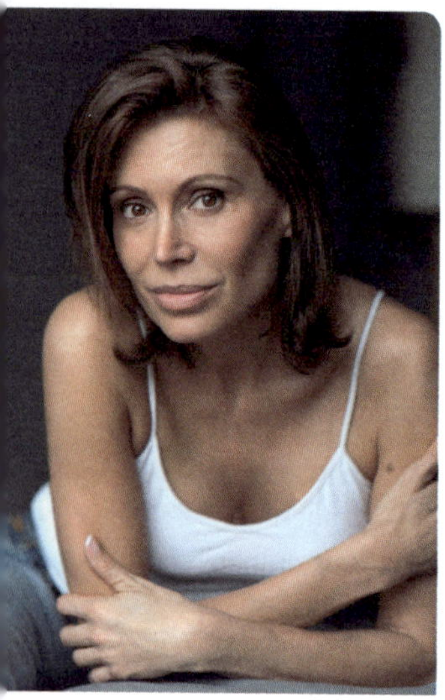

Frauenleiden wurden traditionell oft als Krankheit dargestellt und von vielen Frauen völlig unbewusst übernommen.

Frauenleiden

Beschreibung

Frauenleiden sind hormonelle oder andere Störungen bzw. Entgleisungen im hormonellen Stoffwechsel, vor, während oder nach der Regelblutung oder aber auch während oder nach der Menopause.

Symptome

- **Die Regelblutung ist verzögert oder bleibt ganz aus, ist zu stark, zu schwach oder verläuft schmerzhaft. Beim prämenstruellen Syndrom stellen sich Spannungsgefühle in den Brüsten, Kopfschmerzen, Müdigkeit, depressive Verstimmungen oder sogar unbestimmte Angstgefühle ein.**
- **Im Klimakterium (den Wechseljahren) kommt es zu Hitzewallungen, Schweißausbrüchen, Schwindelanfällen, Kopfschmerzen oder Migräne, chronischer Müdigkeit, ständiger Unruhe oder zu Gliederschmerzen.**
- **In allen Fällen liegt fast immer Libidomangel oder eine erhöhte Reizbarkeit vor.**

Ursachen

Der Arzt wird zunächst feststellen, warum das hoch komplizierte Zusammenspiel zyklusbedingter Veränderungen oder gestörter hormoneller Regelkreise aus der Balance geraten ist. Dies ist von Patientin zu Patientin individuell vollkommen unterschiedlich.

! Bei der Monatsregel und auch im Klimakterium kommt es schließlich zu kolossalen Umwälzungen im Bereich der gonadotropen Hormonmechanismen, die Energie und einen erhöhten Immuneinsatz erfordern, auf die jede Frau anders reagiert.

Behandlung

Mentaler und körperlicher Stress müssen abgebaut werden, weil Stresshormone wie Cortisol, Adrenalin oder Glukagon den Hormonstoffwechsel noch mehr belasten. Hingegen wird der Arzt oder die

Ärztin Ruhe und mehr Schlaf empfehlen. Dadurch wird das vegetative parasympathische Nervensystem aktiviert, das Blutdruck, Herz- und Hirnleistung senkt, außerdem einen Zustand herstellt, in dem Nerven-, aber auch andere Körperzellen besser mit Vitaminen, Mineralien, Eiweiß und anderen Nährstoffen versorgt werden. Für eine verbesserte Blutzirkulation sorgen Gewürzpflanzen, die Bitterstoffe und ätherische Öle enthalten. Salz sollte man hingegen meiden, weil es die Gefäße verengt und den Vitalstofftransport zu Zellen hemmt. Dies gilt auch für Genussgifte wie Nikotin oder Kaffee. Hinter manchen Frauenleiden stehen häufig psychische Ursachen, die nur ärztlich richtig diagnostiziert und behandelt werden können. In vielen Fällen aber hilft bereits Sport und Bewegung anstelle von Stress und mentalem Rückzug.

Leinsamen, Salbei und Hopfen sind reich an Phytoöstrogenen, die eine zu niedrige körpereigene Östrogenproduktion teilweise ausgleichen können. Beruhigende Kräuter sind Baldrian, Hopfen und Veilchen. Sie wirken unmittelbar entspannend auf Rezeptoren von Gehirn- und Nervenzellen, erweitern Gefäße und senken somit den Blutdruck.

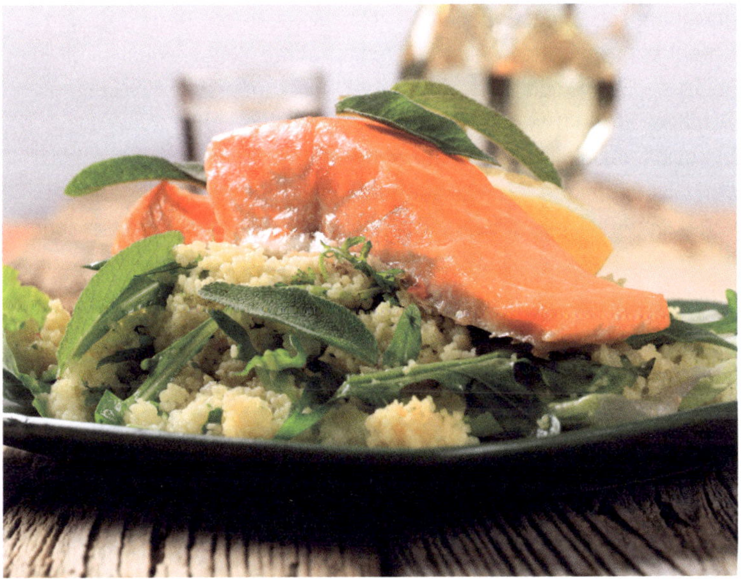

Eine eiweißreiche Ernährung mit vielen Vitaminen und Mineralien, wie zum Beispiel Lachs mit Salbei und Couscous, wirkt günstig gegen die Beschwerden.

Kräuter und Gewürze, die helfen

- → **Hopfen**
- → **Salbei**
- → **Anis**
- → **Wacholder**
- → **Borretsch**
- → **Nachtkerze**
- → **Passionsblume**

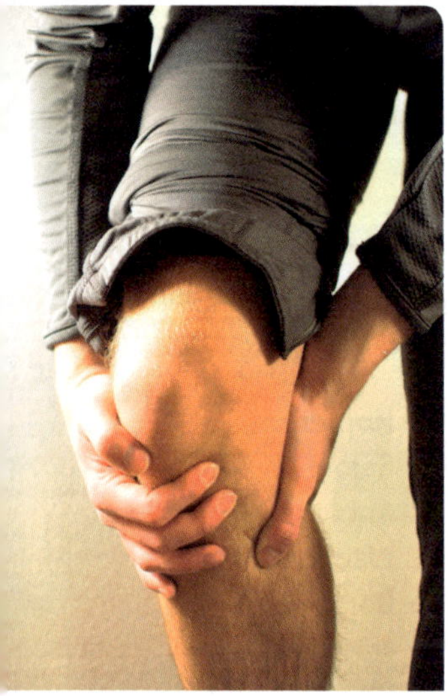

Gelenkschmerzen sind häufig durch einseitige Belastung und einen speziellen Nährstoffmangel verursacht.

Gelenkschmerzen

Beschreibung

Gelenkschmerzen sind Folgen entzündlicher oder degenerativer Prozesse in Fuß-, Knie, Hüft- oder Schultergelenken.

Symptome

- **Anhaltender oder auch nur zeitweise auftretender Schmerz in Gelenkkapseln, der Teile des Bewegungsapparats beeinträchtigt oder bestimmte Bewegungen sogar unmöglich macht.**
- **Manchmal verstärkt und verschlimmert Kälte die Gelenkschmerzen**

Ursachen

Fehlernährung, Fehlbelastungen und unmittelbarer Druck auf Gelenke unter Kälteeinwirkung führen dazu, dass Gelenke zu sehr auf physiologisch ungesunde Weise gestresst werden. Betroffen sind Gelenkknorpel und vor allem die sogenannte Synovialflüssigkeit, die gelartige Gelenkschmiere. Stumpfe Einwirkungen wie Prellungen, Schläge, Stöße usw. können die Symptome verschlimmern. Die Synovialflüssigkeit besteht aus schwammartigen Großmolekülen, den Glykosaminen, die Wasser aufsaugen und binden, jedoch sehr verletzlich gegenüber freien Radikalen sind. Bei Abnutzungserscheinungen kann Synovia aus der Gelenkhöhle austreten, dem Gelenk fehlt dann die nötige Schmiere. Knochenenden reiben aneinander und verursachen Schmerzen. Oft treten Gelenkschmerzen auch als Folge von Entzündungen auf.

! Eine bedeutende Rolle spielen Prostaglandine (Gewebshormone), die Entzündungen hervorrufen, eigentlich eine Schutzmaßnahme der Natur, um Krankheitserreger zu bekämpfen. Bestimmte Prostaglandintypen können jedoch im genetischen Auftrag des Immunsystems proliferieren (sich krankhaft anreichern), dann kommt es zu chronischen Entzündungen, die oft nur schwer beherrschbar sind.

Behandlung

Die Gleitfähigkeit des Gelenks muss wieder normal funktionieren, dazu gehört zunächst der Abbau an Belastungen. Ruckartige Bewegungen müssen gemieden werden, ebenso das einseitige Tragen schwerer Gegenstände. Auf Fleisch und Wurst sollte man möglichst verzichten, da deren Arachidonfettsäuren Rohstoff für besonders entzündungsfreundliche Prostaglandine sind. Hingegen sind Gewebshormone, die aus fettreichen Pflanzen synthetisiert werden, verträglicher. Scharfe Kräuter und Gewürze regen den Blutfluss und damit die Nährstoffversorgung der Gelenke an.
Ein sehr gutes Mittel gegen Gelenkschmerzen ist Schwimmen. Dabei sollte man darauf achten, immer wieder zwischen Brust- und Rückenschwimmen zu wechseln. Damit werden gleichzeitig die Muskeln des gesamten Körpers gestärkt.

! Essbare Kräuterwurzeln stimulieren den Flüssigkeits- und Vitalstoffeinbau in Körperzellen, mehrfach ungesättigte Fettsäuren aus Kräutern dichten Gelenkzellen ab und aktivieren den Neuaufbau von jugendlicher Knorpelmasse.

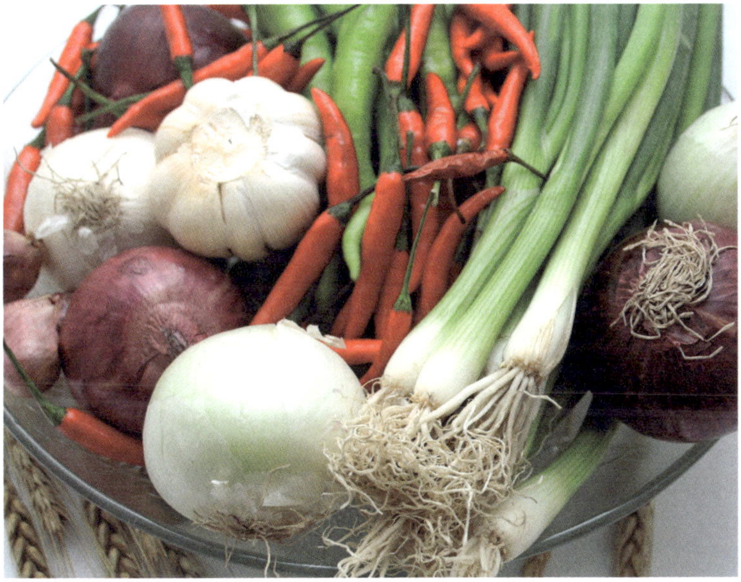

Der Verzicht auf Fleisch und die Umstellung auf Speisen mit Knoblauch, Zwiebeln, Pilzen, Kohl und Paprika liefert für die Gelenke wichtige Spurenelemente.

Kräuter und Gewürze, die helfen

- → Zwiebeln
- → Knoblauch
- → Bärlauch
- → Paprika
- → Borretsch
- → Nachtkerze
- → Hopfen
- → Bilsenkraut
- → Sanddorn
- → Wermut
- → Wacholder

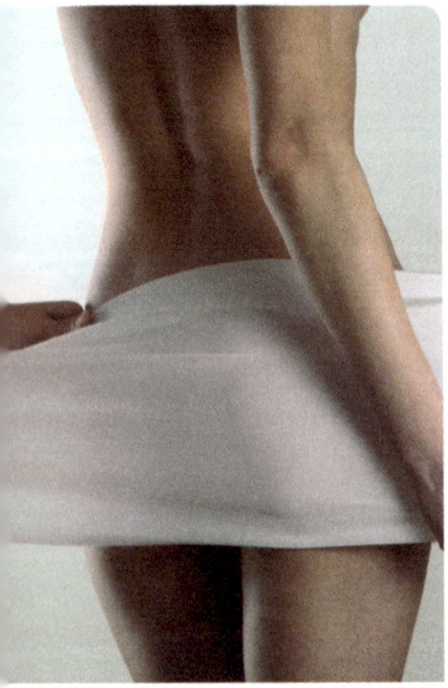

Viele Menschen leiden unter Hämorrhoiden. Allerdings reden nur wenige darüber, weil dies als unangenehm empfunden wird.

Hämorrhoiden

Beschreibung

Bei Hämorrhoiden handelt es sich um erweiterte Venen am After oder im Mastdarm. Der Begriff Hämorrhoiden kommt vom Griechischen haíma (= Blut) und réin (= fließen).

Symptome

- **Fühlbare Knötchen im Analbereich, Afterjucken, Afterbluten- oder auch -schmerzen.**
- **Innere Hämorrhoiden sind häufig schmerzlos, aber mit Blutungen verbunden.**
- **Äußere Hämorrhoiden werden oft von Juckreiz oder Schmerzen verbunden.**

Ursachen

Hämorrhoiden sind für die Stuhlkontrolle wichtig. Sie wirken wie ein Kissen aus Arterien- und Venenkanälen und sind Bindegewebe bei der Stuhlkontrolle. Für das Auftreten erweiterter Hämorrhoiden gibt es verschiedene Ursachen, speziell Stuhlprobleme zwischen Durchfall und Verstopfung, Fehlernährung, verstärktes Stuhlpressen, Schwangerschaften, anhaltende stehende Tätigkeit, aber auch zu langes Sitzen (z. B. im Auto oder im Fernsehsessel), ein Fehlen von sogenannten Venenventilen im Analbereich sowie eine genetische Veranlagung.

Mit zunehmender Bindegewebsschwäche treten Hämorrhoiden bevorzugt im Alter auf.
Eine entscheidende Rolle für die Entstehung spielt oft Übergewicht.

Darmstörungen, speziell Verzögerung bei der Stuhlentleerung und Darmträgheit und schwache, verletzliche Venenwände führen zu Schwellungen und Ausstülpungen.
Venen und das Bindegewebe, das sie umschließt, brauchen kräftigende Nähr- und Vitalstoffe wie Vitamin C und Zink.

Behandlung

Vorbeugend muss dafür gesorgt werden, dass der Stuhl möglichst breiig, also nicht hart und verdickt ist. Daher sollte die Nahrung in erster Linie reich an Ballaststoffen sein, was fast ausschließlich bei Obst, Gemüse und Vollkornprodukten der Fall ist. Ballaststoffe binden nicht nur reichlich Wasser im Darmlumen sowie auch Schlacken und Schadstoffe, sondern sie beschleunigen zusätzlich die Darmpassage. Anzeichen dafür ist ein weitgehend geruchloser Stuhl. Andererseits machen helle Mehlprodukte, Fettes und Süßes den Darm träge, sodass der Nahrungsbrei sich oft im Bereich des unteren Dickdarms verdickt und ein intensives Auspressen des Stuhls erfordert. Betroffene sollten auch mehr trinken, um für ausreichend Flüssigkeit im Darm zu sorgen. Hilfreich sind Ruhe, mehr Schlaf sowie Sitzbäder. Die Verwendung von Kräutern, Gewürzen und Pflanzenölen in der Küche führen ebenfalls zu einem eher wässrigen, problemlosen Stuhl.

! Hämorrhoiden sind im Allgemeinen nicht besorgniserregend. Jeder zweite Erwachsene ist zumindest zeitweise davon betroffen, Frauen ebenso wie Männer.

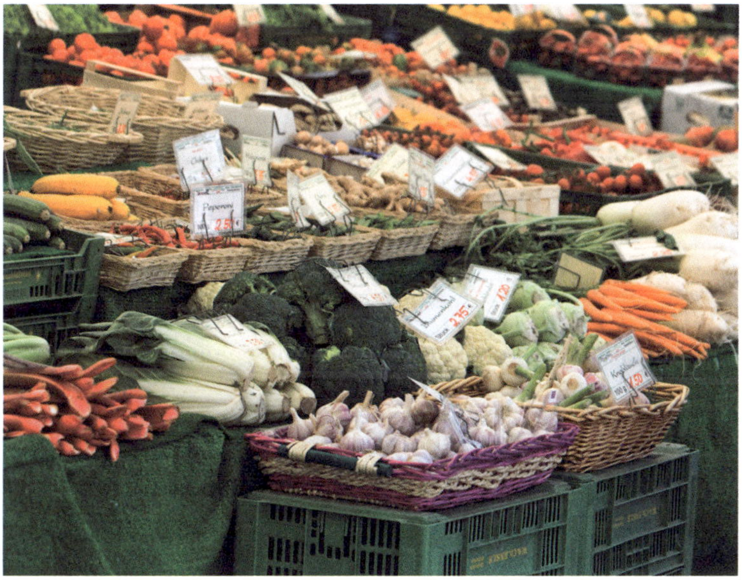

Ballaststoffreiche Ernährung, vor allem Obst, Gemüse und Vollkornprodukte, und ausreichende Bewegung verhindern die Bildung von Hämorrhoiden.

Kräuter und Gewürze, die helfen

- Kümmel
- Anis
- Pfeffer
- Zitronenmelisse
- Giersch
- Immergrün
- Passionsblume
- Schlehe
- Fenchel
- Ingwer
- Majoran
- Lorbeer

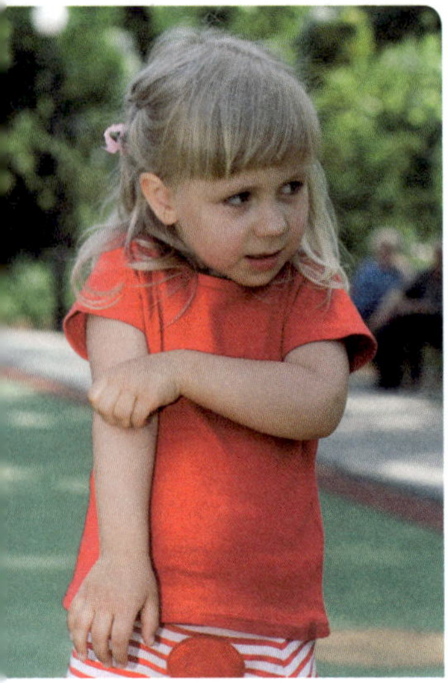

Kleinere Kinder sind oft für Hautallergien anfälliger als größere Kinder. In den meisten Fällen verschwindet die Hautallergie nach einer bestimmten Zeit wieder.

Hautallergie

Beschreibung

Hautallergie ist eine meist entzündliche, chronisch oder zeitweise auftretende Reaktion der Haut auf äußere oder auch innere Einflüsse, von der fast acht Millionen Menschen in Deutschland betroffen sind. Die Haut spiegelt in ganz besonderer Weise unser körperliches und oft auch seelisches Befinden wider. Daher ist ein sensibler Umgang mit den Symptomen sehr wichtig.

Symptome

- **Juckreiz und Hautausschlag, Pickel, Pusteln, Schwellungen, Rötungen, häufig in Hautnischen wie Ellbogenbeugen und Kniekehlen, aber auch im Intimbereich, im Gesicht oder auf der Brust.**
- **Oft ist die Haut verdickt, schält sich ab, oder sie wird rissig, trocken und neigt zu winzigen Blutungen.**

Ursachen

Unzureichender Schutz gegenüber Bakterien, Viren, Keimen, Schad- oder Giftstoffen. Wenn der leicht saure, natürliche Schutzfilm der Haut zerstört wird (z. B. durch zu scharfe Seifen oder Reiniger), können Krankheitserreger in die Haut eindringen und Reaktionen des Immunsystems auslösen.

! Häufige Ursachen sind auch Kosmetika, Modeschmuck, schadstoffbelastete Kleidung, zu starke Sonneneinwirkung oder allergische Reaktionen auf bestimmte Lebensmittel.

Behandlung

Eine gezielte Therapie kann nur der Dermatologe veranlassen, dazu ist die Bandbreite bei Hautallergien zu groß. Sie reicht immerhin von Sonnenbrand und Mückenstichen bis hin zu Schuppenflechte oder Neurodermitis. Auch der Zustand der Haut spielt eine Rolle. Säuglinge entwickeln häufig im Alter von einem halben Jahr Allergien, die sich an den Wangen abzeichnen, nach spätestens zwei Jahren aber wieder verschwinden. Wichtig ist, keine aggressiven Seifen oder Shampoos, Deos und Sprays, Haushaltsreiniger usw. zu verwenden, sondern hautfreundliche Seifen in der Apotheke zu kaufen. Die Haut sollte nicht allzu häufig gewaschen, nicht trocken gerubbelt, sondern mit einem sauberen Handtuch abgetupft werden. Vernünftiger als industrielle Schönheitsmittel sind selbst gemachte Naturkosmetika, die man nahezu aus sämtlichen Kräutern, aber auch aus Obst und Gemüse herstellen kann. In der Küche Gewürze und Kräuter verwenden, die reich an Immunsubstanzen sind, wie Vitamine A, C und E sowie die Spurenelemente Zink und Selen. Empfehlenswert sind Kräuter mit lipidreichen Inhaltsstoffen, die meist in den Blättern, Blüten, aber auch in Wurzeln stecken. Da die Ursache der Hautallergie immer ein geschwächtes Immunsystem ist, wird eine gezielte und erfolgreiche Behandlung das körpereigene Abwehrsystem zu kräftigen suchen. Und dabei helfen Vitamin-C-reiche und Vitamin-E-haltige Kräuter und Gewürze, wie Sanddorn etc.

! Empfehlenswert ist eine Umstellung vom Einheitsgeschmack von Kochsalz auf Gewürze, die Blutfluss und Stoffwechsel anregen, wodurch Entzündungsherde schneller abgebaut werden.

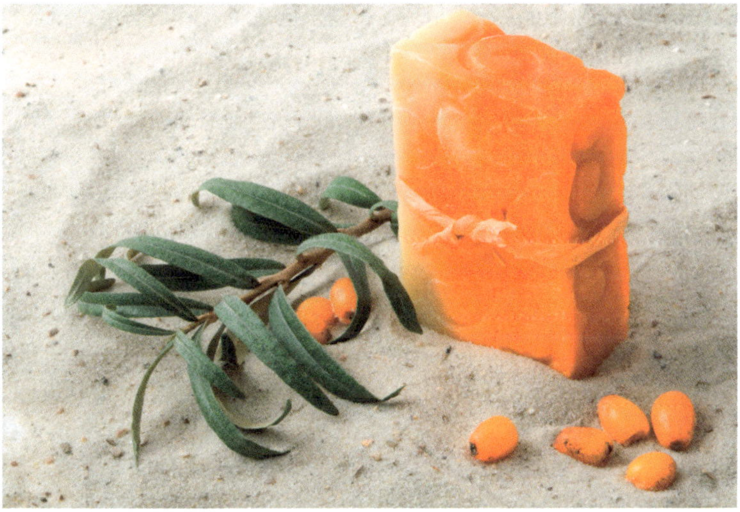

Auch bei der Hautpflege sollte man verstärkt Wert auf schonende Seifen und Shampoos legen. Sehr gut geeignet ist zum Beispiel eine Sanddornseife auf Naturbasis.

Kräuter und Gewürze, die helfen

- → Sanddorn
- → Anis
- → Curry
- → Ingwer
- → Pfeffer
- → Paprika
- → Fenchel
- → Estragon
- → Koriander
- → Piment
- → Senf
- → Thymian
- → Borretsch
- → Nachtkerze
- → Eberesche
- → Zimt

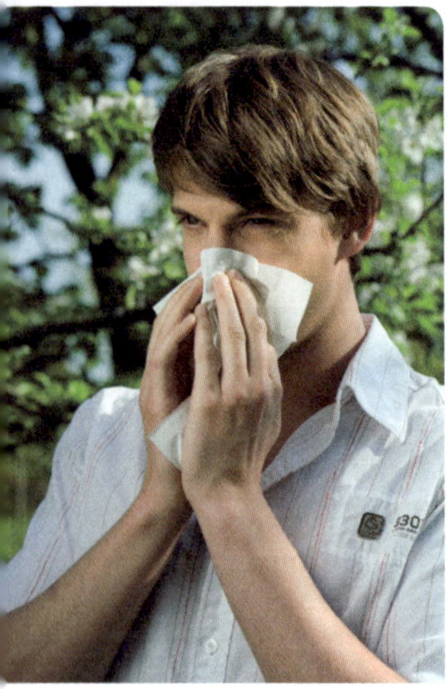

Für viele Menschen beginnt die jährlich wiederkehrende Leidenszeit, wenn Wiesen, Bäume und Sträucher zu blühen beginnen.

Heuschnupfen

Beschreibung

Heuschnupfen ist eine allergische Reaktion auf Pollen, Gräser, Samen oder andere allergene Substanzen, wie z. B. Hausstaubmilben, Katzenhaare etc.

Symptome

→ **Die Augen tränen, jucken, sind gereizt und gerötet, es kommt zu ständigem Nieszwang, Nasen- und Mundschleimhäute sind geschwollen, Begleitsymptome können Müdigkeit, Nervosität, Kopfschmerzen und Niedergeschlagenheit sein.**

Ursachen

Überall in der Natur kommt es zu einem starken Behauptungs- und Migrationszwang. So wie sich Kräuter und Gewürze mit Bitterstoffen, Alkaloiden und ätherischen Ölen gegen Bakterien und Fressfeinde wehren, so versuchen auch unsere Schleimhäute, Angriffe von Pollen und anderen Allergenen abzuwehren. Diese Allergene sind hauptsächlich Eiweißsubstanzen, die sich mit winzigen Krallen in Schleimhäuten festsetzen und ins Gewebe einzudringen versuchen, um sich neue Lebensräume zu schaffen und sich in Kolonien zu vermehren. Dagegen wehrt sich der Organismus. Unter dem Einfluss von Gewebshormonen (Prostaglandinen) erweitert er Gefäße (z. B. in der Nasenschleimhaut) und führt mehr Blut an die betroffenen Stellen, um über einen erhöhten Blutfluss Allergene auszuschwemmen und loszuwerden. Gleichzeitig stimuliert er einen erhöhten Tränenfluss, um die Nasenschleimhaut von Pollen zu befreien. Niesreiz potenziert diese Bemühungen. Heuschnupfen ist deshalb ein Selbstheilungsprozess.

! Dass nicht alle Menschen gleichermaßen betroffen sind, liegt meist an der unterschiedlichen Schutzfunktion des Immunsystems, das vielleicht an anderer Stelle im Körper zu sehr mit Abwehrmaßnahmen beschäftigt ist und dadurch geschwächt wird.

Behandlung

Den wirksamsten Schutz gegen Heuschnupfen bietet ein kräftiges Immunsystem. Daneben sollten die allergieauslösenden Stoffe vermieden werden. Dies ist bei einer Tierhaarallergie oder bei Hausstauballergien einfach, weil man sie problemlos meiden kann. Bei einem durch Pollen ausgelösten Heuschnupfen dagegen empfiehlt es sich, die Kleidung nach einem Aufenthalt im Freien zu wechseln, die Haare zu waschen und sich nach Möglichkeit nur nach kräftigem Schauer im Freien aufzuhalten. Wenn Schleimhäute durch Karotene, Vitamin A und C sowie Selen und andere Vitalstoffe gestärkt sind, verlaufen die Symptome in milderer Form. Bestes natürliches Mittel gegen Heuschnupfen ist Vitamin C, das eine ähnlich starke oder bessere Abwehrwirkung hat als sogenannte Antihistaminika aus der Apotheke.

! Histamin, ein biogenes Amin aus Gefäßwänden der Schleimhäute, ist der eigentliche physiologische Verursacher von Heuschnupfen, die für Rötungen, Schwellungen im Nasen- und Nebenhöhlenbereich sorgt. Deshalb sind Vitamin-C-reiche Pflanzen die besten Mittel aus der Apotheke der Natur.

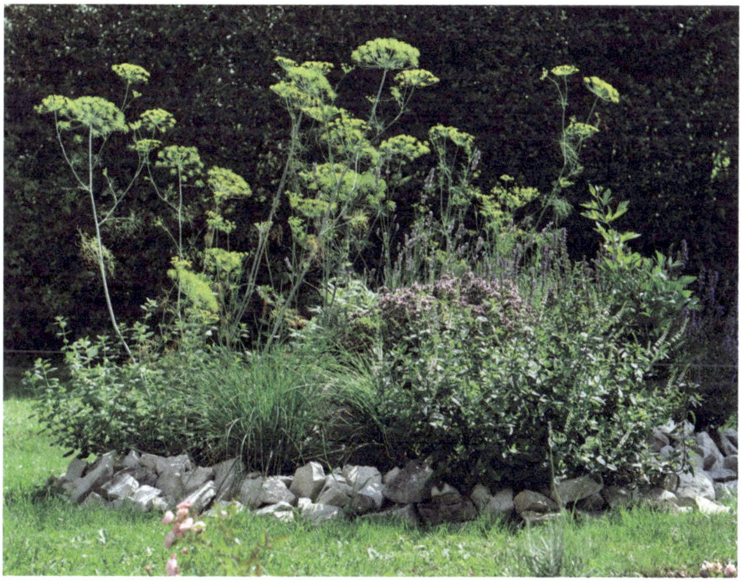

Das stärkste Abwehrmittel gegen Heuschnupfen ist Vitamin C, das in vielen frischen Kräutern und Gewürzen reichlich vorkommt.

Kräuter und Gewürze, die helfen

- → **Sanddorn**
- → **Ringelblume**
- → **Schlehe**
- → **Hahnenfuß**
- → **Immergrün**
- → **Schnittlauch**
- → **Dill**
- → **Petersilie**
- → **Schöllkraut**
- → **Wacholderblätter**
- → **Holunder**
- → **Lindenblüte**

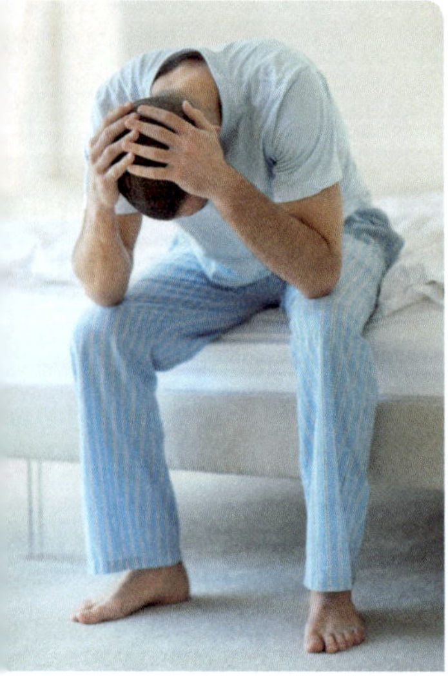

Viele Männer, die unter Impotenz leiden, gehen aus falscher Scham nicht zum Arzt.

Impotenz

Beschreibung

Unter Impotenz versteht man die Unfähigkeit, den Geschlechtsakt auszuführen, aber auch Sterilität.

Symptome

→ **Symptome der Impotenz sind eine ungenügende Erektion oder auch vorzeitiger Samenerguss. Aber auch Unfruchtbarkeit bzw. ungenügende Produktion und Mangel an Spermatozoen, den Samenzellen oder -fäden, sind Symptome der Impotenz.**

Ursachen

Verantwortlich kann eine Entgleisung oder Mangelfunktion im gonadotropen Regelkreis sein, der von Hypothalamus und Hirnanhangsdrüse in die Hoden führt, sodass nicht ausreichend Testosteron produziert wird. Ein dadurch bedingter Libidomangel wird noch verstärkt, wenn die sogenannten Pudendalarterien im Schwellkörper des Penis nicht ausreichend mit Blut durchströmt werden, sodass es zu keiner oder nur zu einer ungenügenden Erektion kommt. Ein Spermiogramm gibt Auskunft über die Fruchtbarkeit des Mannes. Dabei werden Beweglichkeit, Konzentration und Form der Spermien untersucht. Wenn keine organische Disposition vorliegt, entsteht Impotenz oft als Reaktion auf körperlichen, meist auch mentalen Stress. Sportliche Aktivität oder auch Probleme oder Angst vor dem Versagen führen dazu, dass Arterien sich verengen und der Blutzustrom in die Schwellkörper gedrosselt wird. Dies kann innerhalb weniger Sekunden entstehen. Es kann auch sein, dass das Blut verdickt ist, sodass die Zirkulation gehemmt wird. Ebenso ist es möglich, dass den gonadotropen Drüsen bestimmte Nährstoffe fehlen, wie z. B. Vitamin C, das für die Hormonproduktion unerlässlich ist.

! Die Drüsen im Zwischenhirn und in den Hoden haben mit die höchsten Vitamin-C-Konzentrationen im Körper.

Behandlung

Weil Libido und Potenz nur über einen starken Blutandrang im Schambereich möglich sind, müssen Blutvolumen und Fließgeschwindigkeit erhöht werden. Dies bedeutet, auf alles zu verzichten, was die Arterien verengt, vor allem Salz, Nikotin und Kaffee. Spätabends sollten keine eiweißreichen deftigen Mahlzeiten mehr eingenommen werden, dafür lieber Kohlenhydrate oder auch etwas Süßes. Als Antwort darauf produziert die Bauchspeicheldrüse das Hormon Insulin, das die Gefäße erweitert, sodass mehr Blut in die Schwellkörper strömt.

> ! Stress ist ebenso ein Liebeskiller, weil er auch Gefäße verengt. Dagegen fördern scharf schmeckende Kräuter und Gewürze den Blutfluss, steigern Libido und Potenz.

Wie neuere Forschungen in den USA belegen, leiden über 50 Prozent aller Männer über 40 Jahre unter Impotenz oder impotenzähnlichen Symptomen. Sie ist häufig der Vorbote für andere, meist schwerwiegendere Erkrankungen. Daher sollte in jedem Fall ein Arzt, speziell ein Urologe oder Androloge, zurate gezogen werden. In vielen Fällen ist eine Behandlung umso erfolgreicher, je früher man sich in Behandlung begibt.

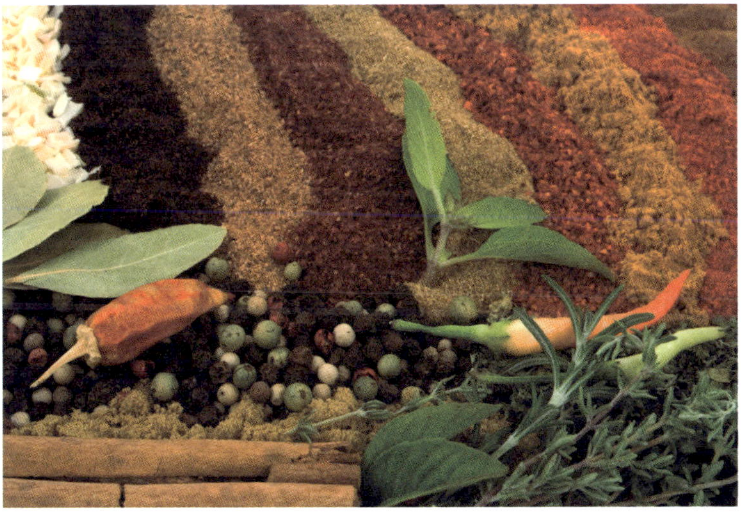

Der Verzicht auf Salz und die verstärkte Zufuhr von Vitamin C, das in vielen Gewürzen reichlich vorkommt, trägt zur Linderung der Beschwerden bei.

☑ Kräuter und Gewürze, die helfen

- → **Senf**
- → **Curry**
- → **Pfeffer**
- → **Muskat**
- → **Ingwer**
- → **Paprika**
- → **Thymian**
- → **Ampfer**
- → **Brennnessel**
- → **Borretsch**
- → **Nachtkerze**
- → **Sanddorn**
- → **Efeu**
- → **Huflattich**

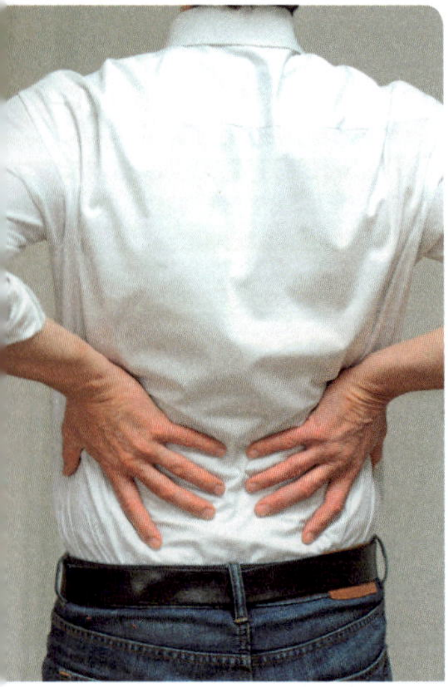

Vielfach strahlen Schmerzen in der Lendengegend in eines oder beide Beine aus.

Ischias

Beschreibung

Ischias ist eine Neuralgie bzw. Entzündung des Ischiasnervs, des mächtigsten Nervs im Körper, der im unteren Rückenmark beginnt und sich über das Hüftgelenk, den Oberschenkel bis in die Kniekehle erstreckt.

Symptome

→ **Symptomatisch sind meist heftige Schmerzen in den Lenden, die in das Bein bis in den Fuß ausstrahlen, mitunter begleitet von Lähmungen der Zehenmuskulatur. Der Betroffene reagiert meist mit einer Schonhaltung, die das Bein weniger belastet, dadurch werden die Symptome aber möglicherweise noch verschlimmert. Der Schmerz selbst ist keine Krankheit, sondern Hinweis darauf, dass der Nerv eingeklemmt ist. Die Schmerzempfindungen sind unterschiedlich, mal bohrend, mal stechend, mitunter treten sie schockartig und geradezu paralysierend auf.**

Ursachen

Meist ist eine Bandscheibe in der Wirbelsäule verrutscht und drückt auf den Ischiasnerv, der daraufhin über sogenannte Nozirezeptoren Schmerzimpulse an das Gehirn versendet. Dasselbe geschieht beim Lumbago, dem Hexenschuss, wobei sich ebenfalls die Rückenmuskulatur verspannt und damit den Druckschmerz in den Dornfortsätzen der Wirbelsäule verstärkt. Der Ischiasnerv leitet Signalimpulse vom Gehirn zu den Beinen. Wenn er eingeklemmt wird oder wenn Druck auf ihn ausgeübt wird, kann er seine Aufgabe nicht mehr reibungslos erfüllen. Aus einem ersten Schmerz entsteht oft eine länger anhaltende Neuralgie, die allerdings nach Tagen oder auch Wochen wieder von allein abklingt.

! In Deutschland sind rund elf Millionen Menschen zeitweilig oder ständig von Rückenschmerzen betroffen. In manchen Fällen können auch Entzündungen oder Tumoren eine Ischiasreizung verursachen.

Behandlung

Wärme wirkt entspannend auf die Rückenmuskulatur, löst Verkrampfungen, z. B. als heißes Kräutervollbad, durch Bandagen, Wickel, Fangopackungen oder Massagen. Günstig wirkt sich eine Stufenlage ab: Dabei liegt man auf dem Rücken und legt die Unterschenkel auf einer Stuhlfläche ab. Rücken und Lendenbereich sollten warm gehalten werden. Dies gilt auch nachts für die Bettwäsche, auf jeden Fall sollte Kälte, Nässe, Zugluft vermieden werden. Grundsätzlich aber sollte die Wirbelsäule entlastet, die Ernährung von Fleisch und Wurst mit ihrer entzündungsaktiven Arachidonfettsäure auf fettreiche Obst- und Gemüsesorten (Avocado, Oliven, Hülsenfrüchte) umgestellt werden. Gammalinolensäure in Borretsch oder Nachtkerze wirkt lindernd.

! Scharf schmeckende Gewürze aktivieren die Durchblutung und wirken wärmend auf die Rückenmuskulatur. Löwenzahn, Brennnessel und Salbei enthalten entzündungshemmende Wirkstoffe.

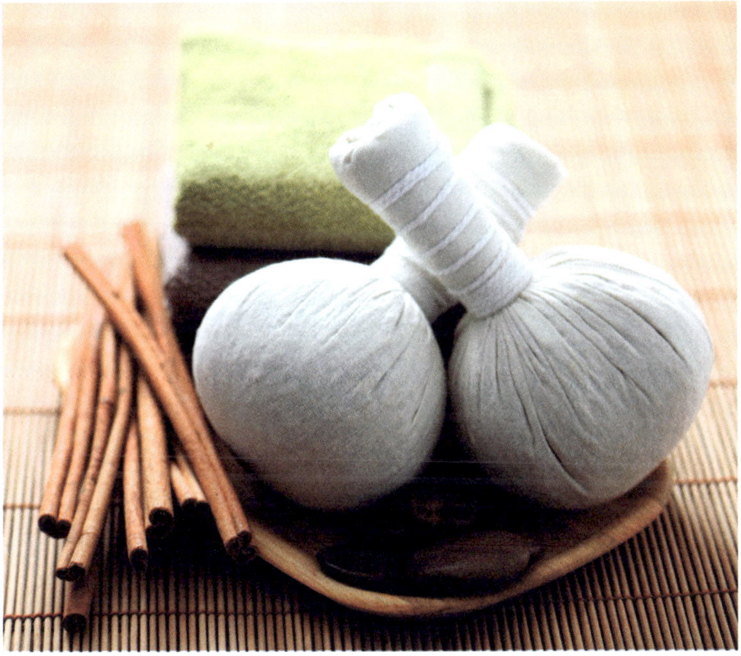

Muskelentspannende Übungen sowie Massagen, zum Beispiel mit einem Massagestempel, der mit Zimt gefüllt ist, tragen zur Linderung der Beschwerden bei.

Kräuter und Gewürze, die helfen

- → **Pfeffer**
- → **Paprika**
- → **Curry**
- → **Ingwer**
- → **Senf**
- → **Brennnessel**
- → **Salbei**
- → **Zimt**
- → **Löwenzahn**

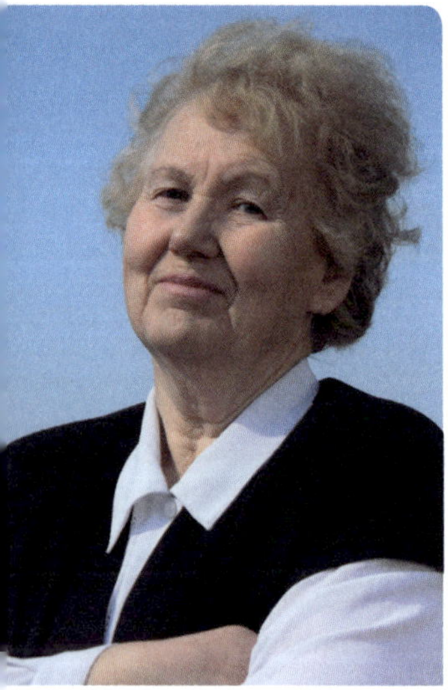

Entspannungsübungen, Yoga, ausreichend Schlaf und eine gesunde Ernährung können die Konzentration positiv beeinflussen.

Konzentrationsschwäche

Beschreibung

Konzentrationsschwäche – der Begriff Konzentration kommt vom Lateinischen concentra, was so viel wie »zusammen zum Mittelpunkt« heißt – ist ein Mangel, Gedanken auf bestimmte Dinge oder Begriffe zu konzentrieren, Gedanken bzw. gedanklich erfasste Vorgänge zu assoziieren (in der Vorstellung zu verknüpfen).

Symptome

- **Lern- oder Gedächtnisschwäche, Vergesslichkeit, gedankliches Abschweifen.**
- **Unfähigkeit, Namen, Daten, Begriffe usw. kurzfristig zu behalten.**

Ursachen

Konzentrationsschwäche ist eigentlich keine Alterserscheinung. Sie hat auch nichts mit Trägheit oder Bequemlichkeit zu tun, sondern sie ist meist Folge eines gehemmten Hirnstoffwechsels. Konzentrationsschwäche kann organische, psychosomatische oder neurologische Ursachen haben. Eine bedeutende Funktion hat der sogenannte Neurotransmitter (Nervenreizstoff) Acetylcholin, der cholinerge Neuronen in Gehirnnerven besetzt und befeuert, sodass Gedankensignale elektronisch schnell über das unendlich fein verästelte Netzwerk von rund 200 Milliarden Neuronen weitergeleitet werden. Wenn der Rohstoff Cholin, ein B-Vitamin, fehlt, verkümmern Dendriten, das sind feine Verästelungen im Geflecht der Gehirnnerven. Dadurch baut sich Gehirnmasse ab, und Hirnleistung sowie Konzentrationsfähigkeit lassen nach.

! Auch ein Defizit an anderen Nährstoffen spielt eine Rolle, vor allem an Sauerstoff und Vitamin C, aber auch B-Vitamine sind sehr wichtig für den Nervenreizstoff Azetylcholin, den Konzentrationsstoff im Gehirn.

Behandlung

Unser Gehirn arbeitet Tag und Nacht, und es beansprucht rund ein Viertel aller Biostoffe im Stoffwechsel. Um Gehirnnerven ausreichend zu versorgen, muss das Blut flüssig zirkulieren. Dabei helfen Kräuter und Gewürze, die das Blut reinigen und dünnflüssig halten. Diese Rolle erfüllen alle scharfen und alkaloidhaltigen bzw. Vitamin-C-reichen Pflanzen. Deshalb können entsprechende Küchenkräuter das Gehirn bereits eine Stunde nach einer gesunden Mahlzeit mit belebenden Impulsen auffrischen. Cholin ist vorwiegend im vollen Korn, in Naturreis und – als Nahrungsergänzung – im Weizenkeim enthalten. Bei gesunder Ernährung stellt unsere Leber den Konzentrationsstoff aus den Eiweißbausteinen (Aminosäuren) Methionin und Serin her, die reich in Tofuprodukten und in Käse enthalten sind. Vitamin C hilft dabei als Enzymspender.

! Unser Gehirn besteht weitgehend aus wertvollen Fetten, wie sie in konzentrierter Form besonders von Borretsch oder Nachtkerzen synthetisiert werden. Tiere in freier Natur beziehen Instinkt und die Fähigkeit zum schnellen Handeln aus vitalstoffreichen Pflanzen.

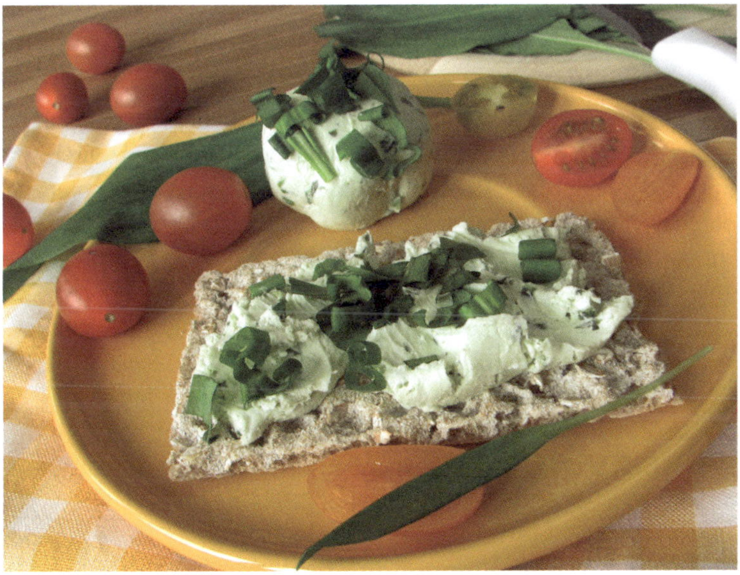

Frischkäse mit Bärlauch, Beinwell, Distel und Löwenzahn sowie ballaststoffreiches Vollkorn- oder Knäckebrot liefern das für die Gehirntätigkeit so wichtige Cholin.

Kräuter und Gewürze, die helfen

- Curry
- Ingwer
- Paprika
- Pfeffer
- Bärlauch
- Salbei
- Anis
- Thymian
- Waldmeister
- Fenchel
- Kümmel
- Beinwell
- Zimt
- Distel
- Borretsch
- Nachtkerze

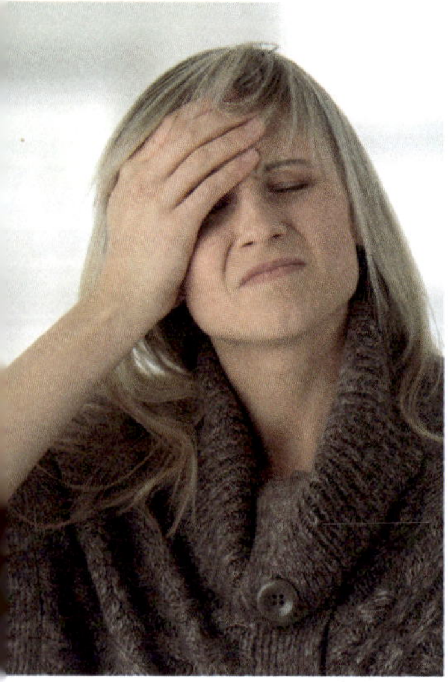

Menschen, die sich viel bewegen und sich fit halten, haben seltener unter Kopfschmerzen zu leiden.

Kopfschmerzen

Beschreibung

Kopfschmerzen oder Kopfweh sind Schmerzempfindungen im Bereich von Stirn, Schläfen oder Hinterkopf.

Symptome

- **Spannungs- bzw. vasomotorische Kopfschmerzen breiten sich vornehmlich in Stirn und Hinterkopf aus, oft bedingt oder verursacht durch Muskelverspannungen im Halsbereich oder auch im Bereich der Kopfhaut.**
- **Dumpfer, schmerzhafter Druck im Kopf wird oft von Klopfempfindungen als Folge mangelnder Durchblutung der Hirngefäße begleitet.**
- **Kopfschmerzen können auch begrenzt im Bereich von Augen oder Ohren auftreten, bei Trigeminusneuralgie oder Migräne als jäh einschießender Schmerz im Gesicht.**

Ursachen

Kopfschmerzen können durch ein Organleiden, wie etwa ein Nierenleiden oder eine Herzschwäche, entstehen, auch durch Infektionen, häufig durch Muskelverspannungen und -verkrampfungen, durch Stress, Schlafdefizite, Alkohol, Nikotin oder Arzneimittelmissbrauch, durch zu niedrige Blutzuckerwerte bei Hypotonikern oder aufgrund von Allergien. Frauen sind oft besonders während der Menstruation, aber auch in den Wechseljahren anfällig für Kopfschmerzen. Nicht selten werden Kopfschmerzen durch seelisch-psychische Einflüsse verursacht, wie depressive Verstimmungen, Sorgen, Konflikte und Probleme. Spannungskopfschmerzen nehmen stressbedingt oft tagsüber an Intensität zu, der sogenannte Histaminkopfschmerz schießt plötzlich und ohne Vorwarnung ein und hält oft bis zu einer Stunde an.

! Der Sinuskopfschmerz hingegen ist dumpf, verbunden mit einem Druckgefühl, das sich von den Augen über Stirn und Wangen ausbreitet. Er ist meist allergisch bedingt.

Behandlung

Prostaglandine als Schmerzverursacher werden oft aus der Arachidonfettsäure synthetisiert, die sehr reich in Fleisch, Hackfleisch, Wurst oder Käse enthalten ist. Deshalb ist es besser, auf fettreiche Pflanzen wie Avocado oder Oliven, Mais, Hülsenfrüchte und Tofu umzusteigen. Weil Kopfschmerzen bei entsprechend disponierten Personen oft durch eine Verengung der Arterien ausgelöst werden, gehören Schlaf und Ruhe zur Therapie. Entspannung aktiviert das parasympathische Nervensystem, das Gefäße erweitert und blutdruckbestimmte Spannungen löst. Viele Kräuter und Gewürze helfen bei Kopfschmerzen. Sollten die Schmerzen aber länger als zwei bis drei Tage andauern, sollte man unbedingt einen Arzt konsultieren.

! Die moderne, genetisch geschulte Medizin macht neuerdings Salz mit seinen gefäßverengenden Bestandteilen Natrium und Chlorid für das häufige Auftreten von Kopfschmerzen verantwortlich. Sie empfehlen, in der Küche lieber Gartenkräuter und Gewürze anstelle von Salz zum Verfeinern von Speisen zu verwenden.

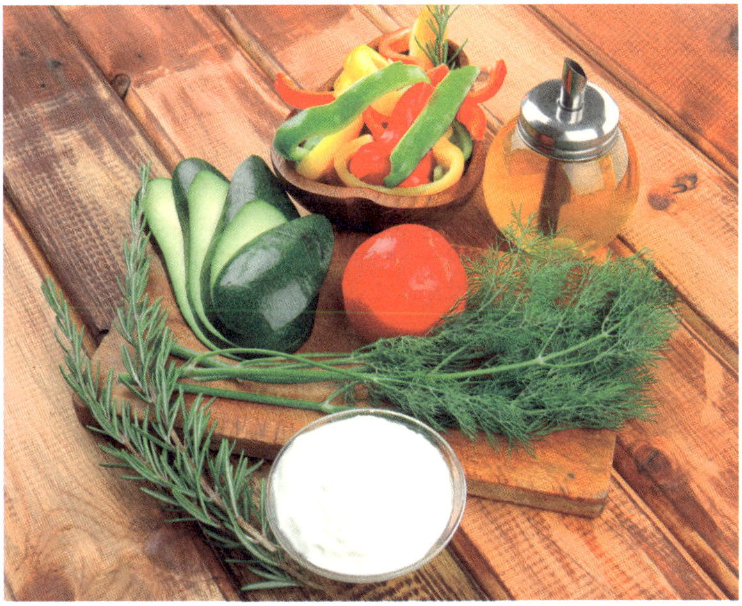

Wer häufig unter Kopfschmerzen leidet, sollte seine Speisen vor allem mit Dill, Rosmarin und Salbei würzen.

Kräuter und Gewürze, die helfen

- → **Petersilie**
- → **Dill**
- → **Rosmarin**
- → **Thymian**
- → **Basilikum**
- → **Schnittlauch**
- → **Estragon**
- → **Salbei**
- → **Johanniskraut**

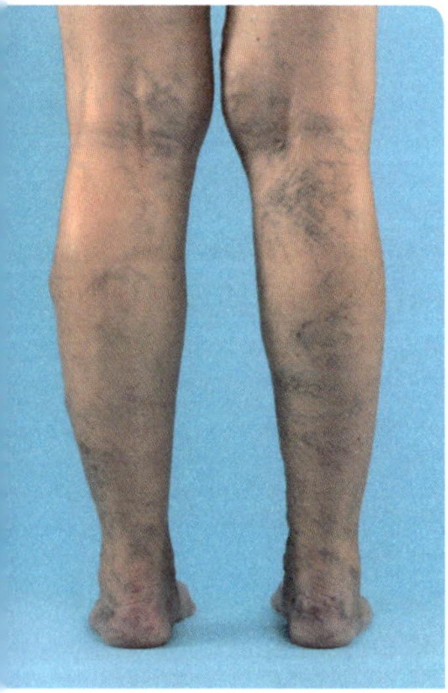

Krampfadern werden häufig durch eine angeborene Bindegewebsschwäche hervorgerufen.

Krampfadern

Beschreibung

Krampfadern oder sogenannte Varizen sind krankhaft erweiterte und veränderte Venen, vorwiegend in den Beinen. Krampfadern verschwinden nicht wieder von selbst. Man kann die Beschwerden und Symptome nur lindern.

Symptome

- → **Geschlängelte oder wurmartig verlaufende, verdickte, bläulichrote Adern, die sich unter der Haut abzeichnen. Sie treten meist an den Rückseiten der Waden und an der Beininnenseite von den Knöcheln bis zu den Leisten auf.**
- → **Krampfadern können lästige, schmerzähnliche Zustände, aber auch starke Schmerzen hervorrufen. Dies gilt auch für Besenreiser, das sind kleine, verästelte Venen an den Oberschenkeln.**

Ursachen

Im Gegensatz zu den muskelumpackten Arterien sind Venen verletzlich. Sie enthalten ventilartige Klappen, die dazu beitragen, dass das venöse Blut kontrolliert zum Herzen zurückgeführt wird. Wenn diese Klappen aufgrund von Fehlernährung und mangelnder Bewegung geschwächt sind, funktionieren sie nicht mehr optimal. Dann sammelt sich Blut teilweise in Nischen, Taschen oder kleinen Aushöhlungen an. Begünstigt wird die Entstehung von Krampfadern durch Übergewicht, anhaltendes Arbeiten im Stehen oder auch durch eine Schwangerschaft. Wenn Venenwände verletzt sind, sammeln sich Fibrine, eine Art Klebstoff der Blutgerinnung, die für die unansehnlichen Ausstülpungen der Venen mit verantwortlich sind.

! Oft tritt Wasser (Blutplasma) aus porösen Venenwänden ins angrenzende Gewebe aus und bildet Ödeme. Starke Krampfadern können bis zu 20 Prozent des Blutvolumens binden. Die Folge sind Schwellungen in den Beinen.

Behandlung

Bei der Behandlung müssen vor allem die Venenwände gekräftigt werden. Dabei spielen Vitamin C und Bioflavonoide, vor allem Rutin, eine Sonderrolle. Mit diesen Naturstoffen kräftigen alle Pflanzen ihr eigenes Venensystem, mit dessen Hilfe sie Wasser und Nährstoffe aus dem Erdreich saugen. Vitamin C ist reich in allen Kräutern enthalten, weil es enzymatisch an der Synthese von Alkaloiden, ätherischen Ölen und anderen Biostoffen beteiligt ist. Buchweizen ist außerordentlich reich an Rutin. Deshalb ist er idealer Energiespender für Personen, die unter venösen Erkrankungen oder Beschwerden leiden. Dasselbe gilt für eine Reihe spezieller rutinreicher Kräuter. Wichtig ist, Übergewicht abzubauen sowie Arbeiten, die möglicherweise im Stehen verrichtet werden (z. B. Bügeln), im Sitzen auszuführen.

! Der Arzt muss zurate gezogen werden, wenn Krampfadern von sehr starken, schmerzenden Schwellungen oder Fieber begleitet werden oder wenn sich Geschwüre bilden.

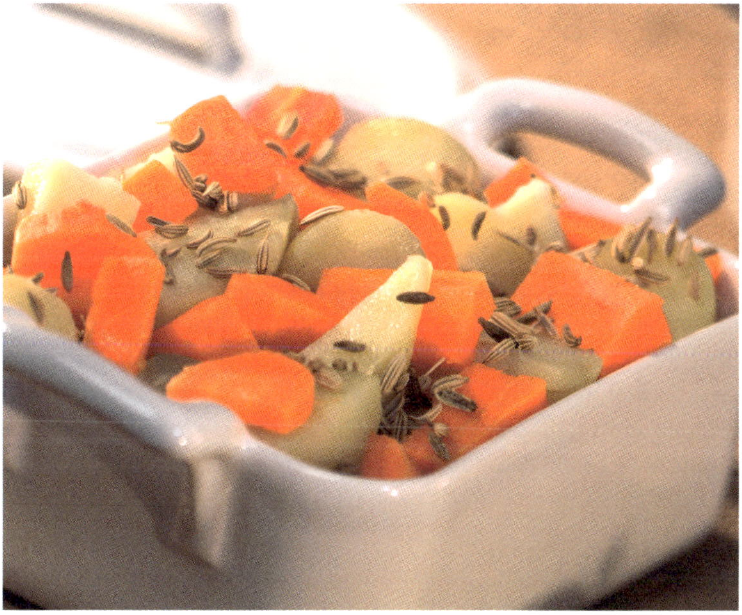

Bei der begleitenden Behandlung von Krampfadern gilt es vor allem, die Venenwände zu stärken. Entscheidend sind dabei Vitamin C, in Kartoffeln und Fenchel, sowie Bioflavonoide.

Kräuter und Gewürze, die helfen

- → **Fenchel**
- → **Johanniskraut**
- → **Johannisbeere**
- → **Schöllkraut**
- → **Huflattich**
- → **Nelkenwurz**

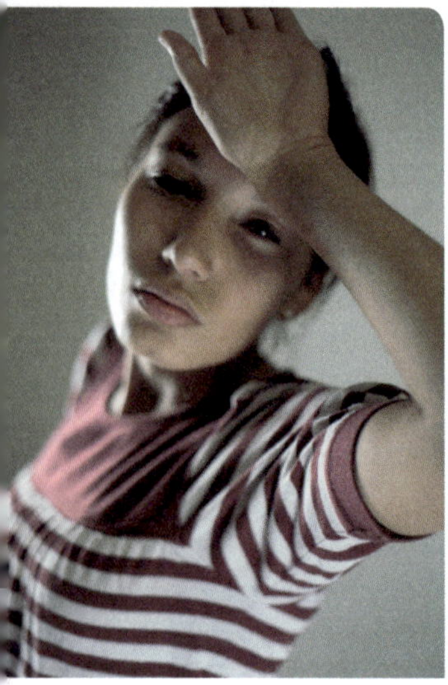

Viele Menschen leiden wegen der unzureichenden Sauerstoffversorgung des Gehirns bereits am Morgen unter Schwindelgefühlen.

Kreislaufbeschwerden

Beschreibung

Kreislaufbeschwerden sind Störungen im insgesamt rund 100.000 Kilometer langen verzweigten System von Herz, Arterien, Venen und Kapillaren.

Symptome

→ **Zirkulationsstörungen können überall im Bereich der Kreislaufzentren und peripheren Organe auftreten. Sie äußern sich durch Kribbeln oder Taubheitsempfindungen in Füßen und Händen, Kopfschmerzen, Nervosität, Müdigkeit, Appetitmangel, Darmstörungen, Beschwerden beim Wasserlassen oder auch durch Herzjagen, Schlafprobleme oder mangelnde Stressfähigkeit. Typisch ist Hypotonie, ein zu niedriger Blutdruck, der oft von Antriebsschwäche begleitet ist.**

Ursachen

Ursache dafür sind fast immer Fehlernährung und Mangel an Bewegung. Dadurch verdickt das Blut, und es kann die feinen Arteriolen und Kapillaren nicht mehr versorgen. Oft kommt es zu Durchblutungsstörungen als Folge verengter Arterien und erweiterter Venen, begünstigt durch Wetterwechsel, Stress und andere Faktoren. Sogenannte Barorezeptoren verengen oder erweitern Gefäßwände, sodass es oft unkontrolliert zu Blutdruckschwankungen kommt. Eine fettreiche Ernährung, Süßes, süße Getränke, aber auch Weißbrot bzw. helle Mehlprodukte (wie in Pasta und Weißbrot) führen zu Übergewicht. Das Herz muss dann Blut durch zusätzliches Gewebe pumpen, was den Kreislauf außerdem belastet.

! Besonders belastend ist Salz (Natriumchlorid), das die Gefäßwandspannung erhöht, Arterien verengt und Wasser bindet, sodass mehr Blut zirkuliert, was den Blutdruck zusätzlich erhöht.

Behandlung

Eventuelles Übergewicht sollte durch eine gesunde Basiskost mit viel Obst, Gemüse und Vollkornprodukten reduziert werden. Das bedeutet vor allem, auf Salz zu verzichten und Speisen lieber mit Kräutern und Gewürzen schmackhaft zu machen. Diese sorgen gleichzeitig für eine bessere Durchblutung, reinigen das Blut von Schlacken und Säuren, verbessern seine Fließfähigkeit und damit auch den Nährstofftransport zu den Körperzellen. Alles, was scharf schmeckt, ist reich an pflanzlichen Alkaloiden, die das Blutbild stabilisieren, antibakteriell und antioxidativ wirken. Gegen Kreislaufbeschwerden helfen, neben gesunder Ernährung und Bewegung, auch Wechselbäder und Kräuter- und Gewürztees. Wichtig ist ferner, den Risikofaktor Stress so weit wie möglich zu vermeiden.

! Bewegung kräftigt Herz und Kreislauf, ideal sind Spaziergänge und Wanderungen in sauerstoffreicher Luft, z. B. auf Wald- oder Wiesenwegen. Schlaf und Ruhephasen sind natürliche Schutz- und Aufbaumechanismen für einen stressbedingten Kreislauf.

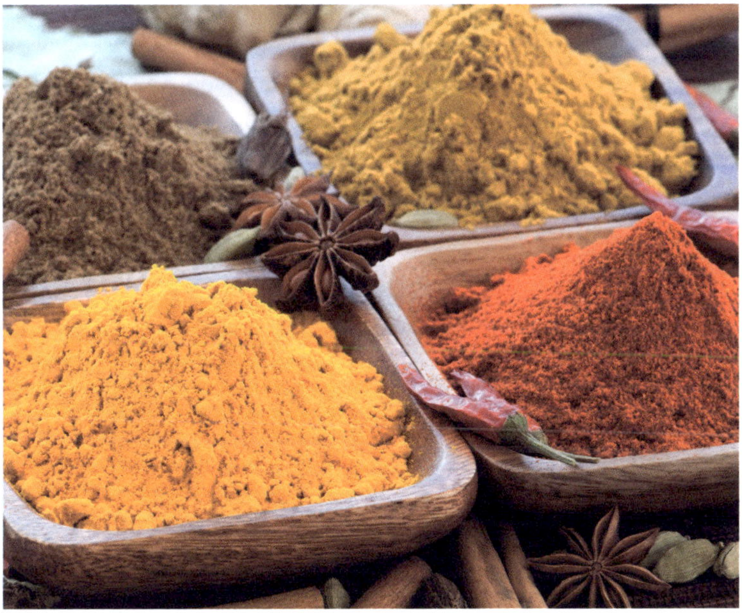

Die Gewürzpalette aus Zimt, Ingwer, Kardamom, Kümmel und Curry leuchtet nicht nur in wunderschönen Farben, die Gewürze sollten vermehrt die Speisen verbessern, wenn Sie unter Kreislaufbeschwerden leiden.

✓ Kräuter und Gewürze, die helfen

- → **Kardamom**
- → **Anis**
- → **Kümmel**
- → **Curry**
- → **Senf**
- → **Zimt**
- → **Majoran**
- → **Ingwer**
- → **Kerbel**

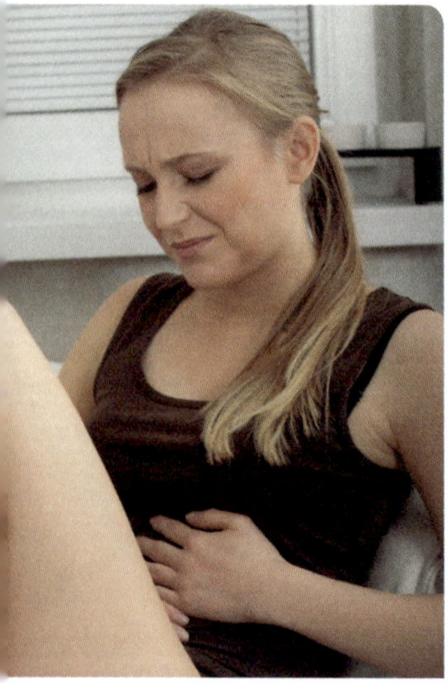

Ungesunde Essgewohnheiten, falsche Ernährung, Hektik und Stress schaden unserem Darm.

Magen-Darm-Störungen

Beschreibung

Magen-Darm-Störungen sind Beschwerden oder Schmerzen, die ihren Ausgang im Verdauungstrakt haben.

Symptome

→ **Durchfall, Blähungen, Darmkollern, Koliken, Verstopfung, Druck- oder Völlegefühl, Übelkeit, Erbrechen, Appetitmangel, Sodbrennen, saures Aufstoßen, Blähbauch.**

Ursachen

Ursache für Magen-Darm-Störungen ist fast immer Mangelernährung bzw. ungesunde Kost mit viel Süßem, süßen Getränken, hellen Mehlprodukten (Pasta, Weißbrot, Brötchen), Wurst, Hackfleisch, fettem Fleisch usw. Wenn Obst, Gemüse oder auch Kräuter mit ihren magensäurestimulierenden Fruchtsäuren fehlen, kann Eiweiß nicht ausreichend vorverdaut werden. Dann kommt es zwangsläufig zu Fäulnisprozessen in tiefer gelegenen Darmabschnitten, insbesondere, wenn die Bauchspeicheldrüse (Pankreas) nicht ausreichend Verdauungsenzyme beisteuert, wie Amylasen (für Kohlenhydrate), Proteasen (für Eiweiß), Lipasen (für Fett) oder Nukleasen (für Nukleinsäuren, die für den verjüngenden Aufbau von Chromosomen in Zellkernen unersetzlich sind). Bei Magen-Darm-Störungen sollte nicht nur die Nahrung umgestellt werden, auch die Essgewohnheiten sind ausschlaggebend.

! Bei übermäßigem Konsum von Teigwaren und Süßem bilden sich Pilzkolonien im Dickdarm. Außerdem gärt ungenügend verdauter Nahrungsbrei. Die Peristaltik (der Transport des Nahrungsbreis im Darm) wird gehemmt, weil Ballaststoffe fehlen. Dadurch können Gift- und Schadstoffe, Schlacken und Säuren nicht ausreichend über den Stuhl ausgeschieden werden.

Behandlung

Durch Fehlernährung wird die Darmschleimhaut abgebaut, sie dünnt dann aus und wird weniger leistungsfähig. Das Epithelgewebe der Magen- und Darmschleimhaut kann aber schnell aufgerüstet werden durch naturbelassene Kost mit viel Gemüse, Hülsenfrüchten, Kartoffeln, Naturreis und Vollkornprodukten. Schleimhäute werden dadurch gekräftigt, die Nahrung besser verwertet, sodass keine faulenden und gärenden Reststoffe im Darmlumen verbleiben. Oft sind ungesunde Snacks für Magen-Darm-Beschwerden verantwortlich.
Sehr wirksam bei Magen-Darm-Störungen sind Kräuter- und Gewürztees, allen voran Dill mit seinen ätherischen Ölen.

! Ideale Zwischenmahlzeiten gegen den kleinen Hunger sind Trockenfrüchte, Bananen, Avocado, Äpfel, Nüsse, Studentenfutter, Datteln oder Feigen, die die Verdauung anregen und außerdem reichlich Biostoffe liefern. In der Küche sollte man möglichst Kräuter und Gewürze verwenden, beste Hilfe einer störungsfreien Verdauung.

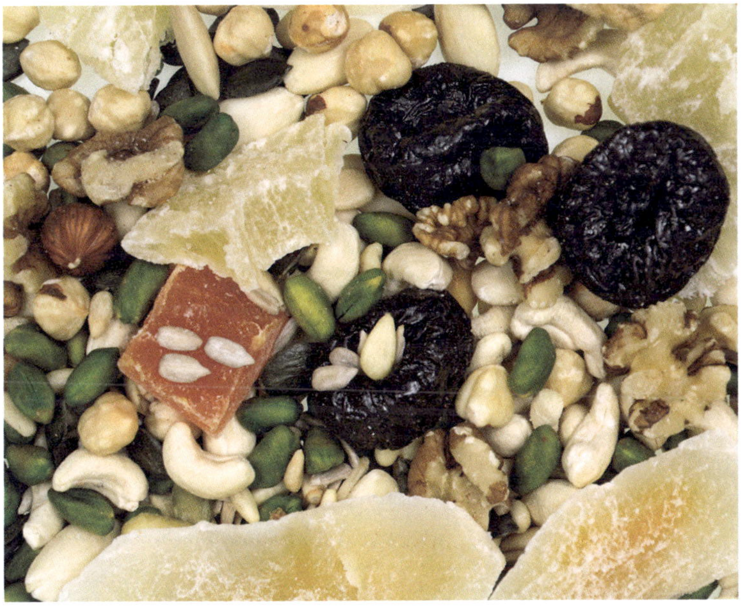

Getrocknete Datteln, Feigen, Bananen, Avocado sowie Nüsse sind bei Magen-Darm-Beschwerden eine ideale Nahrungsergänzung.

✓ Kräuter und Gewürze, die helfen

- → Salbei
- → Bohnenkraut
- → Dill
- → Schnittlauch
- → Lorbeer
- → Basilikum
- → Fenchel
- → Kümmel

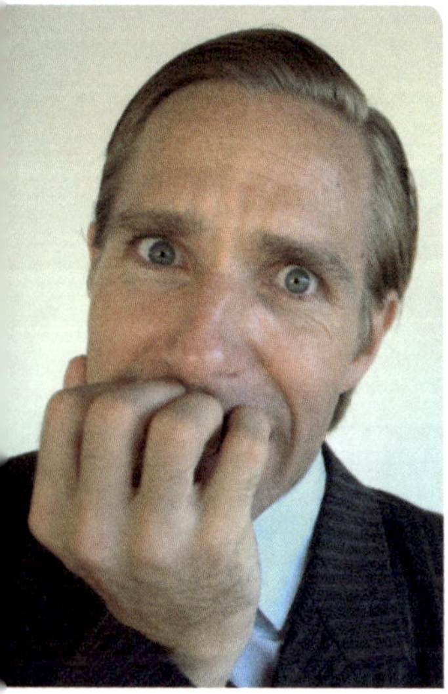

Nervenschwäche zeigt sich häufig in einer gesteigerten Unruhe, der Mensch wirkt zappelig, hektisch, nervös, rastlos bis ruhelos.

Nervenschwäche

Beschreibung

Nervenschwäche ist meistens die Folge einer unzureichenden Leistung oder auch Überbeanspruchung der Nervenzellen. Dabei sind eventuell gestörte Nervenfunktionen und die allgemeine seelische Verfassung zu beachten. Oft wirken beide zuammen und lösen die sogenannte Nervenschwäche aus.

Symptome

→ **Symptome bei Nervenschwäche sind eine unerklärliche Unruhe, Gereiztheit, Nervosität, Stimmungswechsel zwischen nervlicher Erschöpfung und Übererregtheit, depressive Verstimmungen, Konzentrationsmangel, Verzagtheit, Angstgefühle, defensives Verhalten in Stresssituationen.**

Ursachen

Unsere rund 300 Milliarden Nervenzellen sind auf Glukose (Blutzucker) als einzige Energienahrung angewiesen.
Glukose wird von Pflanzen mithilfe der Photosynthese gebildet und kann als Energielieferant vom menschlichen Organismus verwertet werden. Glukose kann aber auch aus anderen Stoffen vom Körper gebildet werden, zum Beispiel beim Kauen durch den Speichel. Dementsprechend verliert man an Leistungsfähigkeit, wenn Blutzuckerwerte sinken, entweder durch Fehlernährung oder durch zu viel Stress. Weil diese sensiblen Neuronen elektrische Signale im Nervennetz weiterleiten, müssen sie isoliert sein. Sie sind deshalb mit einer sogenannten Myelinschicht umpackt, die aus Eiweiß, Cholesterin und Phospholipiden besteht, den wertvollsten in der Natur vorkommenden Fettsubstanzen.

! Wenn diese essenziellen Fettsäuren fehlen, dünnt die Schutzschicht aus, Nerven liegen dann bloß, man regt sich schnell auf, ist nervlich-seelischer Belastung nur noch bedingt gewachsen. Dann können auch nicht mehr ausreichend stimmungsaufhellende Neurotransmitter (Glückshormone) synthetisiert werden.

Behandlung

Für ausreichend Blutzucker als Nervennahrung sorgen komplexe Kohlenhydrate in Vollkornprodukten, Naturreis, Obst und Gemüse. Hingegen sorgen schnell lösliche Kohlenhydrate (in hellen Teigwaren, Süßem) stets nur kurzfristig für einen Energieschub. Danach sinkt der Glukosespiegel ab, die Nerven sind wieder unterversorgt, erneut macht sich Zerfahrenheit, Pessimismus und Nervosität breit. Kostbare hochwertige Fettsäuren liefern alle lipidreichen Pflanzen, wie Avocado, Oliven, Nüsse, Samen, Kerne, auch Mais, Hülsenfrüchte, Tofu sowie Pflanzenöle, außerdem Kaltwasserfisch, der den Neuronen mehr an bioaktiven Stoffen liefert als etwa Fleisch, Geflügel oder Wurst.

! Ideale Nahrungsergänzung für angegriffene Neuronen ist Lezithin aus dem Reformhaus, das bis zu 40 Prozent aus Cholin besteht, einem nervenberuhigenden und stärkenden B-Vitamin. Bestimmte Kräuter wirken ebenfalls entspannend und aufbauend und stärken das seelische und nervliche Gleichgewicht.

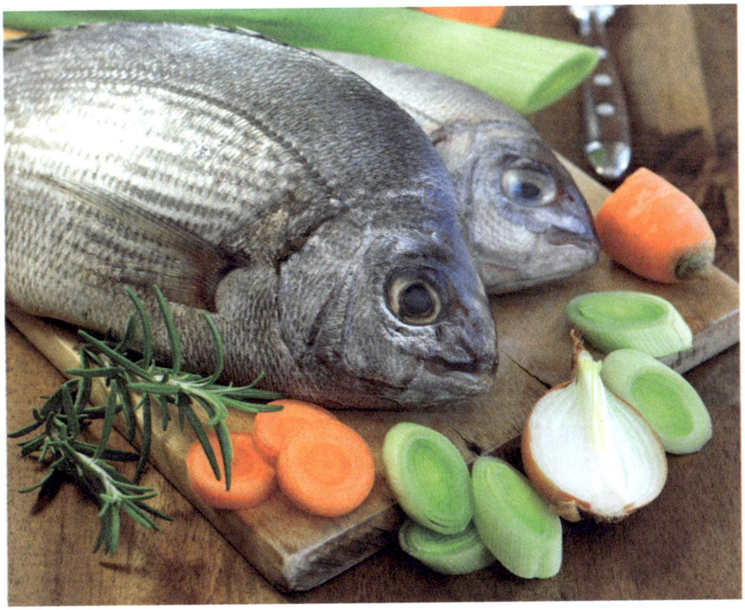

Auf dem Speisezettel bei Nervenschwäche macht sich Fisch, zum Beispiel eine Dorade mit verschiedenen Gemüsen und Safranreis, sehr gut.

☑ Kräuter und Gewürze, die helfen

- → Baldrian
- → Lorbeer
- → Safran
- → Wacholderbeeren
- → Hopfen
- → Passionsblume
- → Schlehe
- → Brennnessel
- → Borretsch
- → Nachtkerze
- → Sanddorn

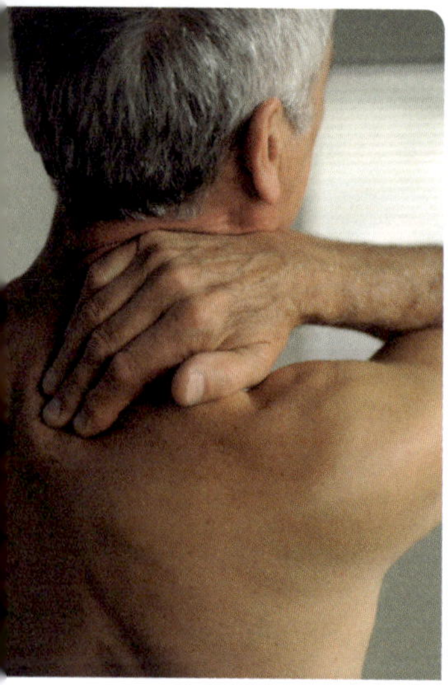

Zu rheumatischen Beschwerden werden Schmerzsyndrome in Hals, Schulter, Arm, Nacken und Wirbelsäule gezählt.

Rheuma

Beschreibung

Rheuma ist eine schmerzhafte, entzündliche Erkrankung der Muskeln, Gelenke, Sehnen, Nerven oder des Bindegewebes.

Symptome

- **Je nach Art der rheumatischen Beschwerden treten Schmerzen anhaltend und ziehend auf oder akut und reißend, wobei auch die Körperhaltung, Belastung usw. eine Rolle spielen.**
- **Fieber, Gewichtsverlust und Unwohlsein gehören zu den schweren Formen rheumatischer Erkrankungen. Häufig sind Frauen in besonderem Maße davon betroffen.**

Ursachen

Rheuma ist keine eigenständige Krankheit, sie tritt in unterschiedlichen Verlaufsformen auf. Ursachen sind häufig einseitige Dauerbelastungen unter Kälte oder Abkühlung, auch Übergewicht, Sport und körperliche Tätigkeit.

! Auch allergieauslösende Faktoren, wie Bakterien, Viren usw., können bei ungenügendem Immunschutz rheumatische Beschwerden hervorrufen.

Oft entwickelt sich eine Autoimmunerkrankung, bei der sich Immunsubstanzen (z. B. weiße Blutkörperchen) gegen das eigene Gewebe richten. Eine Rolle bei der Entwicklung von Rheuma spielen Zytokine, Leukotriene, Prostaglandine und andere Mediatoren oder Gewebshormone, die aus Gefäßwänden heraus Entzündungen hervorrufen. Dadurch kommt es – als Schutzfunktion der Natur – zu Blutandrang, Schwellungen und Rötungen. Der Organismus versucht auf diese Weise, krankheitserregende Substanzen über Blut und Lymphe auszuschwemmen. Gewebshormone, die aus typischen Fleischfettsäuren synthetisiert werden (wie etwa die Arachidonsäure) haben eine stärkere entzündliche Wirkung als solche aus pflanzlichen Fetten.

Behandlung

Bei der Behandlung sollte vor allem die Ernährung umgestellt werden, von Produkten mit hohen Anteilen an gesättigten tierischen Fetten, wie Fleisch und Käse, auf vegetarische Kost, damit der Stoffwechsel weniger Entzündungsfaktoren produziert. Wichtig sind Wärme, warme Kleidung und warme Bettwäsche. Heiße Wannenbäder mit ätherischen Ölen können ebenso helfen wie Massagen, Einreibungen mit durchblutungsfördernden Salben auf Kräutergrundlage, Heizdecken, Bestrahlungen usw. Meiden sollte man Kälte und Nässe, Zugluft, besonders Belastungen der Muskeln und Gelenke bei unterkühltem Körper. Dadurch werden die entzündlichen Reize auf das Gewebe immer wieder aktiviert.
Eine sogenannte Reiztherapie mit frischen Brennnesseln wirkt schmerzlindernd. Dabei wird mit etwa drei Sträußen Brennnesseln über die betroffenen Stellen gestrichen.

! Wichtig ist es, betroffene Gliedmaßen oder Körperteile weitgehend ruhigzustellen; auch Bettruhe und Entspannungsübungen helfen. Wenn sich die Schmerzen nicht bessern, sollten Sie unbedingt einen Arzt konsultieren.

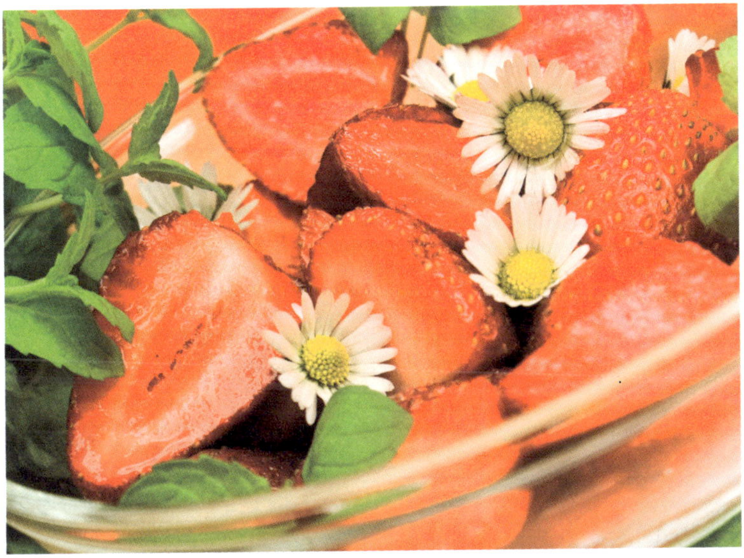

Bei der Behandlung von rheumatischen Beschwerden hilft die Umstellung der Ernährung ganz entscheidend. Frisches Obst mit Gänseblümchen stellt eine ideale Zwischenmahlzeit dar.

☑ Kräuter und Gewürze, die helfen

- → **Beinwell**
- → **Ringelblume**
- → **Brennnessel**
- → **Pfeffer**
- → **Chili**
- → **Curry**
- → **Arnika**
- → **Gewürznelke**
- → **Rosmarin**
- → **Pfefferminz**
- → **Senf**
- → **Frauenmantel**
- → **Gänseblümchen**
- → **Efeu**

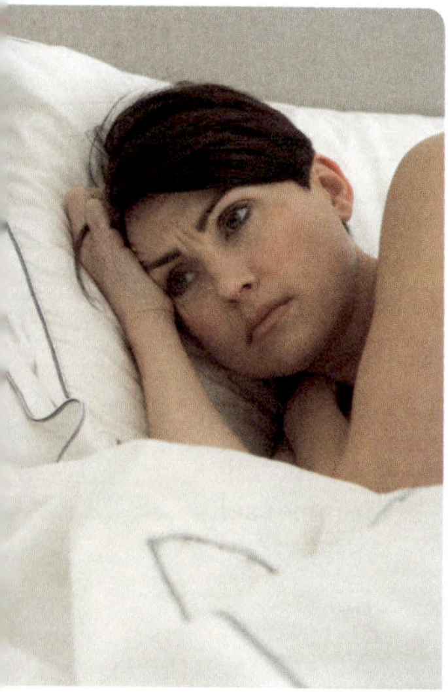

Eine ausgeglichene vollwertige Ernährung kann das Schlafverhalten entscheidend verbessern.

Schlafstörungen

Beschreibung

Schlafstörungen sind Probleme beim Umschalten vom Wach- in den Schlafzustand bzw. beim Aufrechterhalten längerer oder langer Schlafphasen. Man unterscheidet bei den Schlafstörungen zwischen Einschlaf- und Durchschlafstörungen.

Symptome

→ **Übererregtheit, wache, oft hektische Gedankentätigkeit bei starker Unruhe, Herzklopfen, Herzjagen.**

Ursachen

Der Sympathikus sorgt dafür, dass wir tagsüber wach und konzentriert sind. Für diesen Zweck verengt das System Gefäße, sodass Blutdruck, Puls, Herz- und Hirnleistung ansteigen. Eine Art Kippschalter sorgt dann abends im Bett für ein Umschalten in den Parasympathikus. Dabei weiten sich die Arterien, und der Blutdruck sinkt geringfügig ab, sodass man schneller einschläft.

! Damit wir lebens- und stressfähig sind, hat die Natur uns mit einem autonomen vegetativen Nervensystem ausgestattet, auf das wir willentlich keinen Einfluss haben.

Behandlung

Bis heute ist wissenschaftlich nicht eindeutig geklärt, warum wir überhaupt schlafen müssen, gesichert ist lediglich, dass man ohne Schlaf nicht überleben könnte.
Ferner gibt es große Unterschiede bezüglich des individuellen Schlafbedürfnisses. Es reicht von vier bis zehn Stunden. Es gibt kein besseres natürliches Einschlafmittel als Kräuter und Gewürze. Wenn Tiere in freier Natur gestresst worden sind, z. B. bei der Jagd, dem Gejagtwerden oder auch in der Zeit der Fortpflanzung, suchen sie instinktiv nach Kräutern, die bis zu eineinhalb Prozent aus dem beruhigenden, nervenentspannenden Mineral Kalzium bestehen.

Hingegen verengt unser Kochsalz Gefäße, sodass der Blutdruck steigt und das Einschlafen erschwert wird. Dasselbe gilt für jede Art von körperlichem und mentalem Stress, wie z. B. die Beschäftigung mit Pflichten, Sorgen, Problemen, Kummer usw. Grund dafür, dass bei uns rund neun Millionen Menschen zeitweise oder ständig unter Schlafproblemen leiden, ist der hohe Salzkonsum, der zudem das Blutvolumen erhöht, sodass der Blutdruck nach einer entsprechenden salzreichen Mahlzeit noch höher steigt. Das Umsteigen vom Salzstreuer in der Küche auf Kräuter und Gewürze als Geschmacksspender sowie der Verzicht auf salzreiche, fest verpackte Lebensmittel aus dem Supermarkt führen meist schon dazu, dass das Ein- und Durchschlafen leichter fällt. Haustiere, Fernseher, Radio und andere elektronische Geräte sollten aus dem Schlafzimmer entfernt werden.

! Nach 19 Uhr sollten auch keine schweren, eiweißreichen Mahlzeiten mehr eingenommen werden (z. B. Fleisch, Wurst, Käse). Dafür sollte man lieber etwas Süßes essen, wie z. B. einen Pfannkuchen mit Marmelade, Milchreis mit Vanille oder ganz einfach nur ein Butterbrot mit Honig. Dann sorgt das Hormon Insulin für erweiterte Gefäße und man schläft schneller ein.

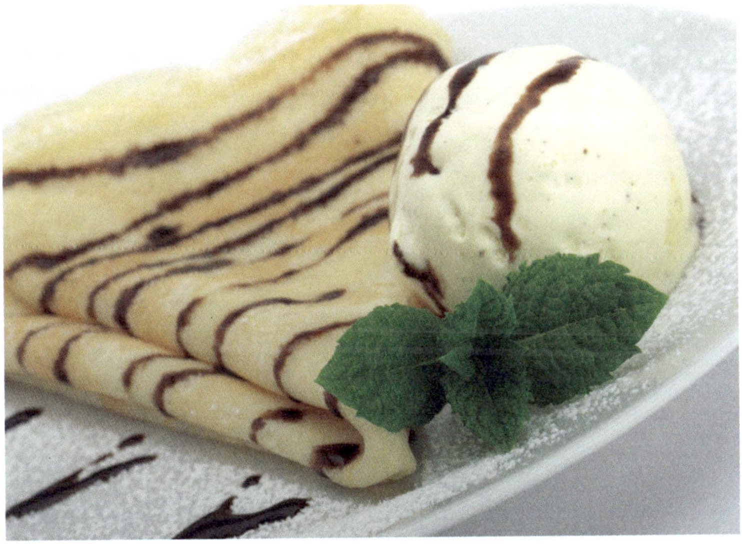

Vanille, ob im Milchreis oder auf Crepes, im Pudding oder in der Eiscreme, wirkt sich positiv auf die Behandlung von Schlafstörungen aus.

Kräuter und Gewürze, die helfen

- → Baldrian
- → Hopfen
- → Melisse
- → Kamille
- → Thymian
- → Rosmarin
- → Basilikum
- → Vanille

Bildnachweis

© **amanaimages/Corbis** 172: JAPACK; © **istockphoto** 4, 8/9: AnkNet; 6, 150: robas; 7, 234: peepo; 10: Stieglitz; 108: esolla; 128: hanoded; 130, 156: dirkr; 132: LuVo; 176: archives; 186: DavorLovincic; 199: creacart; 226: DIGIcal; 228: itsjustluck; 230: b-d-s; 232: PeskyMonkey; © **fotolia** 5, 11, 22: Kalle Kolodziej; 5, 16, 30, 40, 48, 64, 66, 68, 70, 100, 110, 118: emer; 5, 46: Kerioak; 5, 52: Violetta; 5, 68: Stocksnapper; 5, 90: Uwe Pillat; 6, 104: FOOD-images; 6, 144: Unclesam; 6, 160: viperagp; 7, 190: thingamajiggs; 7, 194: Benicce; 7, 236: Monkey Business; 12: Andreas F.; 14: crimson; 15: Diana Taliun; 18, 80, 126, 201: petrabarz; 20, 98: Kanusommer; 24: Teamarbeit; 26: Thomas Renz; 28: M. Schuppich; 32: maunzel; 34: unpict; 36: Eduard Shelesnjak; 38: silence-foto; 42, 140, 197: LianeM; 44: Alison Bowden; 50: miket; 54: marioArte; 56: Zanoza-Ru; 58: kangarooarts; 60: MeHe Photos; 72: Gabriella88; 74, 94, 96, 120, 174: Axel Gutjahr; 76, 223: Heike Rau; 78: Kashper; 84: SyB; 88: Caryll; 92, 130, 138: Martina Berg; 102: Gerhard Seybert; 106: joools; 114, 164, 217: Reena; 116, 122, 215: womue; 124: The physicist; 134, 166: Xaver Klaußner; 136: M&S Fotodesign; 142: herculaneum79; 146: Kerry; 148: SP; 152: c; 158: Birgit Kutzera; 162: Doc RaBe; 168: amelie; 170: FOOD-micro; 178: SC-Photo; 180: Piet_Oberau; 184: Valerie Ornstein; 188: Ernst Fretz; 192: PictureP.; 193: Klaus Offermann; 195: axepe; 196: Fotolia V; 198: Firma V; 200: Farina3000; 202: lu-photo; 203: digieye; 204: umiterdem; 205: Carsten Meyer; 206: Danel; 207: Christian Jung; 208: bouleyp; 209: Viktor; 210: kogge; 211: sil007; 212: Oliver Flörke; 213: Daniel Etzold; 214: mbt_studio; 216: Henry Schmitt; 218: momentimages; 219: BVDC; 220: granata68; 221: matka_Wariatka; 222: Pavel Losevsky; 224: Piotr Marcinski; 225: Greg; 227: FOOD-micro; 229: HLPhoto; 231: Lucky Dragon; 233: Andre B.; 235: Pixelot; 237: Quade; © **pflanzenliebe.de** 62, 82, 112, 182: Annette Launer; © **Satz & Grafik** 2: Lydia Kühn; © **StockFood.com** 154: Steven Foster Group, Ic.

Über den Autor

Klaus Oberbeil war Medizinjournalist und Autor von Gesundheitsbestsellern wie *Obst und Gemüse als Medizin*, *Die Zuckerfalle* und *Die tägliche Dosis Gift*. Seine Bücher wurden weltweit in 19 Sprachen übersetzt und über zwei Millionen Mal verkauft.

Sachregister

Bibliografische Information der Deutschen Nationalbibliothek
Die Deutsche Nationalbibliothek verzeichnet diese Publikation in der Deutschen Nationalbibliografie. Detaillierte bibliografische Daten sind im Internet über http://dnb.d-nb.de abrufbar.

Für Fragen und Anregungen
info@rivaverlag.de

Wichtiger Hinweis
Dieses Buch ist für Lernzwecke gedacht. Es stellt keinen Ersatz für eine individuelle medizinische Beratung dar und sollte auch nicht als solcher benutzt werden. Wenn Sie medizinischen Rat einholen wollen, konsultieren Sie bitte einen qualifizierten Arzt. Der Verlag und der Autor haften für keine nachteiligen Auswirkungen, die in einem direkten oder indirekten Zusammenhang mit den Informationen stehen, die in diesem Buch enthalten sind.

1. Auflage 2019

Nymphenburger Straße 86
D-80636 München
Tel.: 089 651285-0
Fax: 089 652096

Die Originalausgabe erschien 2011 im systemed Verlag.

Producing: Josef K. Pöllath, Dachau
Bildredaktion, Grafik und Realisation: Lydia Kühn, Aix-en-Provence, Frankreich
Satz: Lydia Kühn, Aix-en-Provence, Frankreich; Andreas Linnemann, München
Umschlaggestaltung: Laura Osswald
Umschlagabbildungen: svrid79/Shutterstock.com
Druck: Florjancic Tisk d.o.o., Slowenien
Printed in the EU

ISBN Print 978-3-95814-301-2
ISBN E-Book (PDF) 978-3-95814-302-9
ISBN E-Book (EPUB, Mobi) 978-3-95814-303-6